Knee Joint

膝関節
理学療法マネジメント

機能障害の原因を探るための臨床思考を紐解く

監修
石井 慎一郎 国際医療福祉大学大学院
保健医療学専攻 福祉支援工学分野 教授

編集
森口 晃一 一寿会 西尾病院 リハビリテーション科
スポーツ外来・運動器リハビリテーション主任

MEDICAL VIEW

Management of Physical Therapy for the Knee Joint
(ISBN 978-4-7583-1911-9 C3347)

Chief Editor: Shinichiro Ishii
Editor: Kouichi Moriguchi

2018. 2. 10 1st ed

©MEDICAL VIEW, 2018
Printed and Bound in Japan

Medical View Co., Ltd.
2-30 Ichigayahonmuracho, Shinjyukuku, Tokyo, 162-0845, Japan
E-mail ed@medicalview.co.jp

監修の序

　理学療法の臨床では，患者の有する機能障害を的確に評価し，原因と結果との因果関係を分析することが重要である．因果関係の分析は，検査結果から自動的に導き出されるものではない．関節可動域検査や筋力検査，動作観察などから導き出されるのは「現象」であり，「なぜ，そのような現象が引き起こされているのか」という答えはわからない．原因と結果の因果関係は，「分析」によって導き出されものである．分析をするためには，推論を形成する必要がある．いくつかの現象を基に，患者の主訴を引き起こす原因として考えられる推論を全て列挙し，その中から，最適解を見つけ出すための検証作業が「分析」，すなわち「評価」である．的確な評価を行うためには，推論の形成が必要不可欠であり，推論が形成できなければ評価を行うことは不可能だと言ってもよい．

　原因が特定できたら，予後予測に基づき現実的な目標設定を行い，理学療法計画を立案する．理学療法の目標設定は現実的，かつ具体的なものでなくてはならない．漠然とした目標設定からは理学療法計画を立案できない．予後を可能な限り正確に予測し，目標を設定することが重要となるが，予後予測は患者の個別性が存在するため一般化しにくい．どうしても理学療法士の経験則による部分が出てくる．ここが経験の浅い若い理学療法士には難しい部分となる．

　最適な理学療法プログラムは，科学的根拠と予後予測を基に立案されるが，理学療法プログラムの実践では，患者の個別性を加味し，最も効果的な介入方法を創造することが重要であり，画一的な理学療法プログラムを漫然と繰り返していても理学療法の効果は上がらない．ここにも，理学療法士の能力が色濃く反映される．

　このような一連の臨床意思決定過程を最適化するためのマネジメント能力は，個々の理学療法士のもつ知識，技術，経験によって左右される．そのため，それらが不足する若い理学療法士は，臨床意思決定が難しく，ともすれば疾患名や主訴だけに基づいた，画一的な理学療法を繰り返すだけの臨床になりがちである．

　本書は，機能障害の評価とその結果の解釈，そして理学療法プログラムの立案に至る意思決定のプロセスを解説した実践書である．国内外で信頼性の高いエビデンスを多く紹介し，経験則だけではなく科学的根拠に基づいて客観的に解説することに重点を置いている．

　また，執筆者は編集の森口氏をはじめ，臨床現場に従事する実務者を中心に構成されている．いずれの執筆者も，現在進行形の実務経験の中から理学療法マネジメントの在り方を模索している臨床家であり，現場で悩む若い理学療法士の目標値となるような中堅の理学療法士が名を連ねている．臨床現場から書き上げられた実践書とよぶに相応しい内容であり，臨床で悩んでいる理学療法士にとって大いに役立つことだろう．

2017年12月

石井慎一郎

編集の序

　理学療法の位置づけは，術後や疾病から生じる機能障害に対する後療法から，現在では治療医学あるいは予防医学の分野にまで広がってきた．そのため，取り扱う身体の機能も多岐に渡るようになり，機能障害を有する患者への対応に包括的な視野が求められるようになってきている．身体の機能は普遍的ではないため，患者の機能障害への対応は，セラピストの着眼点，判断によって異なるのが現状である．当然，臨床の結果もセラピストによって異なることが多いのは否めない．このように個々のセラピストの知識・経験，ときには感覚によって，提供内容にバリエーションが生じる理学療法を「アート」と捉えることもできる．

　一方で，理学療法士は国家資格を有する医療従事者であり，体系化した理学療法を提供する責務がある．そのベースとなるのが「エビデンス」である．医学あるいは医療に携わるならば，エビデンスを無視することはできない．むしろ，エビデンスを基にどのように展開するかが問われる．エビデンスは理学療法計画のベースであり，生物学的には正しい情報である．しかし，身体運動機能は，さまざまな影響を受け変化をするものであり，生物学的に正しいことでも，決して良好な結果を生むとは限らない．理学療法が，日々刻々と変化する身体の機能を対象とするため，エビデンスに基づくだけでは対応し難い特性をもつゆえの課題である．個々の患者で異なる症状・障害の問題解決を図るには，理学療法の指針となるエビデンスをどのような形で，どのようなタイミングで提供するかが問われる．そして問題解決の具体的方法がアートにあたる．すなわち，理学療法において指針となるエビデンスをベースとして，具体的方法にあたるアートを提供できるかが重要である．臨床現場では，この「アート」の部分と「エビデンス」を融合することの難しさが，現状の運動器疾患・障害に対する理学療法の課題であると感じている．

　本書は，膝関節障害に対してエビデンスを基に，いかに臨床意思決定を行うかをテーマとしてまとめられたものである．執筆者の方達には，膝関節に代表的な障害や，膝関節以外の部位からのアプローチを行う際のポイントや判断，さらには実際の理学療法について詳細に述べて頂いた．また，ケーススタディも含まれており，臨床家にとって至極の一冊であると感じている．このような書籍が完成できたのも，日々の臨床や研究など多忙な中にも関わらず，丁寧にご執筆頂いた各先生方のご尽力があってこそであり，本当に感謝を申し上げたい．また，本書の刊行までに，私の不慣れな編集作業に対して，細かなご助言や様々な調整など多大なるご尽力を頂いたメジカルビュー社の小松朋寛氏にも心から感謝を申し上げたい．

2017年12月

森口晃一

執筆者一覧

■監修

石井慎一郎　　国際医療福祉大学大学院 保健医療学専攻 福祉支援工学分野 教授

■編集

森口晃一　　一寿会 西尾病院 リハビリテーション科 スポーツ外来・運動器リハビリテーション主任

■執筆者（掲載順）

森口晃一　　一寿会 西尾病院 リハビリテーション科 スポーツ外来・運動器リハビリテーション主任

阿南雅也　　大分大学 福祉健康科学部 理学療法コース 講師

井原秀俊　　しらにた整形外科医院

仲村俊介　　秋山クリニック 副院長

秋山武徳　　秋山クリニック 院長

田中　創　　九州医療整形外科・内科 リハビリテーションクリニック 副院長

德田一貫　　広島大学大学院 医歯薬保健学研究科 保健学専攻

福田　航　　総合病院 回生病院 関節外科センター附属理学療法部 主任

深井健司　　川嶌整形外科病院 リハビリテーション部 病院リハビリテーション科

溝田丈士　　副島整形外科病院 リハビリテーション科 科長

羽田清貴　　川嶌整形外科病院 リハビリテーション部 病院リハビリテーション科 副主任

多々良大輔　　福岡志恩病院 リハビリテーション部 部長

城内若菜　　成尾整形外科病院 リハビリテーション科

花岡　樹　　一寿会 西尾病院 リハビリテーション科

嵩下敏文　　清泉クリニック整形外科 理学技術担当部長

目次

I 章 膝関節理学療法の概要

1 膝関節障害に対する理学療法の考え方 ……………森口晃一 2
はじめに……………………………………………………………2
医学的情報の重要性………………………………………………3
機能解剖……………………………………………………………4
膝関節の疼痛………………………………………………………6
力学的視点…………………………………………………………7

2 膝関節の機能解剖とバイオメカニクス ………阿南雅也 10
はじめに……………………………………………………………10
学術的背景…………………………………………………………10
臨床で必要となる機能解剖およびバイオメカニクスの
　基礎知識…………………………………………………………15
臨床での活用方法…………………………………………………20

II 章 リスク管理と病期別マネジメント

1 病態を知る ……………………………………井原秀俊 26
はじめに……………………………………………………………26
変形性膝関節症……………………………………………………26
前十字靱帯損傷……………………………………………………28
半月損傷……………………………………………………………29
膝伸展機構障害……………………………………………………30
大腿骨内側顆特発性骨壊死………………………………………32

2 手術特性を知る …………………………仲村俊介, 秋山武徳 34
はじめに……………………………………………………………34
膝前十字靱帯（ACL）損傷………………………………………34
変形性膝関節症（膝OA）………………………………………36

3 病期別マネジメント ……………………………森口晃一 42
病態評価と機能評価………………………………………………42
関節における病期別の理学療法の方針…………………………43
おわりに……………………………………………………………46

Ⅲ章 機能障害別マネジメント

A 局所を中心とした評価と理学療法
−障害の主要因をどのように評価し，どのような理学療法を行うか−

1 膝関節の疼痛……………………………………田中　創　48
はじめに………………………………………………………48
膝関節の疼痛因子の理解（学術的背景）……………………48
評価方法の実際………………………………………………57
解釈……………………………………………………………63
理学療法………………………………………………………63

2 膝関節の可動性障害……………………………徳田一貫　68
はじめに………………………………………………………68
関節可動域の制限因子………………………………………68
膝関節の関節可動域制限に対する評価……………………71

3 膝関節の不安定性………………………………福田　航　80
はじめに………………………………………………………80
膝関節の不安定性が疑われる場合の評価…………………81
膝関節不安定性がある場合の理学療法……………………93

4 膝関節の筋機能不全……………………………深井健司　96
はじめに………………………………………………………96
膝関節に生じる運動連鎖と筋機能不全……………………97
EMGおよび運動学・運動力学の視点からとらえた
　　膝OAの筋機能特性……………………………………100
歩行動作におけるICの衝撃吸収機構の特性………………104
術後における膝関節の筋機能不全…………………………107
膝関節の筋機能不全に対する評価の実際…………………108
膝関節の筋機能不全に対する理学療法……………………109

B 他部位からの影響の評価と理学療法
―影響発生源をどのように特定するか―

1 足部・足関節機能からの影響の評価と理学療法
………………………………………………溝田丈士 114
- はじめに…………………………………………………………114
- 足部・足関節機能が膝関節へ及ぼす影響………………………114
- 臨床判断の実際と評価のポイント………………………………120
- おわりに…………………………………………………………133

2 股関節機能からの影響の評価と理学療法
………………………………………………羽田清貴 135
- はじめに…………………………………………………………135
- 股関節機能と膝関節の関連性……………………………………136
- 研究報告の紹介…………………………………………………140
- 評価方法の実際と解釈…………………………………………142
- 理学療法評価……………………………………………………142
- 理学療法…………………………………………………………151

3 腰椎・骨盤帯機能からの影響の評価と理学療法
………………………………………………多々良大輔 163
- はじめに…………………………………………………………163
- 膝痛と腰痛の疫学………………………………………………164
- 加齢によるアライメント変化……………………………………164
- knee-spine syndrome……………………………………………164
- 脊柱・骨盤帯における代償機構…………………………………168
- 膝OAとspinopelvic parameters…………………………………171
- 腰椎・骨盤帯・股関節複合体における筋活動…………………171
- 各種検査に基づいた問題点の抽出………………………………173
- 徒手療法…………………………………………………………182
- 運動療法・セルフトレーニング…………………………………182
- おわりに…………………………………………………………186

4 胸郭からの影響の評価と理学療法……………城内若菜 189
- はじめに…………………………………………………………189

胸郭と膝関節の関係性……………………………………189
　　胸郭の解剖と運動…………………………………………192
　　研究報告の紹介……………………………………………196
　　胸郭からの影響を確認する評価…………………………199
　　胸郭の影響に対する理学療法……………………………203

Ⅳ章　機能障害別ケーススタディ

A　局所を中心とした評価と理学療法

1　膝関節の疼痛……………………………田中　創　212
　　症例紹介……………………………………………………212
　　評価の流れと解釈…………………………………………213
　　理学療法の内容と結果……………………………………218
　　まとめ………………………………………………………219

2　膝関節の可動性障害……………………徳田一貫　220
　　症例紹介……………………………………………………220
　　初期評価……………………………………………………220
　　評価の解釈…………………………………………………221
　　理学療法……………………………………………………223
　　結果（1カ月後）……………………………………………226
　　理学療法の結果の解釈……………………………………228
　　まとめ………………………………………………………229

3　膝関節の不安定性………………………福田　航　230
　　症例紹介……………………………………………………230
　　理学療法評価の流れおよび解釈…………………………231
　　理学療法の内容と結果……………………………………237
　　まとめ………………………………………………………239

4　膝関節の筋機能不全……………………深井健司　240
　　症例紹介……………………………………………………240
　　理学療法評価の流れと解釈………………………………240
　　術後の理学療法……………………………………………243

結果……………………………………………………248
　　まとめ…………………………………………………248

B 他部位からの影響の評価と理学療法

1 足部・足関節機能からの影響の評価と理学療法
　　………………………………………………溝田丈士　250
　　症例紹介………………………………………………250
　　理学療法評価…………………………………………251
　　症状の統合・解釈……………………………………256
　　理学療法アプローチ…………………………………258
　　再評価の焦点…………………………………………259
　　おわりに………………………………………………261

2 股関節機能からの影響の評価と理学療法……羽田清貴　262
　　症例紹介………………………………………………262
　　評価の流れと解釈を提示……………………………262
　　理学療法………………………………………………267
　　結果……………………………………………………270
　　まとめ…………………………………………………271

3 腰椎・骨盤帯機能からの影響の評価と理学療法
　　………………………………………………多々良大輔　272
　　症例紹介………………………………………………272
　　評価の流れと解釈……………………………………273
　　各種検査の統合………………………………………277
　　理学療法プログラム・セルフエクササイズ………281
　　まとめ…………………………………………………283

4 胸郭からの影響の評価と理学療法…………城内若菜　285
　　症例紹介………………………………………………285
　　評価の流れと解釈……………………………………287
　　理学療法の内容と結果………………………………294
　　まとめ…………………………………………………299

V章 患者教育（セルフマネジメント）

1 ホームエクササイズ指導のポイントと実際
……………………………………森口晃一，花岡 樹 302
はじめに……………………………………………………302
ホームエクササイズの導入………………………………302
ホームエクササイズ指導における注意事項……………303
ホームエクササイズの実際………………………………303
おわりに……………………………………………………305

2 多角的要因を踏まえて行動変容を促すポイントと実際
………………………………………………嵩下敏文 306
はじめに……………………………………………………306
膝関節における力学的ストレス…………………………306
原因追及のための考え方と手法…………………………308
D-ダイアグラム実践例（両変形性膝関節症）…………311
脊柱弯曲と生活習慣の関わり……………………………313
おわりに……………………………………………………314

■索引…………………………………………………………316

I

膝関節理学療法の概要

I 膝関節理学療法の概要

1 膝関節障害に対する理学療法の考え方

Abstract
- 運動器疾患また膝関節疾患によらず，理学療法士として重要なことは，疾患ベース対応から障害ベース対応へとシフトすることが求められており，その意義や重要性，さらに考え方のポイントについて述べる。
- 適切なリスク管理のもと，機能障害や能力障害に対応するためのポイントとして，医学的情報の重要性，機能解剖の理解，膝関節の疼痛発生要因，力学的視点，患者教育が重要であり，それぞれについての概要を述べる。

はじめに

われわれ理学療法士は，卒前および卒後の教育・臨床のなかで，「疾患や術式から評価項目を選定し，理学療法を行う」という疾患をベースとした展開を図る思考過程を得てきた。しかし，そのような理学療法では臨床場面において，不十分な結果しか得られないことを感じることは少なくない。同じ疾患名であったとしても，患者の症状や抱える問題は個々によって異なる。

例えば，変形性膝関節症（膝OA）に関する大規模調査として代表的なROAD studyでは，Kellgren-Lawrence（K-L）分類のgradeⅢ以上の群で疼痛保有率は，男性40％，女性60％であったと報告されている[1]。この結果は，膝OAにおいて，単純X線画像上の重症度が必ずしも疼痛の程度を反映するものではないことを示している。また，池内[2]らは，膝OAの疼痛について検討し，画像上の病変部位と疼痛部位には乖離があることを報告している。さらにK-L分類のgradeⅡ～Ⅳに属する者のうち疼痛の訴えがあったのは47％であり，逆に膝関節痛を有した者を対象にした場合，そのうちのわずか15％にgradeⅡ～Ⅳの所見があったとの報告もある[3]。このように，症状を考える場合，構造的問題は症状を構成する要因として大きい部分ではあるが，機能的問題が占める部分も重要であり，そこに理学療法がいかに貢献できるかの判断が求められる。

膝OAの主な病態は，軟骨の代謝異常である。軟骨には細線維化や亀裂・びらんが生じ，軟骨下骨は硬化，象牙化し，滑膜が増殖するなどの変化を生じる。これはメカニカルストレスによる一次的な関節軟骨の変性とその後の軟骨・骨の反応，そして軟骨細片の貪食による二次性滑膜炎による結果と考えられている[4]。一方で，理学療法を含めた保存療法に抵抗し，症状の残存および増悪により日常生活に支障をきたす症例も多く存在する。そのため，理学療法の限界や適応を見極め，医師への進言も必要になる場合がある。

人工膝関節全置換術（TKA）後の患者の満足度の調査では，5人に1人は不満足であったとの報告がある[5]。また，TKA後の疼痛と満足度は相関し，疼痛が残存すると満足度が低下するとの報告もある[6]。われわれが実施した膝関節疾患患者の生活の質の評価である日本版膝関節症機能評価尺度（JKOM）を用いた調査では，疼痛とJKOMの点数は相関する一方で，可動域とJKOMの相関

膝OA：
knee osteoarthritis

ROAD：
research on osteoarthritis against disability

TKA：
total knee arthroplasty

JKOM：
Japanese Knee Osteoarthritis Measure

図1 TKA後患者のJKOMの点数と膝関節屈曲可動域，疼痛の関係

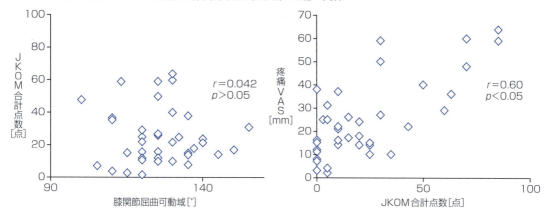

性は低いという結果を得た[7]（**図1**）。これらのことから，TKA後の理学療法において，従来の関節可動域や筋力，歩行能力を中心とした対応だけではなく，手術の特性を踏まえたうえで，疼痛の要因についての理解を深める必要があると思われる。そして，患部への局所的な対応だけでなく，全身の機能や患者教育など，患者の身体特性および心理的特性に応じた包括的な対応が必要であると思われる。

ここまで，膝関節において病態悪化や構造的破綻をきたすことなく，機能障害および症状への対応を行うという「疾患ベースではなく障害ベースでとらえる」必要性を述べたが，以下にそのポイントについて述べる。

医学的情報の重要性

膝関節だけに特有なことではないが，われわれ理学療法士が専門的にターゲットとするものは，疾患ではなく，症状や障害である。例えば，膝OAという疾患であったとしても，症状や障害は患者個々によって異なる。症状が変形や炎症などの構造的問題や病態由来による場合は，われわれ理学療法士ができることは限られてくる。目の前の患者が訴える症状の要因を適切に把握するためには，疾患の病態や器質的問題，手術特性，疾患の自然経過や術後の基本的な経過といった医学的情報を押さえたうえで，症状と機能障害との関係を導くための推論，そしてさらに，それらと相互的に影響する能力的要因や環境的要因，心理的要因などを踏まえて推論することが求められる。そして，適切なタイミングで適切な理学療法を展開するには，「今，どの時期か」すなわち病期の判断が求められる。同じような症状でも疾患の特徴を把握せずに不適切な判断を行うと病態の悪化を招く可能性がある。すなわち，適切なリスク管理を行うためには疾患の特徴を知っておく必要がある。

例えば，膝OAとの鑑別を要する疾患として関節リウマチ，化膿性膝関節炎，痛風，偽痛風，大腿骨顆部骨壊死，脛骨顆部不顕性骨折などがある[8]。そのなかで，大腿骨顆部の特発性骨壊死症は，大腿骨内側顆の荷重面に限局し，急激な強い疼痛を生じる。本山ら[9]は，大腿骨内側顆の特発性骨壊死症は，内側半

月後角横断裂の合併が関連していたことを報告し，その発症機序として，内側半月板後角の断裂により大腿骨内側顆に異常なメカニカルストレスがかかることが関係していると推察している．また，内側半月板後角を切除すると膝関節内側コンパートメントの接触面積の減少と接触圧の増加が生じることが報告されている[10]．これらの報告から，半月板切除術後に急激な疼痛が生じた場合は，骨壊死症の可能性が考えられ，速やかに医師の受診を勧めるとともに患肢の免荷指導を行う．構造的な損傷や炎症性由来といった場合には，積極的な運動療法よりもむしろ安静が重要である．このような時期では，構造的破綻を招かないこと，病態を悪化させないことなどのリスク管理が重要なポイントとなる．すなわち，自然回復過程を阻害しないことが求められる．その過程を経て，徐々に機能的問題や能力的問題を重視できる時期に移行していくと，積極的な運動療法が効果を示すようになる．逆に，適切な判断が行われないと，症状を長引かせたり，病態の悪化や器質的な問題の長期化につながることもある．適切な判断を行うための重要なポイントとして，まずは医学的情報がキーとなる．

機能解剖

▶骨

　膝関節を構成する大腿骨，脛骨，膝蓋骨の形態的特徴から膝関節運動の特徴を整理する．脛骨関節面は，内側はやや凹の形態を呈しているのに対し，外側は平面ないし若干凸の形態を呈している．よって，大腿骨顆部との適合性は，内側は凹凸の関係で適合がよく，外側はやや不安定となることから，内側の可動性は小さく，外側の可動性が大きいという特徴がある．また，大腿骨顆部弯曲の曲率半径が内側顆と外側顆で異なる．このような構造的特徴から，膝関節の屈曲・伸展時には同時に回旋が生じ，屈曲時には内旋（大腿骨に対して脛骨の内旋）が，伸展時は外旋（大腿骨に対して脛骨の外旋）が生じる[11]．この際，脛骨に対して大腿骨顆部の動きは，大腿骨内側顆は動きが小さく大腿骨外側顆が大きく可動する[12]（**図2**）．

　膝関節は骨性の安定が乏しい分，大きな可動性を有する．関節の安定には靱帯の役割が非常に大きく，なかでも前十字靱帯（ACL）や後十字靱帯（PCL）は関節内に存在し，膝関節の前後や回旋の安定とともに，関節運動にも役割を担うという他の関節にはない特徴を有している．ACLは脛骨の前方引き出しを制動するのみではなく，屈曲・伸展運動において常にある程度の緊張を維持し，膝関節の運動を制御している．また，膝関節の内旋（大腿骨に対して脛骨の内旋）時にはACLとPCLが交差し，関節の安定に寄与しているとされている[13]．

▶半月板

　内側半月板は，前方から後方まで全長にわたって関節包に付着しているが，外側半月板は，前方のおおよそ半分が関節包と連結しているのに対し，後方は連結していない．さらに内側半月の前角と後角の付着部が離れているのに対し，外側半月板は前角と後角の付着部が近い．このような構造的特徴から，内

ACL：
anterior cruciate ligament

PCL：
posterior cruciate ligament

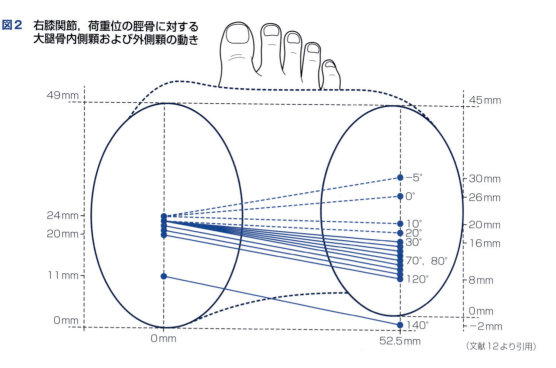

図2 右膝関節，荷重位の脛骨に対する大腿骨内側顆および外側顆の動き

（文献12より引用）

側半月板よりも外側半月板は可動範囲が大きい。屈曲時には，脛骨に対する大腿骨顆部の後退により半月板も後方に移動し，伸展時には，脛骨に対する大腿骨顆部の前方移動により半月板も前方移動が生じるが，ともに内側半月板よりも外側半月板のほうが移動が大きい[14]。さらに，半月板は半月膝蓋靱帯を通じて膝蓋骨とも連結しており，膝蓋骨の動きによって半月板の動きも影響を受ける[13]。

このような特徴を踏まえて，症状と機能との関係を考察していくことが基本となる。例えば，膝関節伸展時に膝蓋骨は近位へと動きが生じるが，その動きが不十分な場合，半月膝蓋靱帯による半月板の前方への牽引が不十分となり，伸展制限や疼痛を生じる可能性がある。また，膝関節屈曲時に必要な脛骨の内旋が制限された場合，前述のACLとPCLの交差が生じず荷重位での膝関節の動的安定が阻害されたり，内側半月板など内側コンパートメントへの異常な力学的ストレスを生じさせる可能性が高まり，膝関節の疼痛や病態発生を招く恐れがある。

▶靱帯・筋

腸脛靱帯は，膝関節の側方の安定性を供給する重要な組織であるが，腸脛靱帯と付着する大腿筋膜張筋の過緊張などにより腸脛靱帯の緊張が高い状態や滑走不全が生じると，脛骨外側顆の可動性が制限され，膝関節屈曲・伸展に伴う脛骨回旋運動の異常運動につながる。腸脛靱帯は膝蓋骨とも連結しており[15]，腸脛靱帯の過剰な緊張は，膝蓋骨の外方化にもつながる。そのため，腸脛靱帯の滑走性を維持・改善させることや，大腿筋膜張筋の過緊張の改善，すなわち股関節機能にも着目することが必要である。さらに，脛骨の内旋は，距骨下関節によって制御されているため，足部・足関節機能の評価も重要である。

このように，膝関節障害に対して適切な理学療法を行うには，膝関節の運動を制御する筋群や他部位からの影響を念頭に置くことが求められる。

膝関節の疼痛

まず，疼痛のメカニズムについて理解する必要がある。末梢組織に疼痛を起こすような刺激が加えられると，一次求心性神経のうち侵害受容神経とよばれる神経の末梢部がそれを感受して，その情報を中枢神経系に伝える。侵害受容神経は有髄のAδ線維または無髄のC線維である。いずれの線維も神経末梢部は自由神経終末となっており侵害受容器とよばれる。侵害受容器が侵害性刺激を受けると，起動電位が生じ，それがあるレベルに達すると活動電位を発生し，一次求心性神経を通って中枢神経系に伝えられる（図3）。

体性痛を伝える一次求心性線維は三叉神経，脊髄神経のなかを走り，内臓痛を伝える一次求心性線維は内臓求心性神経のなかを走る。体性痛である表在性の疼痛のうち，局在性の明らかな刺すような速い痛みはAδ線維によって，うずくような遅い痛みはC線維によってそれぞれ伝えられる。一次求心性線維は脊髄後角に入力する。ここで二次求心性線維（二次ニューロン）に接続し脊髄内上行路を通って，視床にある三次ニューロンに情報を伝え，大脳辺縁系や大脳皮質などの高位中枢に伝えられる[16,17]（図4）。

Dyeら[18]は，膝関節内構成体の神経知覚特性を調査し，膝蓋下脂肪体が最も強い疼痛を感じ，また膝蓋上嚢や関節包，前方滑膜も強い疼痛を感じる組織であったこと，また半月板の内縁は疼痛を感じず，関節包近傍は中等度の不快感であったと述べている（「Ⅲ章-A-1 膝関節の疼痛」の図1（p49）参照）。膝蓋下脂

図3 侵害刺激による侵害受容器の興奮と伝達

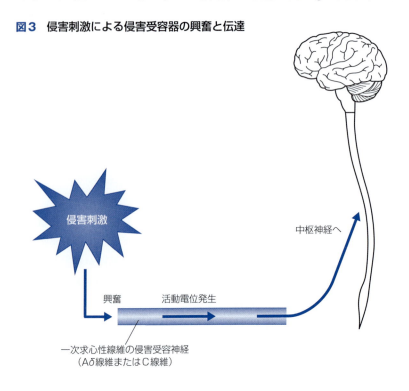

図4 痛みの脊髄上行路と高位中枢

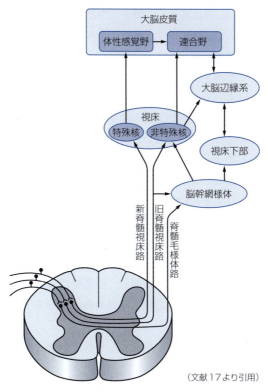

（文献17より引用）

肪体には，伏在神経の膝蓋下枝が走行しており[19]，この部位への繰り返しの刺激や侵襲は慢性的な疼痛につながることがある。太田ら[20]は，健常者では半月板の辺縁部に知覚神経終末が存在し，内側半月板の前角部・前節部には伏在神経が，後角部・後節部には脛骨神経が分布し，外側半月板の前節部に腓骨神経が，後節部には脛骨神経が分布するが，膝OAではこれら神経終末の分布に変化が生じていたと述べている。半月板の可動性低下や異常可動性はこれらの神経を刺激し，支配領域に疼痛を生じさせることが考えられる。

疼痛が伝わる経路には，疼痛の感覚を伝える上行性疼痛伝導系，疼痛を抑制する下行性疼痛抑制系などがあるが[21]，膝OAでは，器質的な変化による末梢からの刺激が続くことにより，中枢感作や下行性疼痛抑制系の機能異常が起こり疼痛が増幅されると考えられている[22,23]。

以上のように，疼痛のメカニズムや膝関節構成体組織の知覚特性，中枢感作の影響などを含めて臨床場面では包括的な評価と治療が重要となる。

力学的視点

Sokoloveら[24]は，関節症の発症および進行における炎症の役割を述べるなかで，外傷やメカニカルストレスは軟骨の分解や関節炎の要因であることを述べている。メカニカルストレスは，力学的ストレスを意味する。膝関節の機能において，内外反や回旋の制御は非常に重要である。しかし，それらの動きを

明らかに制御する筋はなく，また大腿骨と脛骨という長管骨で構成されており，さらに膝関節中心は身体重心位置からも比較的離れた位置に存在することから，力学的ストレスを受けやすく，他部位からの影響を考慮することが必須である。

力学的に膝関節の障害をとらえていくうえでの基本事項として，関節モーメントについて整理する。関節モーメントとは，外力が関節を回転させるために関節まわりに生じる力のことであり，それを一般的に外部関節モーメントといい，外部関節モーメントに対抗して関節構成体や軟部組織，関節周囲筋に生じる力を内部関節モーメントという。関節運動や動作における外力としては重力と床反力の影響が最も一般的であり，関節モーメントは，床反力作用線と関節中心点までの距離によってその大小が決定する。

床反力は，身体重心に向かって作用するため，例えば，胸椎の後弯が強くなると矢状面において身体重心位置がより後方化することになり，膝関節中心と身体重心までの距離が離れるため，結果的に床反力作用線と膝関節中心までの距離の増大を招き，膝関節においては外部膝関節屈曲モーメント（KFM）が大きくなる。このことは，大腿四頭筋，膝蓋腱ならびに膝蓋腱付着部，膝蓋下脂肪体，膝蓋大腿関節といった膝関節伸展機構へのストレスが増大することになる。

KFM： external knee flexion moment

膝関節伸展機構に関連する疾患としては，Osgood-Schlatter病，膝蓋腱炎，分裂膝蓋骨，膝蓋大腿関節症などがある。これらの疾患の症状に対する理学療法は，いかにKFMを減弱させるかがポイントとなる。また，ACL損傷やその予防についてもKFMの影響を述べている報告もある[25,26]。

KAM： external knee adduction moment

膝OAの歩行においては，外部膝関節内転モーメント（KAM）が病態進行に影響を及ぼす要因[27,28]として注目されている。膝関節障害に対する理学療法として，過大に生じている関節モーメントをいかに減弱させるかがポイントであり，それはすなわち身体重心の制御であり，身体全体に着目した評価と機能改善が要求される。

文献

1) Muraki S, et al：Prevalence of radiographic knee osteoarthritis and its association with knee pain in the elderly of Japanese population-based cohorts：the ROAD study. Osteoarthritis Cartilage, 17(9): 1137-1143, 2009.
2) 池内昌彦，ほか：内側型変形性膝関節症の疼痛の検討. JOSKAS, 35(1): 132-133, 2010.
3) Hannan MT, et al：Analysis of the discordance between radiographic changes and knee pain in osteoarthritis of the knee. J Rheumatol, 27(6): 1513-1517, 2000.
4) 内尾祐司：変形性膝関節症の病態と治療. 島根医学, 33(1): 1-7, 2013.
5) Bourne RB, et al：Patient Satisfaction after Total Knee Arthroplasty：Who is Satisfied and Who is Not?. Clin Orthop Relat Res, 468(1): 57-63, 2010.
6) Baker PN, et al：The role of pain and function in determining patient satisfaction after total knee replacement. Data from the National Joint Registry for England and Wales. J Bone Joint Surg Br, 89(7): 893-900, 2007.
7) 田中　彩，森口晃一，ほか：人工膝関節全置換術後の日本版膝関節症機能評価尺度に与える影響について. 理学療法学, 41(Suppl 2): 1420, 2014.
8) 縄田耕二：病歴と徴候で考える. 老いを内包する膝 －早期診断と早期治療－（井原秀俊 編），27-31, 全日本病院出版会, 2010.
9) 本山達男，ほか：内側半月後角横断裂と骨壊死. 整形外科と災害外科, 52(4): 871-875, 2003.
10) Marzo JM, et al：Effects of medial meniscus posterior horn avulsion and repair on tibiofemoral contact area and peak contact pressure with clinical implications. Am J Sports Med, 37(1): 124-129, 2009.
11) Castaing J, ほか：膝関節. 図解 関節・運動器の機能解剖 下肢編（井原秀俊, ほか訳），63-123, 協同医書出版社, 1986.
12) Johal P, et al：Tibio-femoral movement in the living knee. A study of weight bearing and non-weight bearing knee kinematics using 'interventional' MRI. J Biomech, 38(2): 269-276, 2005.
13) Bousquet G, ほか：図解・膝の機能解剖と靭帯損傷（弓削大四郎, ほか監訳），11-61, 協同医書出版社, 1995.
14) Thompson WO, et al：Tibial meniscal dynamics using three-dimensional reconstruction of magnetic resonance images. Am J Sports Med, 19(3): 210-216, 1991.
15) Merican AM, et al：Iliotibial band tension affects patellofemoral and tibiofemoral kinematics. J Biomech, 42(10): 1539-1546, 2009.
16) 沖田　実：痛みと組織損傷・炎症. ペインリハビリテーション（松原貴子, ほか編著）：134-145, 三輪書店, 2011.
17) 佐藤昭夫：痛みの中枢機構. 理学療法, 17(3): 327-333, 2000.
18) Dye SF, et al：Conscious neurosensory mapping of the internal structures of the human knee without intraarticular anesthesia. Am J Sports Med, 26(6): 773-777, 1998.
19) 松永和剛，ほか：伏在神経膝蓋下枝の走行について. 整形外科と災害外科, 46(3): 838-840, 1997.
20) 太田光彦，ほか：ヒト膝関節の半月における神経分布. 中部日本整形外科災害外科学会雑誌, 42(4): 887-888, 1999.
21) 池内昌彦：慢性疼痛疾患（侵害受容性疼痛）：変形性膝関節症の発生機序. Bone Joint Nerve, 2(2): 317-323, 2012.
22) Arendt-Nielsen L, et al：Sensitization in patients with painful knee osteoarthritis. Pain, 149(3): 573-581,2010.
23) Lee YC, et al：Pain Sensitivity and Pain Reactivity in Osteoarthritis. Arthritis Care Res, 63(3): 320-327, 2011.
24) Sokolove J, et al：Role of inflammation in the pathogenesis of osteoarthritis：latest findings and interpretations. Ther Adv Musculoskelet Dis, 5(2): 77-94, 2013.
25) 福井　勉：膝関節固定下における身体運動が脛骨前方移動に及ぼす影響 －前十字靭帯機能の関与を中心として－. 昭和医学会雑誌, 54(3): 176-184, 1994.
26) 小柳磨毅，ほか：スキー滑降姿勢が下肢の筋活動に及ぼす影響 ACL損傷の予防的見地から見た安全なフォームの追求. スポーツ傷害, 9: 59-63, 2004.
27) Sharma L, et al：Knee adduction moment, serum hyaluronan level, and disease severity in medial tibiofemoral osteoarthritis. Arthritis Rheum, 41(7): 1233-1240, 1998.
28) O'Connell M, et al：The role of knee joint moments and knee impairments on self-reported knee pain during gait in patients with knee osteoarthritis. Clnical Biomech, 31: 41-46, 2016.

I 膝関節理学療法の概要

2 膝関節の機能解剖とバイオメカニクス

Abstract
- 膝関節は骨性の安定性に乏しいにもかかわらず，可動性が大きく，荷重負荷も大きい関節である。
- 変形性膝関節症（膝OA）の発症の力学的な要因の1つとして膝関節の不安定性が挙げられる。
- 変形性膝関節症患者の歩行における運動学的および運動力学的観点からみたエビデンスとして膝関節屈曲角度，外部膝関節内転モーメント（KAM），外部膝関節屈曲モーメント（KFM）が挙げられる。
- 臨床で必要となる膝関節の機能解剖およびバイオメカニクスの基礎知識を理解し，膝関節の静的および動的な安定性が低下，およびメカニカルストレスが増大している原因を運動学的および運動力学的観点から適切に評価する必要がある。

膝OA：
knee osteoarthritis

KAM：
external knee adduction moment

KFM：
external knee flexion moment

FT：
femorotibial

PF：
patellofemoral

はじめに

　膝関節は人体で最も大きな関節であり，内側と外側の大腿脛骨（FT）関節，膝蓋大腿（PF）関節の3つの関節より構成され，下肢の中間にある。骨性の安定性に乏しく，覆っている軟部組織が少ないにもかかわらず，可動性が大きく，身体重心の鉛直方向への移動の中心的な役割を果たす関節である。さらに，荷重負荷も大きいため力学的な障害を受けやすい。そのため，膝関節の機能解剖とバイオメカニクスを理解することは，臨床において必須であるといえる。
　本項では，特に膝OAの発症および進行に関連する身体機能や関節機能に着目し，学術的背景として膝OAのバイオメカニクスに関するエビデンス，臨床で必要となる基礎的な膝関節の機能解剖とバイオメカニクス，および臨床での活用方法を中心に述べる。

学術的背景

　膝関節は最も頻繁に力学的影響を受ける荷重負荷関節である。そのため，膝関節に構築学的変化による機能不全や機能障害が生じた際には，異常なメカニカルストレスが生じ，膝OAに至る可能性がある。
　膝OAは，年齢，性別，遺伝的特徴，他の系統因子などの素因に加え，膝関節の不安定性，異常なメカニカルストレス，外力による損傷などのバイオメカニクス的要因が関与して発症し，進行する[1]。メカニカルストレスは，軟骨細胞の生理機能に影響を及ぼし，軟骨基質の合成と分解の平衡維持に重要な役割を果たし，適切なメカニカルストレスであれば軟骨基質の合成と分解の平衡が生理学的範囲内で維持される。しかし，メカニカルストレスが過剰になると軟骨基質の合成と分解の平衡が障害され，軟骨変性および破壊が進行する。
　このことから膝関節への異常なメカニカルストレスの軽減をアウトカムとした理学療法の確立が急務とされている[2]。しかし，運動療法により疼痛や身体

機能が改善するとの報告はあるが，メカニカルストレスが減少するという報告はない[3]。そこで，メカニカルストレスを増大させている原因を理解するために，膝OAの発症と進行に関与する力学的要因に関するエビデンスを紹介する。

▶膝関節の不安定性

まず，膝OAの発症および進行のバイオメカニクス的要因として膝関節の不安定性が挙げられる。他動的な関節弛緩性は，膝OAの発症および進行の危険因子であると報告されている[4]。関節弛緩性が荷重位において前額面での膝関節の不安定性をもたらし，膝内側コンパートメントへのメカニカルストレスの増大につながる可能性がある。

また，歩行時の運動学的特徴として外側スラストが挙げられる。外側スラストとは，主に歩行時の荷重応答期（LR）に膝関節が急激に外側方向に動揺する現象であり，先行研究では，外側スラストが膝OAを進行させる危険因子であり，外側スラストを有する膝関節は外側スラストを有さない膝関節よりメカニカルストレスが増大していたとの報告がある[5]。そのため外側スラストは，膝関節における衝撃吸収能力の低下，膝外側構成体の異常な伸張ストレス，膝内側コンパートメントの変性につながる可能性がある。

しかしChangらの報告[6]では，外側スラストを有する割合はKellgren-Lawrence分類のgrade Ⅳでも約45％程度であった。重度膝OA患者でも外側スラストが出現しない理由として，膝関節弛緩性による関節不安定性に対し，関節を安定化させるために膝関節周囲筋の共同収縮（**Memo**参照）による制御を行い，歩行時の膝関節スティフネスを増大させているとの報告がある[7,8]。膝関節周囲筋の共同収縮に関して，膝OA患者は膝関節外側弛緩性を有し，膝関節外側の筋の共同収縮，筋活動の大きさおよび筋活動時間の増大を示した。さらに，重度膝OA患者では内反マルアライメント，膝関節内側弛緩性を有し，膝関節内側の筋の共同収縮の増大を示したとの報告がある[9]。また，主観的な膝関節の不安定性を有していない膝OA患者では歩行時に繰り返し行われる膝関節運動のばらつきを示す変動性は減少する一方で，不安定性を有する膝OA患者では変動性は増大したとの報告がある[10]。同様に，主観的な膝関節の不安定性を有していることは，動的な膝関節安定性が不十分であり，膝関節調節機能が低くなっている可能性があると報告されている[11]。

これらのことから，膝関節周囲筋の共同収縮は，膝関節の不安定性に対する補償戦略で，膝関節運動の変動性を減じている可能性がある。さらに，その戦略は膝関節の不安定性の影響を減じるのに潜在的な効果を有するが，メカニカルストレスが同じ関節面に繰り返し加わることで，軟骨基質の合成と分解の平衡が障害され，膝OAの発症および進行を加速させるかもしれない。

LR：
loading response

Memo 共同収縮

関節運動がなされるときの筋の動筋と逆の働きをする拮抗筋が同時に収縮する静止性収縮のことであり，共同収縮によって骨や身体の部分を固定し，支持性を与える。

▶メカニカルストレス

次に，膝OAの発症および進行の力学的要因として膝関節への異常なメカニカルストレスが挙げられる。特に歩行は，膝関節に衝撃荷重であるメカニカルストレスを繰り返す動作である。そこで膝OA患者の歩行時のバイオメカニクス的特徴を示す①膝関節屈曲角度(図1)，②外部膝関節内転モーメント(KAM，図2)，③外部膝関節屈曲モーメント(KFM，図3)に注目する[12]。

IC：
initial contact

過去の報告では，膝OA患者は初期接地(IC)時での膝関節屈曲角度がより大きく，重度OA患者にてさらに大きくなることを報告している[13, 14]。さらに，最近の縦断的研究ではIC時での膝関節屈曲角度と膝OAの進行との関連性を報告し，膝関節伸展制限がある場合は，より急激な膝OAの進行を示すとの報告がある[15]。この膝関節伸展制限の原因として，膝窩の後内側組織(特に膝関節関節包後部)の影響が関与している。

また，膝OA患者における歩行時の運動学的変化として，LRにおける膝関節屈曲運動の減少が挙げられ[16]，膝関節屈曲運動の減少は病的な膝関節の状態を反映する指標であるとの報告がある[17]。この原因として，前述した膝関節周囲筋の共同収縮のほかに，大腿四頭筋の筋力低下や膝関節部の疼痛も考えられる。LRにおいて，大腿四頭筋は衝撃吸収機構として働くと同時に膝関節の動的安定性も維持する。しかし，大腿四頭筋は膝関節の外傷や炎症などによる関節原性筋抑制(**Memo**参照)や活動性低下による廃用も生じやすく，機能障害が生じると動作時の膝関節屈曲運動の制御が難しくなる。また著者の先行研究では，LRにおける膝関節屈曲運動の減少は，膝関節へのメカニカルストレスに対応した動作戦略ではなく，疼痛，身体機能に対応した動作戦略であることを明らかにした[18]。

図1　立脚初期における膝関節屈曲角度

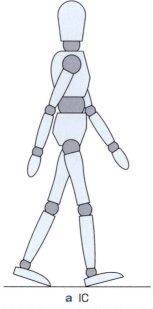
a IC
膝OA患者はIC時の膝関節屈曲角度がより大きくなる。

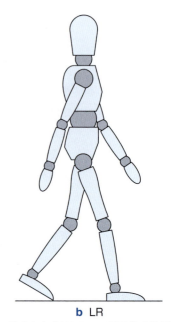
b LR
膝OA患者はLRでの膝関節屈曲運動がより減少する。

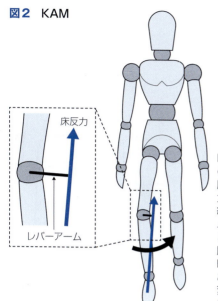

図2 KAM

KAMは歩行立脚期の床反力の大きさと膝関節中心から床反力ベクトルまでの垂線であるレバーアームの積にて算出することが可能であり、膝OA患者ではKAMが増大する、あるいは減少する、変化しないとさまざまな報告がある。

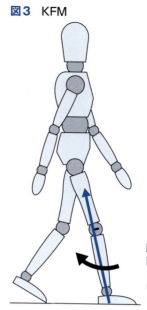

図3 KFM

膝OA患者が膝関節の疼痛に対して，LRにおけるKFMを減らす。

> **Memo** 関節原性筋抑制
> 膝関節に関節水腫が生じることで大腿四頭筋，特に内側広筋の活動に対して，関節包や靱帯のメカノレセプターへの侵害性入力によって神経学的抑制回路が形成され，筋機能を抑制している状態であり，自己防衛的な反射性筋萎縮として考えられる[19]。

　これらの膝関節運動学的変化が膝OAの発症および進行に関与し，軟骨基質の合成と分解の平衡が障害され，膝OAの発症および進行を加速させるかもしれない。

　KAMは疑う余地もなく，膝関節へのメカニカルストレスの指標として最も注目を集めるパラメータである。KAMは歩行立脚期の床反力ベクトルの大きさと膝関節中心から床反力ベクトルまでの垂線であるレバーアーム長との積にて算出することが可能である（図2）[20]。

　FT関節は構築学的に内側コンパートメントと外側コンパートメントに分かれ，それぞれのコンパートメントが荷重分配を行っている[21]。FT関節の内外側の荷重配分が変化し，その結果生じる内側コンパートメントへの異常なメカニカルストレスが，膝OAの進行リスクを増大させる[22]。内側コンパートメントに生じるメカニカルストレスは，主にKAMによって反映され[23]，さらに膝関節内側荷重量とKAMは高い相関を示したことから[24]，KAMは膝内側コンパートメントへのメカニカルストレスに対して信頼性のある代替指標である。

　しかし，2011年に作成された理学療法診療ガイドライン第1版[25]では，膝OA患者ではKAMが増大する，あるいは減少する，変化しないとさまざまあった。これらの理由として，膝OA患者ではLRに疼痛を生じさせない逃避戦略として立脚側へ体幹を傾斜させたり，足部をtoe-outさせたりして，KAMを増大させない歩行修正戦略を用いていることが考えられる（図4）[27]。

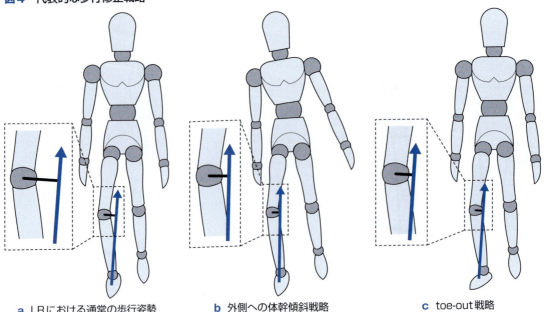

図4 代表的な歩行修正戦略
a LRにおける通常の歩行姿勢　b 外側への体幹傾斜戦略　c toe-out戦略
外側への体幹傾斜戦略（b）とtoe-out戦略（c）によりレバーアームを変化させることでKAMを減少させる。

　つまり，構築学的な変化に対して，多様な代償動作や歩行速度などが，KAMをコントロールしている可能性がある。このことはKAMと膝OA進行との関係性についてのメタアナリシスにより，これらの因果関係は不十分であると指摘されていることからも理解できる[26]。

　また，膝OA患者では歩行速度が低下するとの報告もあり[28]，歩行速度は床反力の大きさに影響を及ぼす。膝OA患者の罹患側と非罹患側との比較において，KAMの増大はレバーアーム長の増大が関与しているとの報告もある[20]。このため，KAMの増大は歩行速度の影響なのか，レバーアームの影響なのかを見極める必要がある。また，膝OA患者は立脚期の時間が増大していたことから，立脚期のKAM積分値がより大きくなるとの報告がある[29]。KAM積分値は時間因子を加味しており，立脚期のKAMの総量であることから，ピーク値よりも歩行時の内側コンパートメントへのメカニカルストレスを包括的に評価できる。実際，KAM曲線下のエリアを計測するパラメータであるKAM積分値は，この目的にて頻繁に用いられ，疾患の重症度とも関連している[30,31]。

　膝OA患者についての歩行バイオメカニクスを述べるために用いられるもう1つの重要な運動力学的パラメータとして，KFMがある。先行研究では，膝OA患者では歩行中のKFM減少が報告されている[16,32]。また，ほかの先行研究では，このKFMピークと膝関節の疼痛との関連が報告され，膝OA患者は膝関節の疼痛に関連してKFMの大きさを減少させることが示唆された[33]。最近の研究はLRにおけるKFMとOA進行との間の関連について，より大きなKFMを示した膝OA患者は，5年後に軟骨組織がより損失していたとの報告がある[34]。つまり，膝OA患者が膝関節の疼痛と疾患進行に対して，LRにおけるKFMを減らすことによる保護的な戦略をとることを示唆する。さらに立脚

膝関節の機能解剖とバイオメカニクス

MSt：
mid stance

中期（MSt）のKFMが中等度と重度膝OA患者の群間での相違はないことを示したこと[16, 32]から，KFMは疼痛に関係しているが，病態の進行には関与しない可能性がある。

臨床で必要となる機能解剖およびバイオメカニクスの基礎知識

▶膝関節の機能解剖[1, 2]

　膝関節は，体重を支持するための安定性，歩行や走行に必要十分な可動性が要求される。股関節の安定性が関節面の形状によって得られているのとは対照的に，膝関節はその安定性のほとんどを靱帯，関節半月，筋を中心とした軟部組織に依存している。膝関節の関節運動にかかわる要因には，①膝関節を構成する大腿骨と脛骨の形態，②靱帯や関節半月，関節包などの静的安定化機構，③筋による動的安定化機構が挙げられる。

　膝関節は，大腿骨と脛骨の間のFT関節および膝蓋骨と大腿骨との間のPF関節に関節面をもつ。FT関節の形態的特徴としては，①大腿骨顆部と脛骨顆部の関節面の大きさが異なる（図5a, b），②大腿骨内側顆と外側顆では関節面の大きさが異なる（図5b），③内側および外側の関節面において前後で曲率半径が異なる（図5c, d）といった点が挙げられる。これら3つの特徴により，膝関節の屈曲−伸展に伴い，回転と並進を組み合わせた運動が生じる。一方で，関節面の不一致が存在するため，骨形態による安定性は期待できない。

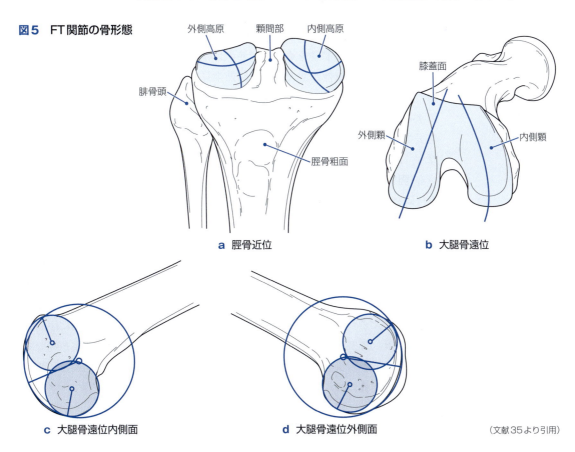

図5 FT関節の骨形態

a 脛骨近位　　b 大腿骨遠位
c 大腿骨遠位内側面　　d 大腿骨遠位外側面

（文献35より引用）

> **Memo** 曲率半径
> 　関節面の曲率のことであり，同じ曲率をもつ縁の半径の長さである。表面が弯曲するほど曲率半径は小さくなる。また，類似した曲率半径をもつ関節面は適合しており，骨の安定性が高い。

　骨形態の不安定性を補うために，靱帯は関節包とともに膝関節の静的安定化機構を担う。すなわち，靱帯は関節の安定性を保持するとともに関節運動を制限あるいは誘導する役割をもつ。膝関節では関節外靱帯である内側側副靱帯と外側側副靱帯と関節内靱帯である前十字靱帯と後十字靱帯がある（図6）。

　側副靱帯の主な機能は前額面における過度なFT関節の動きの制限である。内側側副靱帯は膝関節内側を補強する幅広い靱帯で，伸展位で緊張し，屈曲位でやや弛緩する。外側側副靱帯は，主に伸展位で緊張し屈曲位で弛緩し，膝の後外側を支持する弓状靱帯とともに外側の不安定性を抑止する。完全伸展位では内側および外側側副靱帯が緊張するため，内反および外反ストレスを負荷したときに動揺が生じる場合は，側副靱帯損傷が考えられる。十字靱帯は膝関節を安定させる重要な機能を反映しており，関節包内運動の誘導を補助する。また，十字靱帯の走行は矢状面に近いため，膝関節の前後方向の安定性に寄与している。前十字靱帯は伸展位で緊張し，後十字靱帯は屈曲位で緊張する。また，前十字靱帯と後十字靱帯が交差することで受動的に安定するため，歩行時のLRでは大腿骨に対して脛骨が内旋運動を行うことで安定性を得ている。

　関節半月は内側および外側の脛骨関節面の辺縁部を覆う線維軟骨であり，荷重を分散・吸収する機能をもつ。関節半月の辺縁が楔状に厚くなっているため，FT関節の関節安定性が増大する。関節半月には粘弾性があり，長時間の圧縮力に対して，負荷を受ける面積を拡大して圧力の軽減を図り，関節半月実質内の水の再配合による負荷緩和現象にて応力を吸収する。曲率半径が大きくC型を呈する内側半月と曲率半径が小さくO型を呈する外側半月からなり，外縁が厚く，内縁ほど薄い構造をしており，大腿骨顆部に適合して安定性に寄与している（図7）。それぞれの関節半月の前部と後部は，前角，後角とよばれている。先行研究より，膝OA患者の多くに，膝関節の安定性に関与する内側半月後角の変性断裂の所見が認められたとの報告があり[36]，この損傷は膝関節の不安定性を招くことが示唆されている。

　筋は動的安定性機構を司る。固定筋や安定筋として動筋と拮抗筋が同時に静止性収縮によって関節を固定して支持性を与える。大腿四頭筋全体，ハムストリングス全体，薄筋や縫工筋，腓腹筋の作用方向は大腿骨と脛骨の長軸とほぼ平行に走行するため，立位においてこれらの筋は収縮によって膝関節に圧縮力を生じさせ，膝関節の安定性に貢献する[37]。大腿四頭筋は膝関節の主運動である屈曲と伸展を制御しながら，ハムストリングスと腓腹筋などと協調して膝関節の動的安定性に寄与する。

図6 FT関節の靱帯

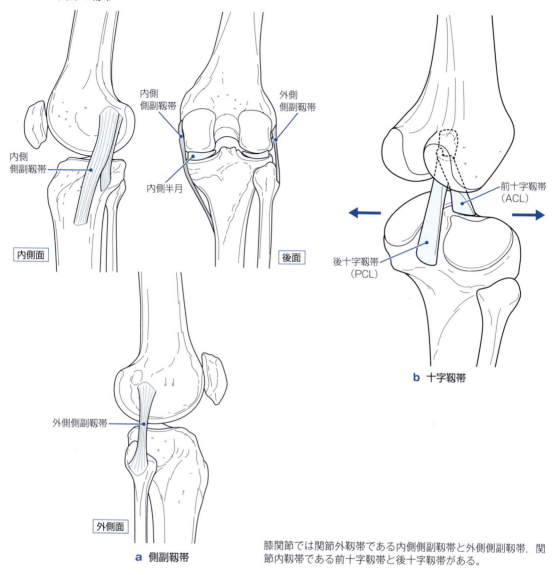

a 側副靱帯

b 十字靱帯

膝関節では関節外靱帯である内側側副靱帯と外側側副靱帯，関節内靱帯である前十字靱帯と後十字靱帯がある。

図7 FT関節の関節半月

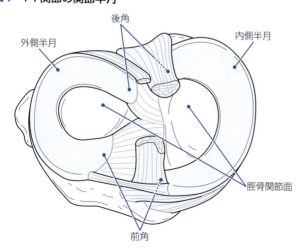

関節半月は曲率半径が大きくC型を呈する内側半月と曲率半径が小さくO型を呈する外側半月からなり，外縁が厚く，内縁ほど薄い構造をしており，大腿骨顆部に適合して安定性に寄与している。

▶膝関節のバイオメカニクス[3,4]

歩行時に膝関節に求められる機能は，立脚期ではLRにおける衝撃吸収，およびMStでの身体重心の高さを維持させるための関節の安定性，遊脚期では下肢の前進のために股関節屈曲とともに急速に屈曲することで下肢の前進に寄与することである．通常，歩行時に膝関節が1歩行周期に2回の屈曲と伸展を行うdouble knee actionがみられる（図8）．また，歩行時のKAMは，歩行立脚期に2つのピークが認められ，典型的な第1ピークは，歩行のLR後に出現し，立脚後期中に第2ピークが出現する（図9）．また，KFMはIC時には外部膝関節伸展モーメント（KEM）を示すが，LRにはKFMがピークを示し，MStの後半は再びKEMになる（図10）．

IC時の膝関節は伸展位であり，KEMが作用し，さらに脛骨が大腿骨に対し

KEM：
external knee extension moment

図8 歩行時の膝関節屈曲角度

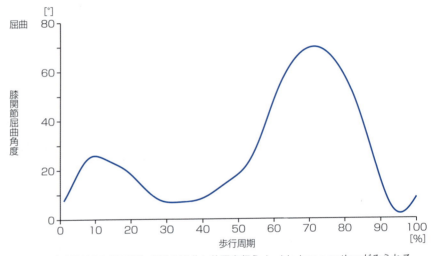

歩行時に膝関節が1歩行周期に2回の屈曲と伸展を行うdouble knee actionがみられる．

図9 歩行時のKAM

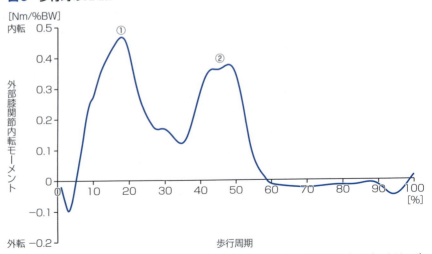

歩行時のKAMは，歩行立脚期時に2つのピークが認められる．典型的な第1ピークは，歩行のLR後（①）に出現し，立脚後期中に第2ピーク（②）が出現する．

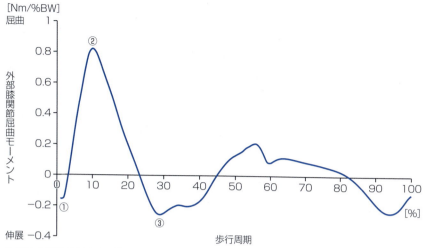

図10 歩行時のKFM

歩行時のKFMはIC時に逆にKEM(①)を示すが，LRではKFMのピーク(②)を示し，MStの後半はまたKEM(③)になる。

てわずかに外旋しているため，静的安定化機構により膝関節は安定している。さらにハムストリングスによって膝関節の過伸展を制御している。

　LRにおいて膝関節は急速に屈曲する。この時期の膝関節には衝撃吸収作用とともに，足関節のヒールロッカー機能から得られた推進力を近位部へ伝えるために，衝撃吸収作用と，大腿と下腿を連結して安定させることが要求される[38]。このとき，KFMが作用するが，筋活動としては大腿四頭筋が遠心性収縮を行う。前額面ではKAMが作用し，それぞれのピークを示す。

　MStにおいて矢状面では膝関節は徐々に伸展し，下肢の荷重に対する安定性が増す。身体を前進させるのに足関節がアンクルロッカー機能を発揮し，同時にヒラメ筋の活動が脛骨の前進を抑制・安定させ，脛骨上を大腿骨が前方回転することで膝関節の伸展が得られる。さらに，MSt前半ではまだKFMが作用しており，大腿四頭筋は，床反力ベクトルが膝関節の前方を通るまで活動を続ける。MSt後半ではKEMと内部足関節底屈モーメントが作用することで脛骨が安定し，股関節の伸展に伴う膝関節の受動的な伸展がみられる。前額面ではKAMは持続するが，膝関節へ直接的に活動する筋はなく，腸脛靱帯を通じて股関節の外転筋群の活動をとおして側方の安定性に寄与する。

　立脚後期にて膝関節の伸展が完成し，膝関節は受動的に伸展位で安定している。足関節の前足部のロッカー機能によって踵が離床し，中足骨頭を中心とした回転作用が生じ，足関節底屈モーメントが働くことで身体重心を前方移動させる。立脚後期の終わりから前遊脚期(PSw)で再び膝関節は屈曲し始める。床反力ベクトルが膝関節の後方へ移動し，膝関節のロックが解除され，脛骨の前方回転により受動的に膝関節の屈曲が起こる。その後はトゥクリアランスを可能にして遊脚期へ移行する。

PSw：
pre-swing

臨床での活用方法

　臨床において，膝関節の不安定性の力学的要因が何なのかを検討する必要がある。膝関節内側部へ繰り返しメカニカルストレスが加わることで関節軟骨の有限領域に微小外傷が生じ，軟骨変性が進む。その変化により膝関節外側部の関節包や外側側副靱帯が過度に伸張され，弛緩性が生じる。膝OA患者によくみられる外側スラストは，膝関節における衝撃吸収能力の低下，膝外側構成体の過大な伸張ストレス，膝内側コンパートメントの変性・破壊につながる可能性がある。さらに骨変性が生じると内側部の骨侵食が進み，膝関節内側部の関節包や内側側副靱帯は見かけ上の弛緩性が生じる。このような機能解剖学的な変化による関節不安定性に対して，筋が共同収縮により安定性を高めようとする。しかし，正常な膝関節運動が阻害され，関節面への圧縮力が増大[4]することで膝OAがより進行する恐れがある。

　また，LRにおいて膝関節屈曲運動が減少している原因を検討する必要がある。膝OA患者には大腿四頭筋の筋力低下と筋萎縮が認められ，歩行や降段動作時などの荷重負荷動作において膝関節屈曲運動の制御が困難になる。これらのことから，動的な膝関節安定性の獲得には，大腿四頭筋筋力とともに筋活動の適切なタイミングと他の筋との協調性が重要な要因であることが示唆される。さらに膝OA患者では膝関節最大下筋力を発揮する機能およびその力を持続させる機能も低下する[39]。実際に，筋収縮様式に関しては，等尺性収縮や求心性収縮よりも遠心性収縮の低下が著明に起こっていることが明らかになっている[40]。

　一方で，膝OA患者は膝関節の疼痛に関連してLRにおけるKFMを減少させていることから，膝OAの理学療法では，歩行立脚期での罹患側下肢の膝関節屈曲運動を再獲得する際に，疼痛や身体機能を考慮する必要があることが重要である。また，過度ではなく適度な関節運動の変動を利用することは，関節に加わるメカニカルストレスの適切な再分配に寄与する可能性があるとされている[41]。また，杖の使用[42]や外側ウェッジの使用[43]によりKAMが減少することも報告されている。以上のことから，疼痛や身体機能の影響が強い場合は，杖や装具などの歩行補助具によってメカニカルストレスを増大させないように配慮することが重要である。また，動的支持機構である筋の量的な増大だけでなく，適切なタイミングで，協調した筋活動を発揮する能力を再獲得することで，動的な膝関節安定性が獲得できると考えられる。

　さらに，KAMの減少をアウトカムとし，KAMを増大させている要因に対する理学療法を確立させることが重要である。前述した通り，運動療法により疼痛や身体機能が改善するとの報告はあるが，メカニカルストレスが減少したという報告はない[3]。

 Clinical Hint

動的な膝関節安定性の獲得
　膝関節周囲筋の共同収縮を軽減させるために，動筋と拮抗筋の相反抑制を正しく再学習させることや，遠心性収縮を意識したトレーニングが動的な膝関節安定性の獲得につながる可能性がある。

KAMが増大している原因として，マルアライメントである内反アライメントを呈しているために，床反力ベクトルから膝関節中心までのレバーアームが増大しているからなのか，もしくは肥満などによる体重増大により床反力ベクトルが大きくなっているのか考える必要がある。また，体幹傾斜運動やtoe-outによる歩行修正戦略を用いて，KAMを増大させないようにしていることも考えられる。

　加えて，膝OA患者における力学的要因は疼痛や可動域障害，大腿四頭筋の筋力低下だけでなく，膝関節に隣接する関節である股関節の外転筋群の筋力低下[44,45]に対する内部股関節外転モーメントの減少[16,46]（図11）や踵骨外反角度の増大[47]なども報告されている。体幹傾斜戦略はKAMを減少させる一方で，内部股関節外転モーメントの発揮を少なくするため，結果として筋力低下につながる可能性がある。また，体幹傾斜運動によってエネルギー消費が増大するとの報告[48]もあり，体幹である骨盤帯や胸郭にも影響を及ぼす可能性がある。さらに，正常足では外側ウェッジにてKAMは減少するが，踵骨外反位の足部では外側ウェッジを装着してもKAMは変化しないことが報告された[43]。

　以上のことから，膝関節の局所を中心とした疼痛，可動性障害，不安定性，筋機能不全に対するアプローチも重要であるが，足部・足関節や股関節の隣接関節や体幹である腰部・骨盤帯や胸郭からの影響も考える必要があり，これらについてはⅢ章の機能障害別マネジメントを参照していただきたい。

図11　内部股関節外転モーメント

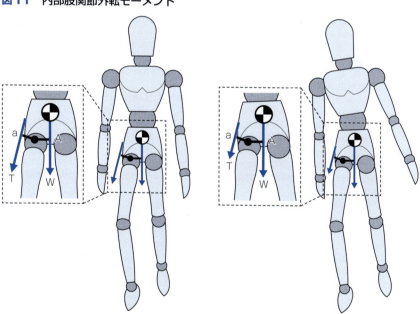

　　a　LRにおける通常の歩行姿勢　　　　b　外側への体幹傾斜戦略

外側への体幹傾斜戦略（b）はKAMを減少させる一方で，内部股関節外転モーメント（T・a）の発揮を少なくするため，結果として外転筋力の低下につながる可能性がある。

T：股関節外転筋群の張力
a：股関節から股関節外転筋群の張力線までの距離
W：体重から左側の下肢重量を減じた値
A：股関節からWまでの距離

参考文献

1. Oatis CA：膝関節の骨及び非収縮性要素の構造と機能. オーチスのキネシオロジー 身体運動の力学と病態力学, 原著第2版(山崎 敦, ほか監訳), p752-781, ラウンドフラット, 2012.
2. 福井 勉：下肢の運動. 標準理学療法学・作業療法学 専門分野 運動学(伊東 元, ほか編), p121-154, 2012.
3. Perry J, ほか：膝関節. 歩行分析 正常歩行と異常歩行, 原著第2版(武田 功 監訳), p57-69, 2012.
4. 阿南雅也, ほか：膝関節疾患による異常歩行とその分析. 理学療法, 26(1)：138-147, 2009.

引用文献

1) Englund M：The role of biomechanics in the initiation and progression of OA of the knee. Best Pract Res, Clin Rheumatol, 24：39-46, 2010.
2) 阿南雅也, ほか：膝関節内転モーメントに着目した変形性膝関節症の運動療法－筋力トレーニングに着目して－. 理学療法, 32：1097-1108, 2015.
3) Ferreira GE, et al：The effect of exercise therapy on knee adduction moment in individuals with knee osteoarthritis：A systematic review. Clini Biomech, 30：521-527, 2015.
4) Lewek MD, et al：Control of frontal plane knee laxity during gait in patients with medial compartment knee osteoarthritis. Osteoarthritis Cartilage, 12：745-751, 2004.
5) Chang A, et al：Thrust during ambulation and the progression of knee osteoarthritis. Arthritis Rheum, 50：3897-3903, 2004.
6) Chang AH, et al：Varus thrust and knee frontal plane dynamic motion in persons with knee osteoarthritis. Osteoarthritis Cartilage, 21：1668-1673, 2013.
7) Zeni JA, et al：Dynamic knee joint stiffness in subjects with a progressive increase in severity of knee osteoarthritis. Clin Biomech, 24：366-371, 2009.
8) Dixon SJ, et al：Knee joint stiffness during walking in knee osteoarthritis. Arthritis Care Res, 62：38-44, 2010.
9) Mills K, et al：A systematic review and meta-analysis of lower limb neuromuscular alterations associated with knee osteoarthritis during level walking. Clin Biomech, 28：713-724, 2013.
10) Gustafson JA, et al：Knee motion variability in patients with knee osteoarthritis：The effect of self-reported instability. Clin Biomech, 30：475-480, 2015.
11) Farrokhi S, et al：Altered tibiofemoral joint contact mechanics and kinematics in patients with knee osteoarthritis and episodic complaints of joint instability. Clin Biomech, 29：629-635, 2014.
12) Favre J, et al：Gait analysis of patients with knee osteoarthritis highlights a pathological mechanical pathway and provides a basis for therapeutic interventions. EFORT Open Rev, 1：368-374, 2016.
13) Favre J, et al：Age-related differences in sagittal-plane knee function at heel-strike of walking are increased in osteoarthritic patients. Osteoarthritis Cartilage, 22：464-471, 2014.
14) Heiden TL, et al：Knee joint kinematics, kinetics and muscle co-contraction in knee osteoarthritis patient gait. Clin Biomech, 24：833-841, 2009.
15) Favre J, et al：Baseline ambulatory knee kinematics are associated with changes in cartilage thickness in osteoarthritic patients over 5 years. J Biomech, 49：1859-1864, 2016.
16) Astephen JL, et al：Biomechanical changes at the hip, knee, and ankle joints during gait are associated with knee osteoarthritis severity. J Orthop Res, 26：332-341, 2008.
17) McCarthy I, et al：Analysis of knee flexion characteristics and how they alter with the onset of knee osteoarthritis：a case control study. BMC Musculoskelet Disord, 14：169, 2013.
18) 阿南雅也, ほか：歩行立脚時の膝関節屈曲運動の減少は変形性膝関節症患者にいかなる影響を及ぼすか. 第52回日本理学療法学術大会, 2017.
19) 井原秀俊：膝の危機管理機構. 考える膝, p1-10, 全日本病院出版会, 2002.
20) Hunt MA, et al：Associations among knee adduction moment, frontal plane ground reaction force, and lever arm during walking in patients with knee osteoarthritis. J Biomech, 39：2213-2220, 2006.
21) Schipplein OD, et al：Interaction between active and passive knee stabilizers during level walking. J Orthop Res, 9：113-119, 1991.
22) Andriacchi TP, et al：The role of ambulatory mechanics in the initiation and progression of knee osteoarthritis. Curr Opin Rheumatol, 18：514-518, 2006.
23) Andriacchi TP：Valgus alignment and lateral compartment knee osteoarthritis：a biomechanical paradox or new insight into knee osteoarthritis?. Arthritis Care Res, 65：310-313, 2013.
24) Ogaya S, et al：Knee adduction moment and medial knee contact force during gait in older people. Gait Posture, 40：341-345, 2014.
25) 木藤伸宏, ほか：変形性膝関節症. 理学療法診療ガイドライン, 第1版, p277-379, 日本理学療法士学会, 2011.
26) Henriksen M, et al：Is there a causal link between knee loading and knee osteoarthritis progression？ A systematic review and meta-analysis of cohort studies and randomised trials. BMJ Open 4：e005368, 2014.
27) Simic M, et al：Gait modification strategies for altering medial knee joint load：a systematic review. Arthritis Care Res, 63：405-426, 2011.
28) Mündermann A, et al：Potential strategies to reduce medial compartment loading in patients with knee osteoarthritis of varying severity：reduced walking speed. Arthritis Rheum, 50：1172-1178, 2004.

29) Kito N, et al : Contribution of knee adduction moment impulse to pain and disability in Japanese women with medial knee osteoarthritis. Clin Biomech, 25 : 914-919, 2010.
30) Bennell KL, et al : Higher dynamic medial knee load predicts greater cartilage loss over 12 months in medial knee osteoarthritis. Ann Rheum Dis, 70 : 1770-1774, 2011.
31) Creaby MW, et al : Dynamic knee loading is related to cartilage defects and tibial plateau bone area in medial knee osteoarthritis. Osteoarthritis Cartilage, 18 : 1380-1385, 2010.
32) Huang SC, et al : Effects of severity of degeneration on gait patterns in patients with medial knee osteoarthritis. Medical Engineering & Physics, 30 : 997-1003, 2008.
33) Henriksen M, et al : Gait changes in patients with knee osteoarthritis are replicated by experimental knee pain. Arthritis Care Res, 62 : 501-509, 2010.
34) Chehab EF, et al : Baseline knee adduction and flexion moments during walking are both associated with 5 year cartilage changes in patients with medial knee osteoarthritis. Osteoarthritis Cartilage, 22 : 1833-1839, 2014.
35) Oatis CA : 膝関節の骨及び非収縮性要素の構造と機能. オーチスのキネシオロジー 身体運動の力学と病態力学, 原著第2版（山崎 敦, ほか監訳）, p752-781, ラウンドフラット, 2012.
36) Marzo JM : Medial meniscus posterior horn avulsion. J Am Acad Orthop Surg, 17 : 276-283, 2009.
37) Pandy MG, et al : Muscle and joint function in human locomotion. Annu Rev Biomed Eng, 12 : 401-433, 2010.
38) Perry J, ほか : 膝関節. 歩行分析 正常歩行と異常歩行, 原著第2版（武田 功 監訳）, p57-69, 2012.
39) Dekker J : Osteoarthritis : Promoting exercise for OA in ambivalent older adults. Nature Reviews Rheumatology, 8 : 442-444, 2012.
40) Hortobágyi T, et al : Aberrations in the control of quadriceps muscle force in patients with knee osteoarthritis. Arthritis Rheum, 51 : 562-569, 2004.
41) Hamill J, et al : A dynamical systems approach to lower extremity running injuries. Clini Biomech, 14 : 297-308, 1999.
42) Chan GNY, et al : Changes in knee moments with contralateral versus ipsilateral cane usage in females with knee osteoarthritis. Clini Biomech, 20 : 396-404, 2005
43) Sawada T, et al : Foot alignments influence the effect of knee adduction moment with lateral wedge insoles during gait. Gait Posture, 49 : 451-456, 2016.
44) Costa RA, et al : Isokinetic assessment of the hip muscles in patients with osteoarthritis of the knee. Clinics, 65 : 1253-1259, 2010.
45) Hinman RS, et al : Hip muscle weakness in individuals with medial knee osteoarthritis. Arthritis Care Res, 62 : 1190-1193, 2010.
46) Mündermann A, et al : Secondary gait changes in patients with medial compartment knee osteoarthritis : increased load at the ankle, knee, and hip during walking. Arthritis Rheum, 52 : 2835-2844, 2005.
47) Levinger P, et al : Relationship between foot function and medial knee joint loading in people with medial compartment knee osteoarthritis. J Foot Ankle Res, 6 : 33, 2013.
48) Hunt MA, et al : Comparison of mirror, raw video, and real-time visual biofeedback for training toe-out gait in individuals with knee osteoarthritis. Arch Phys Med Rehabil, 95 : 1912-1917, 2014.

Ⅱ リスク管理と病期別マネジメント

II リスク管理と病期別マネジメント

1 病態を知る

- 変形性膝関節症，前十字靱帯損傷，半月損傷，膝伸展機構障害，大腿骨内側顆特発性骨壊死の病態は，それぞれに特徴的な要因をもつ。
- これら疾患に共通することは，静的組織と動的組織の協調，多関節運動連鎖の重要性である。
- 以上を踏まえて，各疾患においては，個別の熟慮した理学療法が必要である。

はじめに

PF：
patellofemoral

FT：
femorotibial

　膝は膝蓋大腿（PF）関節と大腿脛骨（FT）関節からなる。PF関節である膝蓋軟骨は人体最大の厚さをもつ。膝が屈曲するに従い，大腿骨膝蓋面と接する部分は，膝蓋軟骨中枢側へ移っていく。PF関節を制御する膝伸展機構は，膝の回旋安定性にも関与する。

　FT関節は，内側と外側の2つのコンパートメントに二分される。内側コンパートメントは，内側半月が関節包や内側側副靱帯と強く結合するため遊びが少なく，また荷重を受ける割合が多い。外側コンパートメントは，外側半月に膝窩筋腱溝が存在するため遊びが存在する。これら膝の静的支持機構は，筋による動的支持機構にて誘導され，保護されている。

　PF関節とFT関節の代表的疾患の病態を振り返ってみることで，理学療法を行ううえでの考える土俵を提供したい。

変形性膝関節症

▶軟骨の役割

膝OA：
knee osteoarthritis

　変形性膝関節症（膝OA）は，軟骨の変性，摩耗を基本的な病因とする疾患である。軟骨の役割は2つある。

　①膝運動時の関節面の摩擦を少なくして，円滑に運動を起こさせる。そのため，関節は極めて優れた潤滑を有する。関節軟骨同士が滑る際の摩擦係数は0.006前後である。ちなみにスケート靴のブレードが氷の上を滑る場合の摩擦係数は0.06で，一桁も違うのである。

　②荷重時の衝撃力を吸収して，歩行や動作遂行時の負担を少なくする。軟骨細胞を囲む軟骨の基質には，多数のコラーゲン線維が存在する。糖であるコンドロイチン硫酸やヘパラン硫酸の鎖が細長いタンパク質に絡み合い，巨大分子のアグリカンとなって，コラーゲン線維の間隙に存在する。アグリカンはマイナスに帯電するため，超微細多孔性構造のフィルターを通して，ナトリウムイオンや水分子が軟骨基質に移動する。そのため，軟骨基質は強固な水枕のような構造となる。水を吸ったスポンジを，手で押さえると水が滲み出し，手を離すと水を取り込むように，水を出し入れすることで，荷重時の衝撃を緩和する（図1）。

膝の軟骨は200kg/cm²の負荷に耐えうる。膝蓋軟骨は3〜5mmの厚さがあり，関節軟骨のなかで最も厚い。60kgの人の場合，立ち上がる際に，膝蓋骨の軟骨に体重の7倍の420kgという大きな応力が作用する。しかし，軟骨にこれほどの圧が長く作用し続けると，軟骨の細胞は壊死に陥いる危険性を有するが，実際は膝屈曲角度を変えることで，大腿骨との接触部分を移動させ，持続する過度の負荷から免れている。軟骨には痛覚を伝達する神経はないが，軟骨下骨に侵害受容器があり痛みを伝達させている。軟骨に変化が起こると，伝達される応力には歪みが生じ，骨が痛みを発して警告する。

▶加齢の影響

このような膝の優れた軟骨も，加齢に従って変性が進み，膝OAが発症する。関節包などの軟部組織の粘弾性は低下し，安全弁としての関節の遊びが綻び出す。代償機能として，骨棘が援軍として形成され，膝の柔軟性がさらに減じていく。軟部組織のメカノレセプターの機能が低下し，固有関節覚やバランス能が低下する。その結果，膝への負荷がさらに増大し，影響は他関節へ及ぶ。一旦膝が悪くなると，女性の場合，健側である膝も2年後に3割，11年後には9割が罹患すると報告されている[1]。

一旦，軟骨が摩耗し出すと，潤滑や水枕の機能も低下して，軟骨の摩耗が加速する（**図2**）。年間0.06〜0.6mm磨り減るといわれる[2]。単純X線での進行度合いを示す分類として，Kellgren-Lawrence分類（**図2**）が使用される。しかしながら関節鏡でみると，この分類のⅠ度でも軟骨の摩耗が存在する例があり，X線所見よりも実際の軟骨摩耗が先行することを念頭に置く必要がある。

進行要因は，軟骨変性，荷重負荷，軟骨外傷，半月損傷，O脚，肥満，靱帯損傷，骨折などによる過度の内反や外反変形，筋機能低下，過度の外部膝関節内転モーメント（KAM）などである。膝の内側には，O脚にさせようという力であるKAMが作用する。膝に異常がない高齢者に比べて，膝OAではKAMが増加する。KAMが1％増加すると，膝OAの進行リスクは6.46倍高くなる[3]。進行を防ぎ，症状軽減のためには，KAMを減少させることも有力な方法である。

KAM：
external knee adduction moment

図1　軟骨の荷重緩和作用

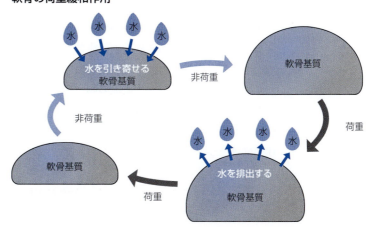

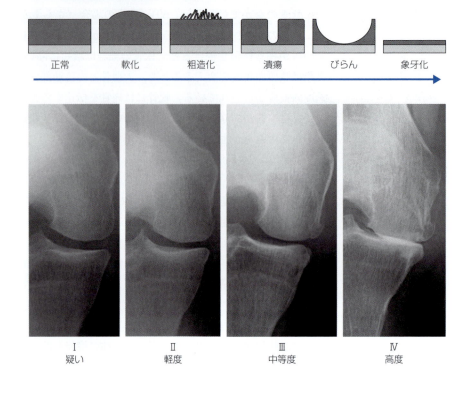

図2 軟骨病変の進行過程とKellgren-Lawrence分類

正常　軟化　粗造化　潰瘍　びらん　象牙化

Ⅰ 疑い　Ⅱ 軽度　Ⅲ 中等度　Ⅳ 高度

前十字靱帯損傷

ACL：
anterior cruciate ligament

　前十字靱帯（ACL）は，膝の前後運動，回旋運動を制御し，膝最終伸展時の外旋を誘導する。ACL損傷時，大腿骨に対して脛骨外側顆が内旋し前方へ亜脱臼する。これを再現したのが，診察のLachmanサインやpivot shift 現象である。ACLはほとんどの場合，大腿骨付着部近傍で損傷する（図3）。その際，大腿骨外側顆中央と脛骨外側顆後方が強い剪断力を受け，MRIでは骨挫傷として描出される（図4）。同じ理由で，外側半月後節に縦断裂や横断裂が生じるが，これは自然治癒しやすい。損傷が高度な場合は，大腿骨外側顆が限局的に陥凹し，単純X線画像でも確認できる。さらに，脛骨外側顆の剝離骨折がまれに合併する（スゴン骨折：Segond fracture）。

　ACLは損傷されると，側副靱帯と異なり治癒しにくく，急速に退縮する傾向をもつ。一方で，ある程度の治癒能も認められていて，治癒能を引き出す保護的早期運動療法[4]や，ACL遺残組織（レムナント）を利用した再建法も提案されている。

　ACL損傷の受傷機序も特異的である。膝の他の靱帯損傷が接触性損傷が多いのに対して，女性の場合のACL損傷では大部分が非接触性損傷である。具体的には，ジャンプ着地時，ランニングなどの急激な減速時，膝を軸足として速い動作での方向転換時の膝外反，とっさに膝を踏み込んだ際などに，膝が不安定になり制御できずに損傷する。女性が非接触性損傷でACLを損傷する要因について，解剖学や筋力，神経生理学，運動学といった多数の視点で検討さ

図3 ACL 大腿付着部近傍の損傷

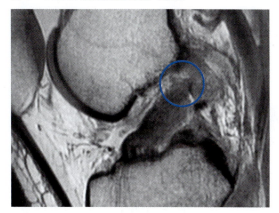

図4 大腿骨外側顆と脛骨外側顆に剪断力が作用する

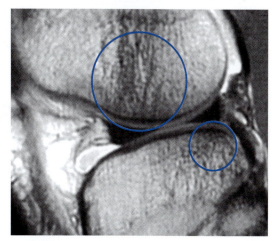

れてきた。例えば，女性は着地時の膝屈曲角度が浅く外反位を取りやすい，排卵期において上昇するエストロゲンが膝剛性を低下させる，神経運動器協調能の低下などである。

　ACL機能不全の状態で，不意な膝伸展位でのジャンプ着地が起こった場合，前方変位を制御する二次的制動組織である内側半月が抵抗しきれなくなると，内側半月が損傷する。高度な場合は嵌頓症状を引き起こし，膝伸展が阻害される。

　以上の病態を考慮して，予防トレーニングや再損傷予防のためのトレーニングが提案されている。

半月損傷

▶半月の役割

　半月(板)は荷重を分散し膝の潤滑を助ける。荷重の伝達を担う内側コンパートメントにおいて，内側半月は負荷の50％を受けもつ重要な役を担う。一方，外側コンパートメントの骨形態は，大腿骨外側顆凸に対して脛骨外側顆凸のため，外側半月は接触面積を増加させるうえで大切である。

　半月は生力学的作用(荷重伝達，屈曲回旋誘導，静的安定化)のほかに，神経生理学的役割も有する。半月周縁部以外の実質部にも，ルフィニ終末，ゴルジ・マツォニ小体，パチニ小体，ゴルジ靱帯終末などのメカノレセプターが多数存在する。この力学受容器は，半月に加わる緊張度合いを認知し，外側半月に対する膝窩筋，内側半月に対する半膜様筋の活動を調整する(図5)。

　半月実質部は血流がないが，周縁滑膜には豊富な血流が存在する。King[5]はイヌの半月で，実質内に留まり周縁滑膜と連続しない断裂の治癒は困難であるが，周縁滑膜と連続した断裂は滑膜由来の細胞により治癒に導かれることを示した。一方，滑液による半月への栄養移行も示唆されている。

図5 半月制動筋は膝屈曲時に半月を後方へ牽引する

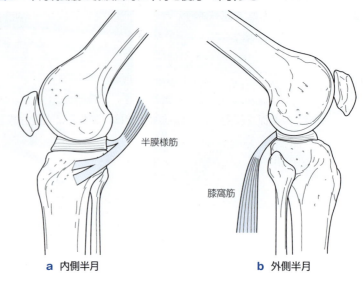

a 内側半月　　　b 外側半月

▶円板状半月

　円板状半月はまれな半月形態であるが，愁訴を訴えることは少なくない。そのため，外側半月損傷で手術を受ける患者の3～4割が円板状半月である。外側に存在し，内側に存在することは極めてまれである。主な症状は，膝の引っ掛かり感，嵌頓症状で，10歳以下で膝伸展制限をきたす疾患として，まずは円板状半月の損傷を考える。嵌頓症状をきたす他の半月疾患には，ACL損傷に伴う内側半月損傷，外側半月の過剰移動半月（hypermobile meniscus）が挙げられる。

▶中高年の半月損傷

　中高年者の内側半月損傷では，従来，水平断裂が多いとされてきたが，近年の報告では，臨床的に疼痛を起こす最たるものは後角損傷である。九州労災病院で手術した50歳以上の内側半月損傷において，横断裂は約73％を占め，さらにそのうちの75％が後角損傷である。これは50歳以上の内側半月損傷の手術例で，2人に1人が後角損傷であることを示し，いかに頻度が高いかを物語っている[6]。後角損傷の発症の仕方は特徴的である。些細な動作（朝起床時に立ち上がろうとした，バスの座席から立ち上がった，横断歩道をやや早めに歩こうとした，散歩中に犬に引っ張られた，自転車から降りようと足を着いた）で激痛が起こり，歩行困難を起こす。問診によるvisual analogue scaleで満点に近い痛みを起こしていれば，内側半月の後角損傷を念頭に置く必要がある[7]。

膝伸展機構障害

　膝伸展機構は，大腿四頭筋，膝蓋骨，膝蓋腱からなる。膝伸展力は，大腿四頭筋が膝蓋骨・膝蓋腱を介して，脛骨に作用することで発揮される。この複合体を膝伸展機構と称する。膝蓋骨は，膝の屈伸中心軸と伸展機構の距離を大き

くして，膝伸展の作用効率を5割ほど高める．膝蓋骨に付着する内側広筋斜頭は，膝の外旋運動を制御し，大腿骨膝蓋面に対して膝蓋骨を中心位に保持させ，膝伸展時に膝を内反位に安定化させる．

▶膝蓋骨脱臼

膝蓋骨は，内側と外側に作用する牽引力が互いに均衡を保ちながら，大腿骨膝蓋面を移動する．屈曲初期では，膝蓋骨は大腿骨膝蓋面の凹面に十分に接しておらず不安定な状態にある．膝蓋骨に作用する力が不均衡に作用し続けると，過剰外側圧症候群（excessive lateral pressure syndrome）や膝蓋骨亜脱臼症候群が起こり，場合によっては膝蓋大腿関節症まで進展する．膝蓋骨脱臼は，膝屈曲角度にかかわらず脱臼した状態の恒久性膝蓋骨脱臼，一定の角度で脱臼位を取る習慣性膝蓋骨脱臼，不意の状況下で脱臼する反復性膝蓋骨脱臼に分類される．一旦脱臼すると，内側膝蓋大腿靱帯が損傷するため再脱臼の素地となる．

反復性膝蓋骨脱臼の要因として，全身関節弛緩，Wiberg Ⅲ型やハンターキャップといった内側関節面が狭く急峻な膝蓋骨形状，大腿骨膝蓋面形成不全，膝蓋骨高位が挙げられる．これらの素因を有する膝が，不意の外力で外反膝を取ると，膝蓋骨は容易に外側に脱臼する．膝蓋骨を外側に圧迫しながら膝を屈曲させると，膝蓋骨が脱臼しそうな不安感を訴える（apprehension test）．

▶有痛性分裂膝蓋骨

分裂膝蓋骨の成因として，伸展機構の副骨化核への過度張力による癒合不全が有力である．Saupeの3分類（図6）では，膝蓋骨上外側の斜方の分裂であるⅢ型の出現頻度が，75％と最も高い．疼痛の発生機序として，過度牽引力作用による分裂部の軟骨結合の異常可動性が挙げられる．治療の対象になるのは，疼痛を有する有痛性の分裂膝蓋骨のみである．

▶Osgood-Schlatter病

脛骨粗面の過度張力による癒合不全である．過度張力の原因は，膝の酷使（overuse）である．単純X線画像で副骨化核が遊離骨として存在する場合の過度の運動は，膝蓋腱張力が遊離骨に刺激を与えるため，保存療法での疼痛改善には限界がある場合がある．

図6 Saupe分類

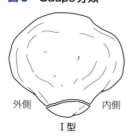
Ⅰ型

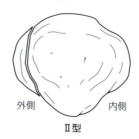
Ⅱ型

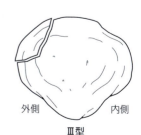
Ⅲ型

▶棚障害

　PF関節での内側滑膜ヒダの障害であるが，頻度は極めて少ない．鏡視所見での榊原分類（表1）のD型（開窓型）は，有症状になることがある．

大腿骨内側顆特発性骨壊死

　Ahlbackら[8]が報告して以来，大腿骨内側顆特発性骨壊死（膝骨壊死）は特発性と冠して呼称（spontaneous osteonecrosis of the knee）されてきた．しかし，関節鏡やMRIでの診断方法の向上により，膝骨壊死の多くに内側半月損傷，それも多くは横断裂が合併することが判明した（Memo参照）[9]．膝骨壊死発症時の激しい痛みは，膝骨壊死を特徴付けるとされてきたが，この激痛こそが内側半月横断裂が合併していることを強く示唆している．

　横断裂では他の断裂型に比較して，半月の環状ストレス緩和機構[10]が機能せず，軟骨下骨に多大な応力が集中する（図7）．特に後角横断裂では，3mm以上の半月の辺縁脱が多く，環状張力を生み出せない．さらに内側の接触面積が20％減少し，最大接触圧が24％増加する[11]．過度の応力を適切に分散できない例では膝骨壊死様所見が出現し，その内の一部が単純X線画像でもとらえられる典型的な膝骨壊死に進展していくと考えられる．

　膝骨壊死の病因として，病理組織学的研究から，壊死というよりも軟骨下脆弱性骨折の可能性が示されている[12]．MRIでの膝骨壊死様所見も，力学的ストレス異常作用による軟骨下脆弱性骨折を表している可能性も考えられる．しかし，発症時の高度疼痛発現に関しては，軟骨下脆弱性骨折そのものよりも内側半月横断裂のためと考える．その理由は，激痛を呈する内側半月横断裂すべ

表1　棚の榊原分類

A型	内側関節壁の索状隆起
B型	大腿骨内側顆前面を覆わない狭い棚
C型	大腿骨内側顆前面を覆う広い棚
D型	遊離縁と付着縁の間に孔が存在する棚

Memo　膝骨壊死における内側半月損傷合併率

表2　膝骨壊死における内側半月損傷合併率

報告者	内側半月損傷合併率	断裂例での横断裂率	後角断裂率
Ahlbäck, et al(1968)	42.9％(14膝中6膝)	100％	記載なし
Norman, et al(1978)	77.8％(27膝中21膝)	断裂型記載なし	
Björkengen, et al(1990)	56.3％(16膝中9膝)	断裂型記載なし	
川村，ほか(1993)	44.8％(29膝中13膝)	(弁状100％)	記載なし
Valenti, et al(1998)	53.3％(15膝中8膝)	断裂型記載なし	
Yao, et al(2004)	76％(25膝中19膝)	68％	41％
井原，ほか(2005)	80.6％(72膝中58膝)	100％	49％
Robertson, et al(2009)	80％(30膝中24膝)	100％	100％

てに膝骨壊死様所見が出現するわけではないからである。半月損傷が存在しない例に限って，特発性と冠すべきであろう。

図7 半月のhoop stress（環状張力）が接触圧を分散する

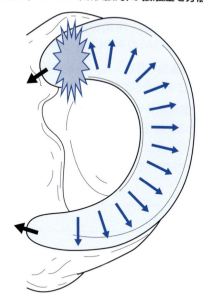

機能解剖を重視する
　膝の静的組織を保護するために，動的組織である神経運動器協調機能への理解が大切である。そのため機能解剖を考慮することが，臨床においては不可欠である。

文献

1) Sharma L : Local factors in osteoarthritis. Curr Opin Rheumatol, 13 : 441-446, 2001.
2) Muzzuca SA, et al : Is conventional radiography suitable for evaliation of a disease-modifying drug in patients with knee osteoarthritis ? Osteoarthritis Cartilage, 5 : 217-226, 1997.
3) Miyazaki T, et al : Dynamic load at baseline can predict radiographic disease progression in medial compartment knee osteoarthritis. Ann Rheum Dis, 61 : 617-622, 2002.
4) Ihara H, et al : Influence of age on healing capacity of acute tears of the anterior cruciate ligament on magnetic resonance imaging assessment. J Comput Assist Tomogr, 41 : 206-211, 2017.
5) King D : The healing of semilunar cartilage. J Bone Joint Surg, 18 : 333-342, 1936.
6) 末永英滋，ほか：中・高齢者における内側半月後角横断裂の頻度．整形と災害, 58 : 437-440, 2009.
7) 本山達夫：急性発症／急性憎悪を診断する．老いを内包する膝（井原秀俊 編），p42-48，全日本病院出版会，2010.
8) Ahlbach S, et al : Spontaneous osteonecrosis of the Knee. Arthritis Rheum, 11 : 705-733, 1968.
9) 井原秀俊，ほか：内側半月横断裂と骨壊死．別冊整形外科, 48 : 199-203, 2005.
10) Shrive NG, et al : Load-bearing in the knee joint. Clin Orthop Relat Res, 131 : 279-287, 1978.
11) Marzo JM, et al : Effects of medial meniscus posterior horn avulsion and repair on tibiofemoral contact area and peak contact pressure with clinical implications. Am J Sports Med, 37 : 124-129, 2009.
12) Yamamoto T, et al : Spontaneous osteonecrosis of the knee : the result of subchondral insufficiency fracture. J Bone Joint Surg, 82-A : 858-866, 2000.

II リスク管理と病期別マネジメント

2 手術特性を知る

Abstract
- 術後の適切な理学療法を行うためには，手術特性を知ることが重要である．ここでは前十字靱帯（ACL）損傷，変形性膝関節症（膝OA）の手術について解説する．
- ACL再建術後では，移植腱の種類・固定方法，移植腱の成熟過程を考慮することで除負荷・過負荷にならないよう術後理学療法を行うことが重要である．
- 膝関節デブリードマン，膝関節周囲骨切り術（AKO），人工膝関節置換術後の膝OAの理学療法に対しては，術後の膝関節機能の改善を目指し，その術式が選択されるに至った患者の状態・ニーズやその術式の特性を考慮し，行うことが重要である．

ACL：
anterior cruciate ligament

膝OA：
knee osteoarthritis

AKO：
around knee osteotomy

はじめに

　膝関節疾患は，変性疾患，炎症性疾患，外傷性疾患，先天性疾患など多岐にわたる．その治療において，手術が必要となる場合は少なくないが，その術後の膝機能再建のためには，手術のみでなく，術後の適切な理学療法が重要となる．

　膝関節疾患の術後理学療法を適切に行っていくためには，手術の特性を知り，リスク管理を行いつつ機能障害の改善および機能の向上が求められる．そこで，膝関節疾患の術後理学療法を行ううえで，リスク管理や膝関節を含めた下肢機能改善のために知っておくべき手術特性について，代表的疾患であるACL損傷，膝OAを中心に解説する．

膝前十字靱帯（ACL）損傷

　ACL損傷は，膝における外傷性疾患の一つであり，スポーツにて発生することが多い．ACL損傷を放置することにより，スポーツ活動の障害になるだけでなく，関節軟骨や半月板損傷の傷害を併発し，将来的に膝OAへ移行することがわかっている．そのためスポーツ活動への復帰，膝関節不安定症状の改善，膝OAの予防目的に，アクティビティーの高い比較的若い患者には，治療として手術が望ましい．

　手術は，元のACLの大腿骨・脛骨付着部に解剖学的に正確に骨孔を作成し，移植腱を誘導・固定することで，ACLを再建することにより，その機能を再度獲得することを目指す，ACL再建術である．移植された再建靱帯は時間をかけて成熟し，骨孔内で癒合し本来のACLの機能を獲得することになる．安田は，ACL再建術の本質は，「セルフリー再生術」であるとしている[1]．移植された自家腱が，外来性未分化間葉系細胞により再生，再構築されることにより，元のACLと同様の機能を獲得するからである．これらを考慮すると，ACL再建術の術後理学療法のリスク管理・機能改善を考えるうえで，重要となる手術

手術特性を知る

特性としては，①移植腱の種類・固定方法，②移植腱の骨孔内での癒合・成熟過程である。

▶移植腱の種類・固定方法（図1）

移植腱の種類としては，自家腱，同種腱，人工靱帯があるが（**Memo**参照），現在，主に使用されているのは自家腱の骨付き膝蓋腱（BTB），ハムストリング腱（STG）である。

BTBは移植腱の破断強度がSTGに比べて強く，正常ACLよりも高い[2,4]。BTBでは，骨孔の作成・移植腱の誘導する方法により，ACL内線維配列を模倣した再建術とすることができ，骨孔壁と移植腱との間の無駄な空隙を最小化することができる[5]。STGでは，多重折りにすることで強度を補うことが可能[4]でさらに，1重束，2重束，3重束とそれぞれACLの解剖学的な形態を考慮し再建靱帯を作成可能である。

それぞれに共通し，重要となる点は，骨孔の作成部位をACLの解剖学的付着部に作成することである。また，固定方法には，interference screwによる移植腱の骨孔内でのスクリュー固定，Endobutton®やTightRope®などの金属製のボタンと強剛糸を利用し移植腱を固定する方法，ステープルやポストスクリューと強剛糸を利用する固定法がある。いずれも個々の固定強度の違いはあるが臨床成績に影響は及ぼさないとされている[6]。固定時に初期張力を適度に与え，術中にACLが除負荷および過負荷にならないように，また術後理学療

BTB：
bone patellar bone

STG：
semitendinosus
gracilis

図1 ACL再建術模式図

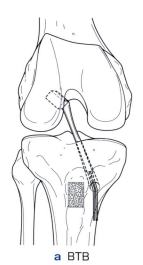 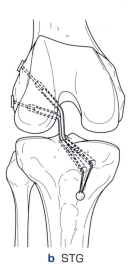

a BTB   **b** STG

Memo ACL再建術での移植腱の種類

- **自家腱**：患者自身の組織による移植材料。免疫反応や異物反応の危惧がなく，移植に際して治癒や成熟が早いと考えられている。採取部位の愁訴や筋力低下の問題がある。
- **同種腱**：新鮮凍結同種腱。採取部位の侵襲がない点が利点であるが，感染症，拒絶反応，治癒の遅れが危惧されるが，比較的良好な手術成績が報告されている[7]。
- **人工靱帯**：同種腱同様に採取部位の侵襲がない点が利点であるが，関節不安定症や関節症性変化を高率に合併するため最近ではほとんど使用されていない。近年では組織工学の発展により，新しい素材の人工靱帯も開発されており，今後の成績に注目が必要である。

法の過程においても除負荷および過負荷にならないように考慮することは重要である。

▶移植腱の骨孔内での癒合・成熟過程

移植腱の骨孔内での癒合形態は，BTBでは骨孔と移植腱の癒合が，骨と骨の間（bone to bone）の癒合でありdirect typeとされ，STGでは骨と腱（tendon to bone）との間の癒合でindirect typeとされる。direct typeの癒合では，骨と骨の間に骨癒合過程が生じ，術後6〜12週で結合が強固となる。indirect typeでは，骨と腱の間で，Ⅲ型コラーゲンからなるsharpey線維により癒合し，術後12週で結合が強固となる[1]。関節内移植腱の治癒過程は，術後2週で壊死過程が始まると同時に，滑膜や骨髄由来の未分化な外来性細胞の侵入による血管再生から治癒過程が始まる。移植腱の分解と再生により移植腱は関節内で成熟していくが，その過程は1年以上を要すると考えられている。この術後2週以降の治癒過程において，移植腱に除負荷・過負荷の状態を与えると，移植腱の劣化を引き起こす可能性がある。必要のない膝関節の長期の固定，過度の負荷には注意を要する。

変形性膝関節症（膝OA）

QOL：
quality of life

膝OAの病態は，軟骨の変性により起こるとされる。それにアライメント異常，半月板構造の破綻などの膝関節構造の変化が加わり，膝OAが進行する。膝OAが進行すると膝関節の疼痛，腫脹，機能障害が起こり，歩行に支障をきたし，QOLが低下することになる。現在，主に膝OAに対して行われている手術としては，①鏡視下デブリードマン，②膝関節周囲骨切り術，③人工膝関節置換術がある。膝OAの手術療法としては，単純X線画像上の病態の進行度，変性の程度のみならず患者の年齢や活動性，さらに患者のニーズを考え，手術の方法を選択することが重要である。われわれは，健康寿命の延伸のためにも，膝OAの進行予防を考慮した治療が重要と考えている。最近，アライメント異常の存在する膝OAに対する膝関節周囲骨切り術が，患者の膝関節の機能を改善・温存できる可能性があり注目されている（**Clinical Hint**参照）。

▶鏡視下デブリードマン

変性した膝関節軟骨の除去，骨棘切除，断裂した半月板の処置，関節滑膜切除を関節鏡視下で行う。低侵襲で簡便であり，術後復帰も早いという利点がある。しかし，プラセボや理学療法と比べて，短期的には疼痛が緩和しても長期的には差は認めないという報告が多く，効果は限定的である[7]。ただし，保存

Clinical Hint

膝OAとアライメント

膝OAの発症・進行には年齢，性別，遺伝的要因，体重，筋力，アライメント，外傷などさまざまな要因が関与する。そのなかでもアライメント異常は手術により改善することができる。

治療では改善されない半月板損傷・軟骨フラップに伴うキャッチング症状に対しては，鏡視下半月板切除が有用である。

▶膝関節周囲骨切り術(AKO)

　膝OAの発症・悪化には，下肢アライメント異常が関係している。つまり，下肢アライメント異常があると，下肢荷重軸が正常範囲より内側あるいは外側寄りに逸脱し，膝関節の内側または外側に荷重ストレスが集中することによって，軟骨変性・摩耗を助長し，膝OAが発症・悪化すると考えられている。AKOでは，大腿骨，脛骨のどこに変形があるかを見極め，その変形部位に対するアライメント矯正を行うことにより，下肢荷重軸を調整し，膝OAの症状緩和，進行の予防を行う手術である。AKOの術後理学療法のリスク管理・機能改善を考えるうえで，重要となる手術特性としては，①手術の方法，②術後の荷重開始時期・骨癒合時期，③術中術後のヒンジ骨折の有無である。

●AKOの方法

　AKOは膝周囲の大腿骨遠位，脛骨近位に変形中心がある場合に行う。さまざまな方法（次ページのMemo参照）があり，方法選択には，アライメント異常の原因部位・変形中心，矯正角度，患者の年齢，活動性を考慮し行う。変形中心が大腿骨，脛骨の両方にある場合や矯正角度の大きさにより，それぞれの骨切りの限界があり，大腿骨，脛骨の両方で行うこともある。また，喫煙，骨粗鬆症，糖尿病などのある患者については，骨癒合に有利かどうかを考慮し手術方法を選択する。骨切り術を行い，矯正角度を維持するために，プレートやスクリューなどのインスツルメントの使用が必要である。

●術後の荷重開始時期・骨癒合時期

　術後の荷重開始時期は，骨切り術の方法により異なるが，インスツルメントの改良により術後の荷重開始時期も術後翌日〜2週と早期より行うことが可能である。骨癒合開始時期は手術方法によってさまざまだが最も広く行われているOWHTOにおいては，術後12週頃という報告が多い。われわれはこのOWHTO後の骨開大部に，HTOの適応となる患者に多く存在する骨棘を関節鏡にて採取し移植する自家骨棘移植を開発し，骨癒合開始時期の短縮に有効であると報告した[9]（図2）。

> **Memo** 骨切り術のさまざまな方法
>
> AKOには近位脛骨骨切り術（high tibial osteotomy：HTO），大腿骨遠位骨切り術（distal femoral osteotomy：DFO）がある。さらにそれぞれに下記の方法などがある（表1）。

表1 AKOの方法

①open wedge HTO (OWHTO)	②closed wedge HTO (CWHTO)	③hybrid HTO
脛骨近位内側より脛骨粗面近位で骨切りし，外反し骨切り部を開大する方法。荷重軸を内側より外側へ誘導する。最も広く行われている。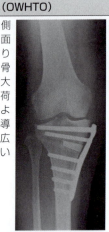	脛骨近位外側より楔状骨片を切り取り，外反し骨切り部を閉じる方法。荷重軸を内側より外側へ誘導する。腓骨の骨切りも必要である。骨切り部が接触するため，骨癒合には有利であると考えられている。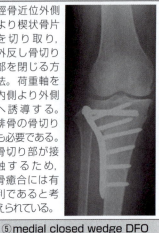	内側を開大するOWHTO，外側を閉じるCWHTOの両方を行う手術であり，荷重軸を内側より外側へ移動する。骨切除量が少なく，脚長差も出にくい手術であり，膝蓋大腿関節の圧力も軽減する。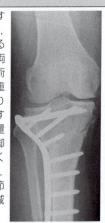
④tibial condyle valgus osteotomy(TCVO)	⑤medial closed wedge DFO (MCWDFO)	⑥lateral closed wedge DFO (LCWDFO)
脛骨顆外反骨切り術。近位脛骨内顆の骨切りと下腿外反により，荷重軸を外側へと誘導する。内側関節面の落ち込みがある場合によい適応となる。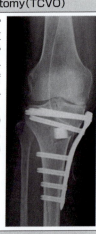	大腿骨遠位内側より楔状骨片を切り取り，内反し骨切り部を閉じる方法。荷重軸を外側より内側へ誘導する。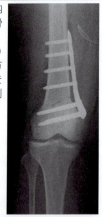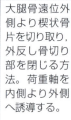	大腿骨遠位外側より楔状骨片を切り取り，外反し骨切り部を閉じる方法。荷重軸を内側より外側へ誘導する。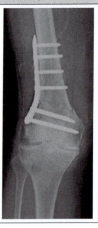
⑦medial open wedge DFO (MOWDFO)	⑧double level osteotomy (DLO)	
大腿骨遠位内側より骨切りし，外反し骨切り部を開大する方法。荷重軸を内側より外側へ誘導する。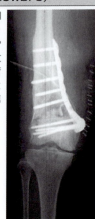	脛骨近位，大腿骨遠位の両方で骨切り術を行う。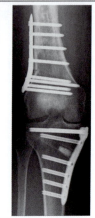	

図2 骨棘移植の有無による骨切り部の癒合の違い（CT画像）

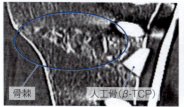
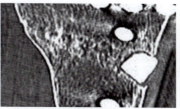
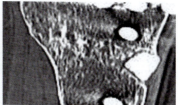

術後4週　　　　　　　　　術後8週　　　　　　　　　術後12週
a 骨棘移植あり（60歳，女性）

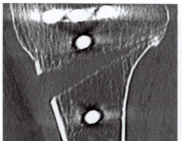
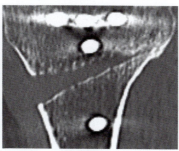
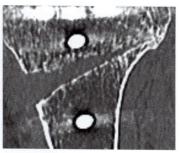

術後4週　　　　　　　　　術後8週　　　　　　　　　術後12週
b 骨棘移植なし

骨棘移植ありと骨棘移植なしの骨切り部の癒合の違いを比較すると，骨棘移植ありの癒合が早い．
（**a**：秋山武徳，仲村俊介：早期骨癒合が期待できる自家骨棘移植を併用したオープンウェッジ高位脛骨骨切り術．別冊整形外科，No.68 整形外科領域における移植医療（大川　淳 編），p141，南江堂，2015．より許諾を得て抜粋し転載）

● **術中術後ヒンジ骨折の合併**

　骨切り術の合併症で注意すべきものの一つとして，ヒンジ部（**Memo**）における骨折がある．矯正部を開大する手術であるOWHTOでは，25％～30.4％[10,11]に骨折を合併すると報告されている．術中にヒンジ部に骨折が起こると，骨折のタイプによってはインスツルメントの追加や，荷重開始時期を遅らせるなどの対応が必要な場合がある．また，術後に起こると骨切り部の偽関節や矯正角度の損失の原因となることがあり，追加の手術が必要になることがある．理学療法を行っていくうえでは，骨切り部，特にヒンジ部での疼痛の発現増強があるかどうかを確認しながら理学療法を進めていくことが重要である．

> **Memo　ヒンジ部**
> 　AKOをする際に，骨切りし，外反，内反する回転中心部であり，骨連続性のある部位である．その部位より通常骨癒合が始まり，ヒンジ部の連続性が失われると骨癒合に不利となり，また骨切り部の安定性が失われることとなる．

▶人工膝関節置換術(図3)

　人工膝関節全置換術(TKA)は，末期の膝OAに対する確立された手術である。早期の退院も可能であり，手術の成績も安定している。問題点としては，関節の骨軟骨を温存できない点，ACL・後十字靱帯(PCL)を犠牲にするために，正常な膝関節の運動が再現できず，スポーツ動作や正座などで支障をきたし，患者満足度が人工股関節全置換術(THA)に比べ低い。

　しかし，現在では，膝関節の内外側に限局したアライメント異常の少ない膝OAであれば，人工膝関節単顆片側置換術(UKA)が適応になり，PCLを温存したcruciate retaining typeや，ACL，PCLを温存した内外側同時UKA[12]などのさまざまな手技も報告がある。人工関節置換術においても手術の方法や種類を考慮し人工関節に過負荷がかかり，ゆるみの原因とならないように注意して行うことが重要である。

TKA：
total knee arthroplasty

PCL：
posterior cruciate ligament

THA：
total hip arthroplasty

UKA：
unicompartmental knee arthroplasty

図3　人工膝関節全置換術前・術後

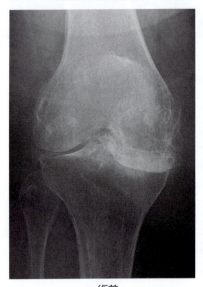
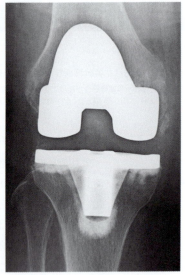

a　術前
内外側関節裂隙の重度の狭窄を認め，末期の膝OAと診断。

b　術後
内外側の末期膝OAであり，TKAを施行した。

文献

1) 安田和則：膝前十字靱帯再建術の生物学とバイオメカニクス. 日整会誌, 91(1)：55-65, 2017.
2) Woo SL, et al：Tensile properties of the human femur-anterior cruciate ligament-tibia complex：The effect of specimen age and orientation. Am J Sports Med, 19(3)：217-225, 1991.
3) Cooper DE, et al：The strength of the central third patellar tendon graft. A biomechanical Study, Am J Sports Med, 21(6)：818-824, 1993.
4) Hammer DL, et al：Hamstring tendon grafts for reconstruction of the anterior cruciate ligament：biomechanical evaluation of the use of multiple strands and tensioning techniques. J Bone Joint Surg, 81(4)：549-557, 1999.
5) 史野根生：前十字靱帯損傷に対する再建術-膝蓋腱を用いた解剖学的長方形骨孔再建術. 膝靱帯手術のすべて, 第1版(越智光夫 編集)：p136-146, メジカルビュー社, 2013.
6) 日本整形外科学会診療ガイドライン委員会, ほか：前十字靱帯(ACL)損傷診療ガイドライン2012, 改訂第2版(日本整形外科学会, ほか 監修)：p113-114, 南江堂, 2012.
7) 日本整形外科学会診療ガイドライン委員会, ほか：前十字靱帯(ACL)損傷診療ガイドライン2012, 改訂第2版(日本整形外科学会, ほか 監修)：p129-132, 南江堂, 2012.
8) Brignardello-Peterson R, et al：Knee arthroscopy versus coservative management in patients with degenerative knee disease：a systematic review. BMJ Open, 7(5)：e016114, 2017.
9) Akiyama T, et al：Autologous Osteophyte Grafting for Open-Wedge High Tibial Osteotomy. Arthrosc Tech, 5(5)：e989-e995, 2016.
10) Takeuchi R, et al：Fracture around the lateral cortical hinge after a medial opening-wedge high tibial osteotomy：a new clasfication of lateral hinge fracture. Arthroscopy, 28(1)：85-94, 2012.
11) Dexel J, et al：Open-wedge high tibial osteotomy：incidence of lateral cortex fractures and influence of fixation device on osteotomy healing. Knee Surg Sports Traumatol Arthrosc, 25(3)：832-837, 2017.
12) 真柴 賛：Medial and lateral unicompartmental knee arthroplastyの適応・手技と短期成績. 別冊整形外科, 67：p155-160, 2015.

Ⅱ リスク管理と病期別マネジメント

3 病期別マネジメント

Abstract
- 適切に関節機能の改善を導くには，病態や病期といった医学的情報・判断が重要である。
- 急性期は医学的情報を重要視し，構造の破綻や損傷部位の回復過程を阻害しない対応が求められる。この時期の対応に問題があると，のちに慢性疼痛へ移行することになるので注意を要する。
- 機能的問題に対して積極的に改善を図る場合は，メカニカルストレスに着目することが重要である。

病態評価と機能評価

　適切な理学療法を提供することの必須条件の1つは，病期の判断である。病期の誤った判断は，症状のみならず病態の悪化や構造の破綻を招くことになる。病期の判断を行ううえで必要なのは，医学的情報である。具体的に，疾患の病態や症状の特徴，治療方針および方法（手術内容含む），組織の修復過程，予後といったことが挙げられる。医師から処方された内容を機械的に行うのではなく，こうした基本的な医学的情報を得ることによって，適切なタイミングで理学療法士が最も専門とする機能障害や能力障害に対して適切な対応の判断が可能となる[1]（図1）。

　山口[2]は，病態評価は，構造上の破綻の程度や病期などの把握であり，病態の生理学的回復過程に沿ってエビデンスをベースとして実施事項を明らかにするものであるとした。また，機能評価は，関節機能および身体全体の機能の現状を把握するもので，機能は普遍的でなく，構成される条件によって変化する点が病態評価と異なると述べている。さらに山口[3]は，疼痛の分類についても触れ，疼痛は，組織の損傷・炎症による疼痛と，機械的な刺激による疼痛（組織損傷・炎症につながる警告としての疼痛）とに分類できると述べている。

　疼痛の評価から，病態由来による疼痛の程度を把握することにより生理学的回復過程に準じリスク管理を重要とした対応を行うのか，現れている症状のう

図1　リスク管理の考え方

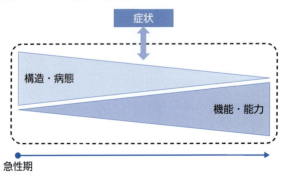

急性期においては，構造や病態と症状の関連を重視し，徐々に機能・能力と症状の関連を考えていく。

（文献1より引用）

ち機能的問題による疼痛への対応を図るのか，といった臨床判断を明確に決定することが必要である。ここでは，膝関節疾患における病期別の理学療法の考え方を述べる。

関節における病期別の理学療法の方針

▶急性期の対応

術後早期や受傷後もしくは急性発症早期，特に2日間は，疼痛をはじめ腫脹，熱感の炎症症状の鎮静化を図るために患部の保護に努める。この期間は装具などを使用し関節運動が生じないように保護し，さらに免荷が望ましい。その後は，ここで疾患や治療すべてを述べることはできないが，いずれにしても，医学的情報をしっかりと得ることが必要である。

一例を挙げる。本山は[4]，内側半月板後角断裂の特徴と治療について以下のように述べている。日常生活の些細な動作で発症することが多く，急激な強い疼痛を生じ夜間痛も伴うが，1〜2週間の安静で徐々に疼痛が軽減する場合が多く，その後1〜2カ月ほどで軽度の疼痛に改善する場合は保存療法を，1〜2カ月経っても中等度以上の疼痛の場合は関節鏡を施行する。関節鏡で断裂した断端が膝伸展位で接触する場合は，ラスピング（**Memo**参照）を行い，半月板の治癒を促す。そのため，断端部を接触させるために術後1週間は膝関節を伸展位に固定する。このような疾患の特徴から治療方針を理解することで，医師の指示の意味への理解へとつながり，同じ疾患で同じ急性期であっても症例に応じた個別対応が可能となる（**Clinical Hint**参照）。

医師の確認のうえ問題がなければ，早期に獲得したい機能としては，より早く楽に座位がとれるために膝関節が90°屈曲可能となることと，後々の屈曲拘縮残存を避けるために早期の伸展制限を解消することである。臨床場面において疼痛，腫脹，熱感の炎症症状により膝関節を軽度屈曲位に保持する傾向がある。膝関節を0，35，90，120°屈曲させた際の関節包の容量を比較した研究[5]において，35°屈曲位のときに関節包の容量が最も大きくなったと報告されていることから，膝関節を軽度屈曲位にすることで関節内圧を低くし，疼痛緩和

Memo ラスピング

断端部を人為的に出血させ，血液に含まれるフィブリンなどの成分により癒合を促す方法。

 Clinical Hint

急性期の状態の違いによる個別的対応の一例

疼痛のために患側膝関節を屈曲することが困難な症例において，車椅子などに移乗する際は，仮に下肢伸展自動挙上（SLR）が可能な場合は，膝関節を伸展位に保持し下肢を挙上したまま移乗を行う選択があるが，SLRが困難な場合は，着座の際に患側下肢を前方に位置させることで膝関節の屈曲が強いられることなく移乗を実施できる。

SLR：straight leg raising

を図っていると推測される。この肢位が長期的に保持されると，臨床的に膝関節の伸展制限や大腿四頭筋機能不全を招き，その改善に時間を要するとともに，歩行能力にも影響を及ぼしやすい。よって，可及的早期に安静時痛や熱感，腫脹の軽減・消失を図り，膝蓋骨の可動性の獲得，膝蓋下脂肪体の柔軟性獲得，大腿四頭筋収縮力の向上，ハムストリングスの緊張緩和に努める。

▶関節水腫が生じた場合の対応

　関節水腫が生じている場合への対応（患者教育）も重要である。関節水腫により，大腿四頭筋が特異的に萎縮し，速筋線維であるタイプⅡが選択的に萎縮するとの報告がある[6]。なかでも内側広筋の萎縮が著明であると報告されている[6,7]。関節水腫が存在すると，大腿四頭筋の活動を抑制することが報告されている[8]。これは，関節水腫により関節内圧が上がり，関節包に存在するメカノレセプターからの情報により筋活動が抑制された可能性が考えられる。すなわち，膝関節内において保護的作用が働いているとも解釈でき，関節水腫が存在する場合，特に急に関節水腫が生じた際には，患者に対して活動量に注意を払うように指導し，必要に応じて医師へ穿刺を打診する。また，このようなときは，積極的な大腿四頭筋の筋力運動は控えることが望ましいと思われる。

▶機能的問題と症状との関連が考えられる場合の対応

　急性期を脱し，機能・能力障害に着目できる時期や，身体の運動機能的問題が病態発症や症状に関連していると考えられる状態では，メカニカルストレスに着目して評価および理学療法を行う。このような時期・状態では，安静時痛や炎症症状が軽減・消失し，特定あるいは複数の運動や動作時に症状が出現する状態にある。症状に応じて，膝関節自体の機能とそれに関連する他部位からの影響とを考慮する必要がある。膝関節と他部位との関連については，運動連鎖の知識や力学的視点が有用である。運動連鎖についての詳細はここでは割愛するが，例えば骨盤が前傾すると，股関節は屈曲・内転・内旋，膝関節は伸展・外反・外旋，足関節は回内する。逆に骨盤が後傾すると，股関節は伸展・外転・外旋，膝関節は屈曲・内反・内旋，足関節は回外という連鎖が生じる。骨盤の矢状面運動である前後傾により，膝関節は矢状面（屈曲-伸展），前額面（内反-外反），さらに水平面（内旋-外旋）まで運動の影響を受けるのは興味深い。また，力学的には，身体重心の位置を観察することで膝関節に生じるモーメントが推測できる。身体重心位置の観察には久保ら[9]の報告が臨床上有用である。特に上半身質量中心位置の影響が大きい[10]。上半身質量中心位置は，第7～9胸椎に位置している[11]ことから，膝関節障害に対して胸郭機能に着目する意義がうかがえる。詳細はⅢ章に述べられているので，そちらを参照していただきたい。

▶慢性疼痛への対応

　慢性疼痛とは，慢性的な経過を辿る疼痛であり，組織学的には特別に明確な傷害がない場合や，傷害が回復した後も間欠的に疼痛を訴える場合があるもの

をいう。慢性疼痛の頻度としては，腰，肩，頸部，膝などが高いことがわかっている[12]。近年では慢性疼痛の研究が進み，運動器の慢性疼痛が発生・維持するメカニズムには，①バイオメカニカルなストレスや加齢に伴う骨関節組織の変性・破壊，炎症を誘発し侵害受容器を介した疼痛，②神経の機能的変化の問題，③精神・心理的問題，が挙げられている。そのため，生物学的対応のみならず社会心理学的対応も含めた包括的な対応が求められるようになってきた[13]（Clinical Hint参照）。

筆者は，膝関節に慢性的な疼痛を有する患者に対し，膝関節の機能に加えて，睡眠時間や環境因子などによる心理的問題とともに，さらにそれらの影響を受ける肩甲骨や胸郭の可動性に着目している。臨床的に，慢性的な膝関節痛を有する患者では，睡眠時間や睡眠の質の低下，精神的ストレスにより，心身の休

Clinical Hint

バイオメカニカルなストレスにより慢性疼痛に至った症例

筆者が経験した理学療法で難渋した症例について述べる。

症例は，仕事中に転倒し，他院で膝前十字靱帯（ACL）損傷の診断を受けた40代女性である。保存的に加療していたが，疼痛が残存し，さらに拘縮が進んだため，精査および拘縮改善目的に受傷から4カ月後に関節鏡が施行されている。関節内はACLの部分的な断裂以外に目立った所見はなく，その後，疼痛は改善され，早期から可動域運動，筋力運動が実施されている。筋力運動においては，重錘を使用していたとのことであった。しかし，徐々に再び疼痛が強くなり，自動伸展が不可の状態に陥り，筆者が所属していた前施設に紹介となり，筆者が担当することになった。

持参された他院でのMRIでは，明らかな異常所見を示し（図2），膝蓋下脂肪体の腫脹と圧痛および運動時痛が強い状態であり，複合性局所疼痛症候群（CRPS）の診断となった。エコーを用いた評価では，膝蓋腱の肥厚と膝蓋骨低位による膝蓋腱の弛みが認められた（図3）。その後，内服や物理療法，動作指導，徒手療法などを組み合わせながら，難渋しつつも筆者が担当してから約1年半でおおよその症状が改善するに至った。膝蓋下脂肪体は，疼痛閾値が低いことが示されており，関節鏡後早期からの積極的な運動療法がCRPSへ移行するきっかけとなったのではないかと筆者は考えている。

組織損傷や侵襲を受けた組織の回復過程を理解し，症状をしっかりと観察しながら適切なタイミングで理学療法を行わなければ，慢性的な疼痛を作り出しかねないことを痛感した症例であった。

図2 関節鏡後4カ月のMRI（他院で撮像）

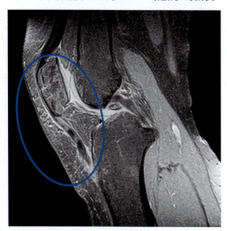

膝蓋骨には骨萎縮の所見があり，膝蓋腱にも異常信号が認められた。

図3 筆者担当開始時のエコー像

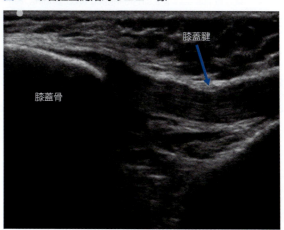

膝蓋骨が低位化し膝蓋腱の肥厚と緩みを認めた。

ACL：anterior cruciate ligament　　CRPS：complex reginonal pain syndrome

息が不十分な状態になっている印象がある。そのような結果，肩甲骨や胸郭の可動性低下を招いていると考えている。前述のように，胸郭機能は膝関節に力学的に影響を与える可能性がある。そのため，このような身体環境下では，もともと力学的ストレスの大きい膝関節にはさらにストレスが大きくなるのではないかと推測する。肩甲骨や胸郭の可動性を改善するセルフエクササイズや睡眠に影響を与える生活リズムの見直しを図ることを促し，症状の改善に至る場合も経験している。

おわりに

適切な時期に，適切な理学療法を行うためには，医学的情報を理解しておくことが必須である。たとえ素晴らしい徒手療法や運動療法であったとしても，不適切な時期に行えば，慢性的な疼痛を作り出すことになる。理学療法士が専門とする機能障害，能力障害に適切に対応するためには病期を理解し，適切な判断がなされることが求められる。

文献

1) 森口晃一：TKA後における歩行から捉えた評価と治療戦略. 極める変形性膝関節症の理学療法（斉藤秀之，ほか編），214-221，文光堂，2014.
2) 山口光國：病歴のとりかた・問診のポイント. 実践MOOK・理学療法プラクティス　肩関節運動機能障害　何を考え，どう対応するか（嶋田智明，ほか編），2-7，文光堂，2009.
3) 山口光國：肩の機能評価のエッセンス. 実践MOOK・理学療法プラクティス　肩関節運動機能障害　何を考え，どう対応するか（嶋田智明，ほか編），8-23，文光堂，2009.
4) 本山達男：急性発症／急性増悪を診断する. 老いを内包する膝（井原秀俊 編），42-48，全日本病院出版会，2010.
5) Burgaard P, et al：Rupture of the knee capsule from articular hyperpressure. Experiments in cadaver knees. Acta Orthop Scand, 59(6)：692-694, 1998.
6) Stokes M, et al：The contribution of reflex inhibition to arthrogenous muscle weakness. Clin Sci (Lond), 67(1)：7-14, 1984.
7) Torry MR, et al：Intra-articular knee joint effusion induces quadriceps avoidance gait patterns. Clin Biomech (Bristol, Avon), 15(3)：147-159, 2000.
8) Palmieri-Smith RM, et al：Quadriceps inhibition induced by an experimental knee joint effusion affects knee joint mechanics during a single-legged drop landing. Am J Sports Med, 35(8)：1269-1275, 2007.
9) 久保祐子，ほか：姿勢・動作分析における身体重心点の視覚的評価の検討. 理学療法学, 33(3)：112-117, 2006.
10) 斉藤 嵩，ほか：片脚立位動作の運動学, 運動力学的分析：体幹, 骨盤, 下肢三関節を含めた全身による検討. 臨床バイオメカニクス, 33：411-415, 2012.
11) 福井 勉：力学的平衡理論, 力学的平衡訓練. 整形外科理学療法の理論と技術（山嵜 勉 編），172-201，メジカルビュー社，1998.
12) Nakamura M, et al：Prevalence and characteristics of chronic musculoskeletal pain in Japan. J Orthop Sci, 16(4)：424-432, 2011.
13) 牛田享宏：運動器の慢性痛を考える-現状と展望-. Practice of Pain Manegment, 3(2)：16-19, 2012.

機能障害別マネジメント

A 局所を中心とした評価と理学療法
　　－障害の主要因をどのように評価し，どのような理学療法を行うか－

B 他部位からの影響の評価と理学療法
　　－影響発生源をどのように特定するか－

| III 機能障害別マネジメント | A 局所を中心とした評価と理学療法 －障害の主要因をどのように評価し，どのような理学療法を行うか－ |

1 膝関節の疼痛

Abstract
- 膝関節の疼痛の原因を考える際，構築学的因子と広義の神経科学的因子からとらえる必要がある。
- 疼痛の要因を識別していくためには，丁寧な問診と各種スクリーニングツールの活用が有効である。そこで得られた仮説に対して機能的検査を実施し，仮説の妥当性を検証する。
- 膝関節の疼痛に対する理学療法として，感覚的（器質的）側面と精神・心理社会的側面の両面からアプローチすべきである。

はじめに

膝関節の疼痛は外傷や疾病，加齢変化などに起因して生じる疾患が多数を占める。一般的に，医師は理学診断と並行して単純X線撮影やMRIなどの画像診断をもとに診断を下す。しかしながら，変形性膝関節症（膝OA）における structure-symptom discordance という概念[1,2]に代表されるように，痛みにつながる基礎病理は単純X線画像単独では識別できないことが明らかとなっている[3]。単純X線画像所見と膝痛の関連性を説明するには遺伝，感作，気分，対処，破滅化，社会的立場を含む個人の痛み体験を考慮する必要があるとしている[4]。これらより，痛みの因子を推察する場合には，構築学的な因子に加え神経科学的な因子からも痛みをとらえる必要性があることがうかがえる。

膝OA：
knee osteoarthritis

膝関節の疼痛因子の理解（学術的背景）

▶構築学的因子

正常膝関節においては，侵害受容器は関節軟骨と半月板の中央部以外のすべての関節内，関節周囲組織に存在する[5]。Dyeらは局所麻酔を用いて自らの膝関節内をプローブで強く圧迫して疼痛閾値をマッピングした。その結果，滑膜や膝蓋下脂肪体，膝蓋上嚢，靱帯付着部で強い痛みが感じられた。そのなかでも滑膜や膝蓋下脂肪体，膝蓋上嚢は痛みの部位が明瞭であったのに対し，靱帯付着部に関しては痛みの局在が不明瞭であったとしている（図1）[6]。Ikeuchiらは膝痛を有する膝OA患者の膝関節内にリドカインブロックを投与し，70％以上の痛みの軽減がみられた群を効果あり，50％以下の群を効果なしと定義した[7]。その結果，61％が有効であった一方，32％が無効であった。つまり，膝OA患者における膝痛においては関節内に起因する痛みと関節外に起因する痛みがあることを示唆している。本項では関節内の発痛部位として骨・関節軟骨，半月板，滑膜，関節外部位の発痛部位として関節包，滑液包・脂肪体，筋・腱，靱帯，神経に分けて解説していく[8]。

膝関節の疼痛

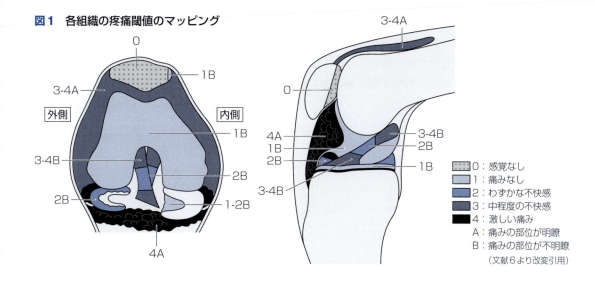

図1　各組織の疼痛閾値のマッピング

0：感覚なし
1：痛みなし
2：わずかな不快感
3：中程度の不快感
4：激しい痛み
A：痛みの部位が明瞭
B：痛みの部位が不明瞭

（文献6より改変引用）

▶骨・関節軟骨

膝関節の代表的な疾患である膝OAでは関節軟骨の変性が先行して生じる。後述する半月板損傷や靱帯損傷などが既往としてあると，関節軟骨の変性はより一層加速する。骨髄異常陰影（BML）で示されるように，Kellgren-Lawrence分類gradeⅡ以下の段階でも，MRIで検出できる関節軟骨の変化はすでに始まっているとされている[9]。近年では，関節にかかる力学的負荷の分散化障害であるBMLと疼痛の関係について多数の報告がされている[10-12]。また，OA膝では重症度が高くなるほど骨由来の痛みの要素が大きくなるという報告があるが，これは軟骨の下層に位置する軟骨下骨が侵害刺激に対して高い感受性をもつことが理由であると考えられている[13]。関節軟骨（硝子軟骨）には神経組織がないが，OA膝では関節軟骨に自由神経終末の侵入がみられることを報告しているものもあり[14]，臨床所見と照らし合わせながら検証していく必要がある。

BML：
bone marrow lesion

▶半月板

荷重による膝関節軟骨への負担は，半月板が外周方向にたわむことでhoop stress（円周応力）として分散される（図2）。半月板損傷もしくは変性によりコラーゲン線維の連続性を断たれた半月板では，荷重により半月板が正常域を超えて逸脱するため，hoop stressが働かず膝関節軟骨にかかる接触圧（contact pressure）が増加する[15]。内側半月板の変位量が痛みに関与するという報告もあり[16]，半月板損傷と痛みの関連性がうかがえる。しかしながら，半月板損傷により必ずしも痛みを生じるわけではない。単純X線画像で変性所見がなく，かつ膝に痛みを有しない症例の約1/4にMRI上での半月板断裂を認めたという報告もある[17]。亀井らは，半月板に関わる神経線維は血管に伴走し，その多くが周縁部，前後角部の半月外1/3の間質内に存在し，前角・後角の神経支配は体部よりも豊富に存在していると報告している[18]。これらは無症候性の半月板損傷がしばしば無血行で神経分布がない部分でみられることと一致する[19]。

▶関節包

　関節包は表層の線維膜と深層の滑膜からなる組織であり，膝関節の保護や軟骨の代謝に関与している。滑膜はさらに滑膜表層と滑膜下層に分けられ，それらの細胞間を密に結合する構造は存在しない。この構造的特徴により，電解質や分子量の小さなタンパクは滑膜を容易に通り抜けることができる（図3）[20]。

図2 半月板のhoop stress

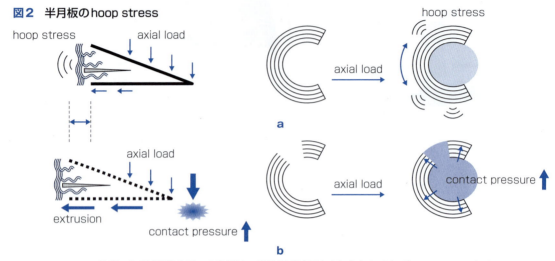

a：荷重による膝関節軟骨への負担は，半月板が外周方向にたわむことでhoop stressとして分散される。
b：半月板損傷もしくは変性によりコラーゲン線維の連続性を断たれた半月板では，荷重により半月板が正常域を超えて逸脱する。その結果，膝関節軟骨にかかる接触圧（contact pressure）が増加する。

（文献15より引用）

図3 滑膜の構造と物質透過性

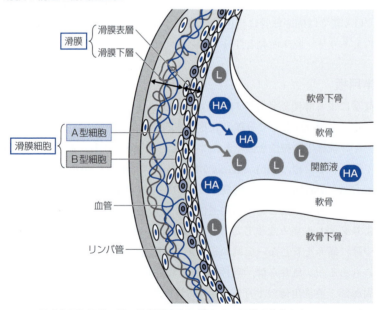

L：ルブリシン
HA：ヒアルロン酸

滑膜表層と滑膜下層の細胞間を密に結合する組織は存在しない。このことは電解質や分子量の小さなタンパクは滑膜を容易に通り抜けることができることを意味する。滑膜の物質透過性が高いことは軟骨細胞の代謝においても重要である。

（文献20より引用）

軟骨には血管・神経が存在しないため，荷重による滑液の代謝で栄養を補っている[21]。

膝OAにおいては，滑膜炎が痛みや膝OAの重症度と関係すること[22]，軟骨の病変の程度ではなく滑膜炎の程度が膝痛の変化と関連することが報告されている[23]。また膝関節では，内側周辺の滑膜の異常が，痛みを伴う内側型膝OAに関与することも報告されており[24]，滑膜の異常が，局在的に痛みを引き起こす要因になることが推察される。滑膜の増生は疼痛だけでなく膝OA進行のリスクファクターになることも指摘されている[25]。

▶滑液包・脂肪体

膝関節周囲には多くの滑液包や脂肪体が存在し，それらは組織間の摩擦を抑え関節運動を円滑にする役割をもっている[26]。これらの組織に直接的な外傷や繰り返しの圧力が加わると炎症が生じ[26]，関節運動の阻害や痛みの要因となる。膝関節では膝蓋上滑液包や後十字靱帯（PCL）後方[27]，膝窩嚢包や下腓腹筋滑液包に炎症が生じやすいとされ，これらは関節構造異常とも関連することが指摘されている[28]。また，膝蓋腱の後方で関節包の前面に位置する膝蓋下脂肪体は神経支配が豊富であるため，膝前面痛の要因となりやすく，その解剖学的特徴から滑膜などの障害に二次的に関与するとされる[29]。

PCL：
posterior cruciate ligament

▶筋・腱，靱帯

筋・腱，靱帯の痛みはオーバーユースに起因するものが多い。繰り返しの負荷により筋・腱，靱帯に骨との間で摩擦を生じることで炎症をきたしたり，その間にある滑液包に炎症を生じる。膝関節では腸脛靱帯，鵞足部，膝蓋靱帯，大腿四頭筋の膝蓋骨付着部に生じやすい[30]。

腸脛靱帯は大腿筋膜張筋と大殿筋，殿筋膜から起こり，遠位部は浅深3層構造で7つの線維束から構成されている[31]。浅層線維束は膝蓋骨表層と側方に付着，中・深層線維束は大腿骨外側上顆を包み込むように走行し，それらは集束した後にGerdy結節に付着する（図4）。このうちの中間線維束が，膝関節の初期屈曲において大腿骨外側上顆との間で機械的摩擦を受けやすいとされる[32]。

鵞足部は縫工筋，薄筋，半腱様筋によって構成され，いずれの筋も膝関節の屈曲と下腿の内旋に作用する。腱に過剰な牽引負荷がかかることにより同部に腱炎と滑液包炎を生じる。鵞足炎は超音波，CT，MRIといった画像での検出が困難であるため[33]，その症状の評価は圧痛所見や筋長検査などの臨床所見に依存する。

膝蓋靱帯炎や大腿四頭筋の付着部炎はジャンパー膝としても知られ，膝伸展機構における力学的ストレスを基盤とした同部の炎症である。成長期では成長板に生じやすいが，成長軟骨の骨化が終了すると，力学的ストレスは腱やその付着部に生じやすくなる[30]。好発部位は膝蓋骨上縁，膝蓋骨下端，脛骨粗面付着部である（図5）[34]。初期は炎症を主体とした病態であるが，慢性化すると変性が主体となり腱症となる[30]。

図4 腸脛靱帯遠位部の走行

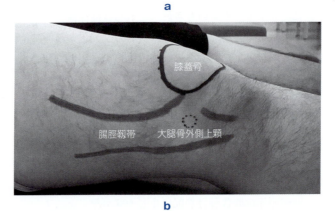

LFE：大腿骨外側上顆
GT ：Gerdy結節

（文献31より一部改変引用）

TFL：
tensor fasciae latae

GT：
Gerdy's tubercle

a：浅層線維束は大腿筋膜張筋（TFL）と殿筋表層の腱膜から膝蓋骨表層（Ⅰ）と膝蓋骨側方（Ⅱ）に付着。中間線維束はTFLと大殿筋の腱膜からGerdy結節（GT）の前方部（Ⅲ）に付着。深層線維束は殿筋の深層部の腱膜からGTの後方部（Ⅳ/Ⅴ）とその周囲（Ⅵ/Ⅶ）に付着。
b：体表上に投影した腸脛靱帯遠位部の線維。膝蓋骨への付着の程度には個別性があるため，膝蓋骨を内側に牽引しながら，腸脛靱帯のテンションにより付着の程度を確認する。

図5 膝蓋靱帯炎の好発部位

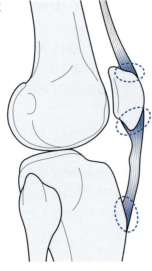

膝蓋靱帯炎が生じやすい部位は，膝蓋骨上縁，膝蓋骨下端，脛骨粗面付着部である。膝関節伸展モーメントを強要される動きで痛みを生じたり，圧痛部位も確認されやすい部位である。

（文献34より引用）

▶神経

　膝関節の疼痛に関わる神経としては，腰部の神経根や閉鎖神経，大腿神経（伏在神経）といった末梢神経の影響が挙げられる．腰部の神経根由来の場合，L4神経根症であれば膝から下腿内側部に，L5神経根症であれば下腿外側部に症状がみられる．腰部に起因した症状の際には，腰部への繰り返しの負荷や持続的な姿勢の保持が症状とかかわっていることが多いため，それらを問診や運動で確認することが必要である．併せてミオトーム（MMTや腱反射など）により神経根由来の症状を鑑別する．

　また，閉鎖神経は膝内側面と膝窩部，大腿神経は膝前面と下腿内側面の知覚を司る．膝関節においては，大腿神経の後枝として分岐する伏在神経の絞扼症状がみられることが多い．伏在神経の主な絞扼部位はHunter管（内転筋管）と縫工筋腱貫通部である（図6）[35-37]．

MMT：
manual muscle testing

▶神経科学的因子

　末梢（関節内・外）の組織に侵害刺激として生じた痛みの情報は，最終的に脳内にある疼痛関連領域（pain matrix）に伝達される（図7）[38]．痛みにより活動する主な脳領域は，一次体性感覚野，二次体性感覚野，視床，島，前帯状回，前頭前野であり，それぞれが痛みの情報の識別に関わっている[38]．体性感覚野・視床・島は痛みの感覚的側面に，視床・島・前帯状回・前頭前野は痛みの情動的側面に，島・前帯状回・前頭前野は痛みの認知的側面に関与している．

　感覚的側面とは，痛みの部位・強度・持続性など痛みの種類を識別する身体的な痛み情報であり，情動的側面とは，痛みにより生じる不快感や不安感など不快な情動体験に基づく情報である．また，認知的側面とは，過去の記憶や予測により痛みの意識を分析・認識する情報である[39]．このように，対象者の痛

図6　縫工筋と伏在神経の関係

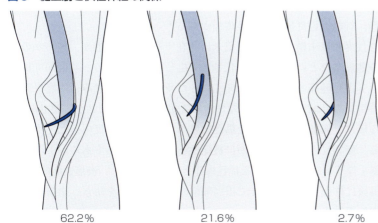

a　縫工筋の遠位背側部から伏在神経が前方へ走行　62.2%
b　縫工筋の遠位部を伏在神経が貫通　21.6%
c　縫工筋の遠位腹側部から伏在神経が前方へ走行　2.7%
d　縫工筋の背側部を伴走しながら遠位部で前方へ走行　13.5%

縫工筋と伏在神経の走行にはさまざまなタイプがあり，bのタイプでは伏在神経が直接縫工筋を貫いている．その場合，縫工筋の筋緊張が直接伏在神経の絞扼に影響すると考えられる．

（文献37より引用）

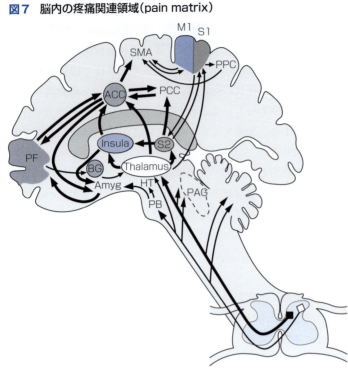

図7 脳内の疼痛関連領域(pain matrix)

痛みにより活動する主な脳領域と，痛みにより活動が変化する関連脳領域を示す。■は痛みの知覚，■は痛みの情動，●は痛みの認知に関わる領域を表している。

(文献38より改変引用)

みをとらえていく場合には，いわゆる身体的な痛みの情報だけでなく，多面的な側面から痛みをとらえていくことが必要である。ここでは神経科学的な因子として，精神・心理社会的側面まで包括して膝の痛みについて解説する。

▶関節痛における侵害受容刺激の種類

関節痛における侵害受容器(痛覚受容器)の刺激の種類には，侵害受容性疼痛，炎症性疼痛，神経因性疼痛，機能性疼痛がある[40]。

侵害受容性疼痛は末梢の自由神経終末に存在する侵害受容器が，何らかの機械的刺激や熱刺激などによって活性化されて生じる痛みである。膝関節では安静時痛よりも運動時痛として訴えを聞くことが多いが，この痛みは有害な刺激を伝える警報システムであるため，慢性的に無効にならないことが重要である。

炎症性疼痛は，組織損傷が生じた場合に患部に対する防御反応として生じる痛みである。侵害受容性疼痛のなかに炎症性疼痛を含むものもあるが，明らかな組織損傷を伴うものを本項では炎症性疼痛としてとらえる。炎症性疼痛には，組織の損傷後に修復が完了するまで損傷部位の接触や移動を防ぎ，損傷部位を保護し治癒を促進する役割がある。

神経因性疼痛は末梢神経系や中枢神経系への病変で生じるが，膝関節では末梢神経系に生じる痛みが多い。膝OAを発症している高齢者の約1/4に神経障害性疼痛が生じていたこと[41]，人工膝関節全置換術(TKA)術前患者の12%に神経障害性疼痛を有していた[42]ことが報告されている。神経障害性成分をもつ患者は中枢性の痛み機序の関与が大きいとするものもあり，中枢感作の影響を

TKA：
total knee arthroplasty

示唆する報告も近年では散見される[43]。

　機能性疼痛とは神経学的な欠損や末梢での異常が認められない状態であるにもかかわらず訴えられる疼痛である。異常な応答性または神経系の機能異常によって疼痛感受性が高まった状態で，代表的なものとして線維筋痛症や過敏性腸症候群などがある。機能性疼痛を有する患者の中枢神経系が異常な感受性または過敏症を示す原因については明確になっていない。

　機能性疼痛を非器質的疼痛の一部としてとらえ，非器質的疼痛のなかに心因性疼痛を含むという分類もある。明らかな身体的原因がなく，その発生に心理社会的因子が関与している痛みのことを心因性疼痛という。しかしながら，心因性疼痛とは心にのみ原因があるのではなく，多くの要因が関与している。侵害受容性疼痛や炎症性疼痛が引き金となって心因性疼痛を引き起こすこともあるため，それらは切り離さずにとらえることが必要である。

▶中枢神経系への刺激の伝達

　侵害受容器で受け取られた痛みの情報は，一次・二次侵害受容ニューロンとして脊髄後角に伝わり，その後，二次侵害受容ニューロンとして脳内へ伝達される[39]。腰痛患者と膝痛患者に対して誘発時痛を起こした際の脳活動部位を計測した研究では，腰痛患者が前頭前野や前帯状回を中心とした活動であったのに対し，膝痛患者では視床を含めたpain matrixに代表される広い範囲に活動を認めた[44]。腰痛には情動的・認知的側面の関与，膝痛には感覚的側面も含めた痛みの情報が識別されていることがうかがえる。しかしながら，慢性膝痛患者における自発痛では前頭前野や大脳辺縁系が活動していたのに対し，誘発痛時においては二次体性感覚野や島皮質が活動していたと報告しているものもあり[45]，一括りに膝痛患者とはいっても疼痛の種類や場面によって中枢神経系への情報の伝わり方に違いがあることが推察される。また，膝痛における圧痛は体性感覚野で処理されるのに対し，動作時痛は前頭前野で処理されると報告されているものもある[44]。つまり，圧痛は身体的な痛み情報を識別する際に有用であり，動作時痛は認知・情動的側面を含む包括的な痛み情報であることを念頭に置いて評価を行うとよい。

▶脳の可塑的変化

　末梢組織への機械的な刺激の繰り返しによって生じる痛みの情報は，やがて脳神経の可塑的な変化を起こし，中枢性感作として痛みの難治化・遷延化の原因となる（図8）[46]。膝OA患者の圧痛部位に繰り返し刺激を入れると，最初と最後の刺激には大きな差が出ることがわかっている[47]。つまり，同一の刺激量であっても，その刺激はやがて強い疼痛強度を喚起する。これはTKA後の遷延痛や再置換術後の疼痛にも影響することがわかっており，時間的荷重による中枢感作の影響としてとらえられる[47]。痛みの期間が長いほど大脳皮質領域における皮質厚が減少することを報告しているものもある[48]。皮質厚の減少に関わるメカニズムは明らかにされていないものの，中枢へ繰り返し伝えられる痛みの情報が脳神経の可塑的変化を招き，慢性的な痛みに関与していることがう

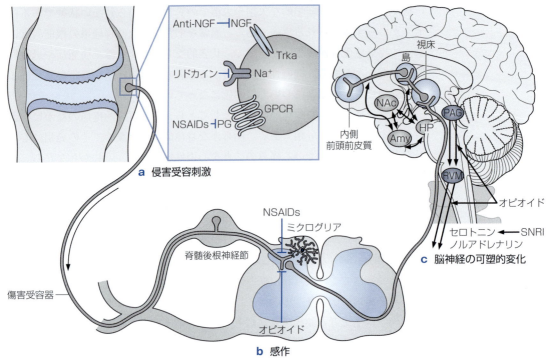

図8 脳の可塑的変化

膝OAにおける末梢性感作はやがて脊髄や脳内の侵害受容ニューロンの感受性の亢進を引き起こし，中枢性感作として痛みの難治化・遷延化の要因となりうる。
NGF：神経成長因子，NSAIDs：非ステロイド性抗炎症薬，PG：プロスタグランジン，GPCR：Gタンパク質共役型受容体，SNRI：セロトニン・ノルアドレナリン再取り込み阻害薬，PAG：中脳水道灰白質，NAc：側坐核，Amy：扁桃体，HP：海馬，RVM：吻側延髄腹内側部

（文献46より改変引用）

かがえる。

膝痛がある患者では2点識別覚が低下すること[49]，関節位置覚が低下すること[50]がわかっている。これらは膝痛の慢性化に身体イメージの変容が関与していることを示唆するものである。また，膝痛患者における運動皮質の組織化を検討したものでは，運動制御の不良と運動野における膝関節の表象の前方へのシフトが観察された[51]。痛み情報における中枢神経系の可塑的変化と運動制御の関連性を裏付ける知見である。

▶精神・心理社会的因子

前述したように，痛みの刺激は認知・情動的側面まで影響を及ぼすため，痛みの問題と精神・心理社会的因子を切り離して考えることは難しい。特に，痛みが慢性化したような場合にはさまざまな精神・心理社会的因子が混在していることが多く見受けられる。fear-avoidance modelに代表されるように，痛みが生じた際にその痛みをどのようにとらえるかが大きな分かれ道となる（図9）[52]。誤った病態の理解や破局的思考などの否定的な感情は痛みの悪循環を作り出す元凶となり，恐怖心の増強や過度な安静，特定の動作の回避，結果として廃用・抑うつ・身体障害へとつながる。これが疼痛回避行動を強化するこ

図9 fear-avoidance model

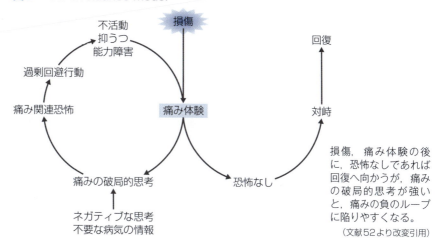

損傷，痛み体験の後に，恐怖なしであれば回復へ向かうが，痛みの破局的思考が強いと，痛みの負のループに陥りやすくなる。

（文献52より改変引用）

とになり，さらに痛みを増幅させる因子となる。膝痛の強さには痛みの破局化や痛みへの恐怖心が関連していること[53]，またそのような感情は膝痛の程度だけでなく痛みの長期化にも影響することがわかっている[54]。さらに，破局的思考に加え，抑うつ傾向があると膝の痛みを増悪させる因子になることもわかっている[55]。

また，疾病利得や医療・社会などへの恨みが関与して痛みを増悪させている場合もある。業務災害や事故などが原因となった疾病利得が存在する場合には，対象者にとってその痛みが生活上重要な意味をもつため，痛みを軽減させることは難しい[56]。

評価方法の実際

膝関節の疼痛の要因を識別していくためには，丁寧な問診とスクリーニングツールの活用が有効である。ここでは膝関節痛を診ていくためのスクリーニングツールとしていくつかの質問表を紹介する。問診とスクリーニングツールを活用することで，疼痛に関与している因子について仮説を立案する。得られた仮説に対して機能的検査を実施することで，その仮説の妥当性を検証していく。疼痛の要因を識別していくうえでも，問診とスクリーニングツールを活用した後に機能的検査を実施するとよい。

▶問診

問診で聴取すべき項目を**表1**に示す。痛みの原因を推察する問診に加え，痛みを修飾している因子を見出していくための問診も重要となる。問診で得られた情報により，不要な徒手的検査を省くこともできるため，丁寧に問診を行うことが患者の訴えを改善していく最善の手段となる。私たちが，問診を通して評価および理学療法を選択するための意思決定を行うのと同様に，患者自身も問診（私たちの問いかけ）に対して意思決定を迫られていることを忘れてはならない。私たちが痛みの強さにアウトカムを置いた問診を行えば，患者にとって

表1　問診で聴取すべき項目

痛みの部位	finger sign or palm sign（限局性or 広範性）
痛みの強さ	VAS/NRS
痛みの表出	患者自身の表現（ビリビリ，ジンジン，重いなど）
痛みの性質・場面	自発痛（安静時・夜間時など）・誘発痛（運動時・荷重時など）
痛みの再現性	疼痛寄与因子の推定（知覚 or 認知 or 情動）
痛みの変動	日内変動，天候など
痛みが増減する姿勢・動作	メカニカルストレスの推定
現状で困っていること・改善したいこと	meaningful task の絞り込み
痛みに対する認識	破局的思考や恐怖心など
治療経過	これまでの治療の経過（受傷機転や前医での治療内容など）
既往歴	他部位の疾患や手術歴など
活動性（職業・趣味など）	ライフスタイルの把握（特定の肢位や動きなど）
社会的背景（事故・労災など）	疾病利得やライフイベントなど

のアウトカムも痛みの強さとなりやすい。そういった意味からも，問診を行う項目や順番，時間のかけ方などは，患者の特性を見極めながら行うことが重要である。

▶スクリーニングツールの活用

臨床における関節痛および機能の評価として，国際疼痛学会（IASP）は，臨床現場で簡便に使用できる質問表の活用を推奨している[57]。臨床家の直感や主観的所見はclinical questionの出発点において最も重要なものであるが，臨床家の直感的な判断のみでは対象者の多面的な疼痛の訴えを十分に評価できないこともある。筋骨格系疼痛患者の心理社会的側面の認識において，臨床家の認識と患者の表出にズレがあったことが報告されており，臨床家の評価を補助する手段としてスクリーニングツールを活用することが推奨されている[58]。ここでは膝痛の要因を識別するためのスクリーニングツールとして，疼痛の評価，機能・能力障害の評価，認知的側面の評価，精神・心理社会的側面に関連した評価を紹介する。

IASP：
International Association for the Study of Pain

▶疼痛の評価

●疼痛の強度

疼痛の程度・強さを表す指標としては，VASやNRSが用いられる。客観的な痛みの指標として日々の記録を取っておくことは重要である。VASは痛みなし（0）から想像しうる最悪の痛み，または耐えることができないくらいの痛み（100）を0から100 mmの実線で表し，そこに患者自身が感じる痛みの程度の箇所に線を引いてもらう。口頭や電話，電子試験は認められていない。NRSは痛みなし（0）から想像しうる最悪の痛み，または耐えることができないくらいの痛み（10）を，図表を用いて，もしくは口頭で実施する。NRSは電話での使用も認められており[59]，口頭で簡便に実施することができるため，多くの臨床家の指標として用いられている。

VAS：
visual analogue scale

NRS：
numeric rating scale

●疼痛の性質

疼痛の性質をみていくにはSF-MPQを用いるとよい[60]。SF-MPQは疼痛の感覚的側面に加え，情動的側面を同時に測定することができるため，個人の疼痛の性質をみていくうえで有用である。心因性疼痛であれば情動的側面に反応しやすいため，器質的な疼痛との鑑別の一助にもなるとされている[61]。また，近年では神経障害性疼痛の項目を加えたSF-MPQ2も開発されており，さまざまな国で翻訳され利用されている[62-64]。

腰部および膝関節の変形性関節症患者の間欠性および持続性の疼痛を評価するツールとしてICOAPがあるが[65]，日本語版はまだ作成されていない。

●神経障害性疼痛

前述したように、膝痛には神経因性の疼痛も含まれる。神経因性疼痛を見極めるスクリーニングツールとしてはSF-MPQ2に加え，近年ではpain detectが用いられている[66]。pain detectは神経障害性疼痛と侵害受容性疼痛を識別するためのスクリーニングツールとして有用である[67]。

▶機能・能力障害の評価

膝関節の機能・能力障害の評価は，疾患特異的尺度として膝OAに特化したWOMACが世界的に多く用いられている[68]。患者立脚型の評価として，日本特有の文化や生活様式を反映した日本語版変形性膝関節症機能評価尺度(JKOM)[69]や，膝OAの機能・能力障害の尺度としてOKSもある[70]。膝OAだけでなく，膝関節の外傷を反映したスクリーニングツールとしてKOOSも利用されている[71]。

▶身体知覚異常の評価

身体知覚異常の評価としては位置覚，運動覚，2点識別覚などがあるが，それらを複合したスクリーニングツールとしてFreKAQがある(**表2**)[72]。われわ

SF-MPQ： short-form McGill pain questionnaire

ICOAP： intermittent and constant osteoarthritis pain

WOMAC： Western Ontario and McMaster Universities osteoarthritis index

JKOM： Japanese knee osteoarthritis measure

OKS： Oxford knee score

KOOS： knee injury and osteoarthritis outcome score

FreKAQ： the Fremantle knee awareness questionnaire

表2 The Fremantle Knee Awareness Questionnaire(FreKAQ-J)

1. 自分の膝が自分の一部でないように感じる
2. 膝を思うように動かすためには全神経をそこに集中させる必要がある
3. ときどき膝が自分の意思とは関係なく動くように感じる
4. 日常生活動作(家事，仕事など)をしているときに，自分の膝がどのように動いているかわからない
5. 日常生活動作(家事，仕事など)をしているときに，自分の膝がどのような姿勢になっているか正確にわからない
6. 自分の膝の輪郭を正確にイメージすることができない
7. 自分の膝が大きくなっている(はれている)ように感じる
8. 自分の膝が縮んでしまったように感じる
9. 私の膝は右側と左側で感じ方が違う(一方が重たく感じたり，太く感じたりする)
自分の膝がどのようになっていると感じているかを5段階で回答 (例：0＝まったくそのように感じない，4＝いつも，またはほとんどの時間そのように感じる)

FreKAQ-Jは身体知覚異常を質問紙票により問うものである。1〜3はneglect-like-symptomを，4〜6は固有感覚の低下を，7〜9は身体イメージの異常をみていくものである。

(文献72より改変引用)

れの調査より，FreKAQで抽出された身体知覚異常が能力障害に影響することがわかっている[73]。

▶精神・心理社会的側面の評価

●痛みの破局的思考

破局的思考をみていくスクリーニングツールとしては，PCSがある[74]。われわれの調査で能力障害の改善には膝痛の減少だけでなく破局的思考を低下させることが必要であることがわかっている[75]。

●痛みに対する自己効力感

ある課題に対して，自分にはこれだけのことができるという主観的な判断のことを自己効力感という[76]。疼痛を有する人では自己効力感が低いという報告もあり[77]，身体機能や運動行動の予測因子としても自己効力感が重要な指標の一つであることが伺える。痛みがあるなかでの自己効力感を査定する方法としてはPSEQがある[78]。

●恐怖回避思考

不安や恐怖による回避的思考・行動を評価するツールとしてTSKがある[79]。前十字靱帯（ACL）再建術後の動作やスポーツ復帰には恐怖心が関与していたという報告もあり[80]，膝痛を訴える患者の疼痛の要因を識別していくスクリーニングツールとして有用である。

▶機能的検査

問診やスクリーニングツールを用い，痛みの要因をおおよそ絞り込んだうえで，機能的検査を実施していく。疼痛の再現性がある患者は，疼痛を再現できる際の膝関節の動きを触診にて確認していく。疼痛の再現性が得にくい患者に対しては，負荷テストや圧痛所見を指標として機能的検査を進めていく。

▶触診

患者が疼痛を訴える部位の組織を触診により識別する。体表上から触診できる組織であれば，可能な限りその組織を断定する。そうすることで，疼痛を引き起こしている組織の運動作用から逆算してメカニカルストレスを推定することができる。そのためにも，膝関節周囲の体表解剖学を熟知しておくことは臨床上非常に重要である。

▶圧痛

前述したように，圧痛は身体的な痛み感覚情報をとらえるうえで有用な指標である。膝OA患者では圧痛閾値が低下することがわかっており[81]，圧痛閾値の低下とVASに関連性があるとされている[82]。これらからも，圧痛は痛み感受性を評価する信頼性の高い所見であるとされている[83]。

膝関節の内側部は圧痛所見が多くみられる部位である。そのなかでも，鵞足

PCS：
pain catastrophizing scale

PSEQ：
pain self-efficacy questionnaire

TSK：
Tampa scale of kinesiophobia

ACL：
anterior cruciate ligament

部は圧痛が多くみられる部位であり，鵞足部を構成するどの組織が痛みを出しているかを識別できると臨床上有用である（図10）[84]。圧痛のみで組織を識別することが難しければ，それぞれの筋が伸張される肢位で再現痛が得られるかを確認する。

▶神経障害性疼痛

前述したように，膝関節における末梢神経症状としては大腿神経の後枝として分岐する伏在神経に起因した症状がみられることが多い。伏在神経の絞扼部位として多いHunter管（内転筋管）は，縫工筋，長内転筋，内側広筋に囲まれる領域であり，このなかを伏在神経膝蓋下枝が走行する[85]。したがって，これらの筋の伸張や収縮の組み合わせによって，伏在神経膝蓋下枝の知覚領域に症状が出現するかを検査にて確認する。

図10　鵞足部を構成する筋肉

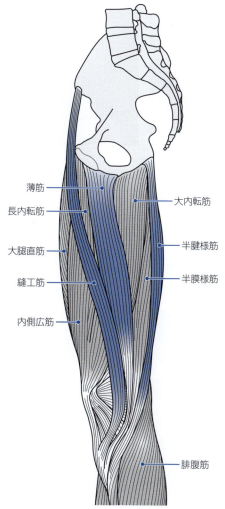

大腿骨の内側上顆が内側広筋と縫工筋を分けるおおよその指標となる。縫工筋は内側上顆の背側を通り鵞足部へ停止する。膝関節遠位部では縫工筋の背側を薄筋，薄筋の背側を半腱様筋が走行する。

（文献84より改変引用）

▶動きの分析

　膝関節の疼痛で多くみられるのは屈伸時の痛みである。荷重（CKC），非荷重（OKC）におけるそれぞれの膝関節の動きのなかで，疼痛が再現できる際の関節運動を確認する（**図11**）。関節運動と疼痛に関連性があるかを確認するには，関節運動を補正した際の疼痛の変化をみていく必要がある。ここで注意しなければならないのは，正常な運動学に沿って運動を補正することが必ずしも痛みの軽減にはつながらないということである。また，関節は相対的な位置関係により成り立っているため，大腿のみ，下腿のみの操作ではなく，それぞれの動きの組み合わせから関節運動を補正して痛みの変化率を確認していく（**図12**）。

CKC：
closed kinetic chain

OKC：
open kinetic chain

図11　OKC/CKCでの動きの分析

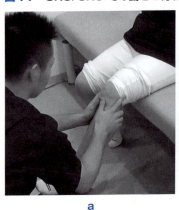 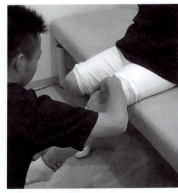 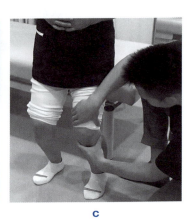

　　a　　　　　　　　　　　b　　　　　　　　　　　c

a：OKCでの膝屈伸に伴う大腿骨・脛骨・腓骨の動きの分析
b：OKCでの膝屈伸に伴う膝蓋骨の動きの分析
c：CKCでの膝屈伸に伴う大腿骨・脛骨・腓骨の動きの分析

図12　相対的な関節運動の操作

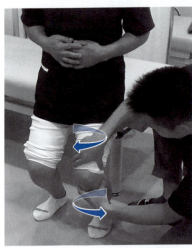 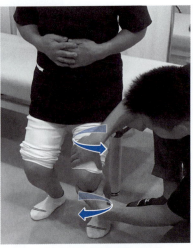

a　大腿内旋と下腿外旋を誘導　　　b　大腿外旋と下腿内旋を誘導

a, bは膝関節屈曲時の膝関節の操作である。屈曲時にどのような操作を加えると対象者の愁訴の改善が得られるかを確認する。誘導の方向だけでなく，その強さやタイミングを考慮する。

解釈

　膝関節に生じる疼痛の要因を問診，スクリーニングツール，機能的検査を通して絞りこんでいく。ここで重要になるのは「理学療法反応性」を理解することである。感覚的側面（器質的要因）に依存した痛みであれば，組織の修復やメカニカルストレスの減弱によって痛みの軽減が得られる。このような場合には，痛みの要因が明確であるため比較的理学療法反応性はよい。一方，痛みの情動的側面，認知的側面が関与している場合には，組織損傷後の不快な感覚や知覚異常が痛みを作り出していることが多いため，徒手的なアプローチによる即時的な理学療法反応性は低い傾向にある。

　近年，痛みをとらえる際には前述したような多角的な視点からみていくことが浸透してきている。しかしながら，痛みの感覚的側面，情動的側面，認知的側面，いずれかに偏った痛みのとらえ方をするのではなく，評価で得られた結果から，どこに比重を置いて痛みを改善していくかを識別することが重要である。

理学療法

　膝痛の改善に主眼を置いた理学療法では，痛みを惹起するストレスを感覚的（器質的）側面，精神・心理社会的側面に分けて減弱していくことが重要である。

▶膝痛の感覚的側面に対する理学療法

　感覚的側面が問題となって疼痛を生じている場合には，組織損傷かメカニカルストレスが存在することが疑われる。組織損傷による膝痛の場合には，損傷の程度によって対応の内容が変わるため，具体的には医師の指示の下で適切な対応を図ることが必要である。メカニカルストレスに起因した膝痛の場合には，どのようなストレスによって膝痛を生じているかを評価により明確にすることが前提となる。「どの組織が疼痛の要因になっているか？」という点まで把握できなくても，「どのような動きで膝痛を生じるか？」を明確にすることができれば具体的な対策を講じることができる。

　局所のメカニカルストレスを明らかにすることができたら，次にそのストレスを作り出している要因について全身的な観点から評価し，理学療法を進めていく。仮に，荷重下で膝を屈曲していく際の脛骨の過度な外旋が膝痛の要因となっている場合，その動きを作り出している要因が別に存在することが多い。そのような場合には，膝関節に近い関節から動きを確認していくとよい（図13）。局所のメカニカルストレスを惹起している要因が明らかになれば，膝関節の状態を管理しつつ，その原因となる部位に対して理学療法を行っていく。詳細については他項を参照していただきたい。

　また，膝痛に対する理学療法においては，表出される問題のみを取り上げがちだが，われわれの調査において実際の状態よりも自身の膝を腫れていると自覚している患者ほど能力障害の改善が乏しかったことがわかっている。つまり，

図13 ドライバーの特定

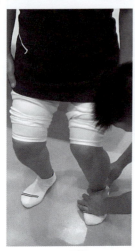
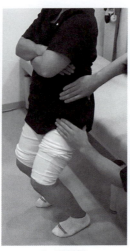
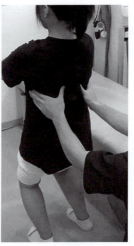
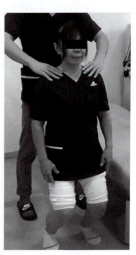

a 足部　　　　　b 股関節　　　　　c 胸郭　　　　　d 肩甲帯

膝関節屈曲時の痛みを惹起する要因を特定する。関連する部位の動きを確認するとともに修正を加えて痛みの変化を確認する。膝関節の痛みに最も関連している部位（ドライバー）を抽出する。

理学療法を行ううえでは視覚的にとらえられる現象だけでなく，内的な表象としての自己身体知覚や身体イメージにも注意を払う必要がある。

▶膝痛の精神・心理社会的側面に対する理学療法

前述したスクリーニングツールにて破局的思考や自己効力感，恐怖心が痛みの要因になっていることが把握できた場合，まずはその背景にあるものを傾聴する姿勢が重要である。痛みを否定的にとらえる傾向や自己効力感が低くならざるをえない要因・イベントが背景に存在する場合，それを聴き出すだけでも痛みが軽減されることもある。また，誤った情報や認識が痛みを作り出したり，痛みを増強させているような場合もある。そのような場合には，その認識を否定するのではなく，受け入れたうえで患者自身が認識しているものとは違う情報を提供することも方法の一つである。

近年，TKAを実施する前に，患者教育の一環として術後経過に沿った患者の状態や術後リハビリテーションの内容を示すことで，術後に一定の効果があったことが示されている[86]。このことは，理学療法を実施する前に適切な情報を与え，予後を予測してもらうことの必要性を示唆している。しかし，情報を提示するタイミングや内容によっては，必要以上の不安感や恐怖心を与えかねないため，その点には注意が必要である。

また，精神・心理社会的側面の影響が強く疑われる膝痛の場合であっても，あくまで理学療法のアウトカムは対象者の能力障害の改善に置くべきである。ここで挙げている能力障害とは，日常生活活動の制限や職業能力を含む社会的能力まで幅広い活動制限を含んでいる。われわれの調査において，能力障害の改善が良好であった群は心理社会的側面の影響が少なかったのに対し，能力障害の改善が不良であった群は心理社会的側面の影響が大きかったことがわかっ

ている[87]。つまり，対象者の日常生活や社会生活における制限を改善していくことが，心理社会的側面の要因を軽減することにもつながる可能性を示唆している。

文献

1) Neogi T, et al：Sensitivity and sensitization in relation to pain severity in knee osteoarthritis：trait or state? Ann Rheum Dis, 74(4)：682-688, 2015.
2) Dimitroulas T, et al：Neuropathic pain in osteoarthritis：a review of pathophysiological mechanism and implications for treatment. Semin Arthritis Rheum, 44(2)：145-154, 2014.
3) L Arendt-Nielsen, et al：Pain in the Joints. pp75-92, Wolters Kluwer, Philadelphia, 2016.
4) Neogi T, et al：Association between radiographic features of knee osteoarthritis and pain：results from two cohort studies. BMJ：339, 2009.
5) Sluka KA, et al：Neural and psychosocial contributions to sex differences in knee osteoarthritic pain. Biol Sex Differ, 3(1), 26, 2012.
6) Dye SF, et al：Conscious neurosensory mapping of the internal structures of the human knee without intraarticular anesthesia. Am J Sports Med, 26(6)：773-777, 1998.
7) Ikeuchi M, et al：Clinical characteristics of pain originating from intra-articular structures of the knee joint in patients with medial knee osteoarthritis. Springerplus, 2：628, 2013.
8) 山田英司：運動器疾患の理学療法における臨床推論のパラダイムを考える―変形性膝関節症をモデルとして. 理学療法 32(8)：680-686, 2015.
9) Cibere J, et al：Association of biomarkers with pre-radiographically defined and radiographically defined knee osteoarthritis in a population-based study. Arthritis Rheum, 60(5)：1372-1380, 2009.
10) Peterfy CG, et al：Whole-Organ Magnetic Resonance Imaging Score (WORMS) of the knee in osteoarthritis. Osteoarthritis Cartilage, 12(3)：177-190, 2004.
11) Yusuf E, et al：Do knee abnormalities visualized on MRI explain knee pain in knee osteoarthritis？ A systematic review. Ann Rheum Dis, 70(1)：60-67, 2011.
12) Guermazi A, et al：MR findings in knee osteoarthritis. Eur Radiol, 13(6)：1370-1386, 2003.
13) Aso K, et al：Bone Pain in Knee Osteoarthritis. PAIN RESEARCH, 31(4)：197-202, 2016.
14) Mapp PI, et al：Mechanisms and targets of angiogenesis and nerve growth in osteoarthritis. Nat Rev Rheumatol, 8(7)：390-398, 2012.
15) 古松毅之：半月板細胞の機能-inner細胞・outer細胞の特徴とメカニカルストレスに対する細胞応答-. MB Orthop, 26(13)：9-16, 2013.
16) Kijima H, et al.：Relationship between Pain and Medial Meniscal Extrusion in Knee Osteoarthritis. Adv Orthop, 2015：1-4, 2015.
17) Englund M, et al：Incidental meniscal findings on knee MRI in middle-aged and elderly persons. N Engl J Med, 359(11)：1108-1115, 2008.
18) 亀井豪器, ほか：半月板の構造と機能. Orthopaedics, 26(13)：1-8, 2013.
19) 松下雄彦, ほか：半月(板)損傷の病態・診断と治療方針. 関節外科, 33(9)：9-13, 2014.
20) 福井尚志：早期OAにおける滑膜病変の意義. Bone Joint Nerve, 6(3)：511-525, 2016.
21) 田中 創：変形性関節症に対する評価の進め方 変形性膝関節症. 理学療法ハンドブック第1巻 基礎と評価 (細田多穂, ほか編)：pp1005-1027, 協同医書出版, 2009.
22) Baker K, et al：Relation of synovitis to knee pain using contrast-enhanced MRIs. Ann Rheum Dis, 69(10)：1779-1783, 2010.
23) Hill CL, et al：Synovitis detected on magnetic resonance imaging and its relation to pain and cartilage loss in knee osteoarthritis. Ann Rheum Dis, 66(12)：1599-1603, 2007.
24) Ayral X, et al：Synovitis：a potential predictive factor of structural progression of medial tibiofemoral knee osteoarthritis -results of a 1 year longitudinal arthroscopic study in 422 patients. Osteoarthritis Cartilage, 13(5)：361-367, 2005.
25) Atukorala I, et al：Synovitis in knee osteoarthritis：a precursor of disease？ Ann Rheum Dis, 75(2)：390-395, 2016.
26) McAfee JH, et al：Olecranon and prepatellar bursitis. Diagnosis and treatment. West J Med, 149(5)：607-610, 1988.
27) Roemer FW, et al：Anatomical distribution of synovitis in knee osteoarthritis and its association with joint effusion assessed on non-enhanced and contrast-enhanced MRI. Osteoarthritis Cartilage, 18(10)：1269-1274, 2010.
28) Cao Y, et al：Popliteal cysts and subgastrocnemius bursitis are associated with knee symptoms and structural abnormalities in older adults：a cross-sectional study. Arthritis Res Ther, 16(2)：1-9, 2014.
29) Draghi F, et al.：Hoffa's fat pad abnormalities, knee pain and magnetic resonance imaging in daily practice. Insights Imaging, 7(3)：373-383, 2016.
30) 田代俊之：スポーツ選手にみられる膝痛の対処法-過労性障害-. MB Orthop. 29(3)：23-31, 2016.

31) 三浦真弘, ほか：腸脛靱帯遠位部の線維構築と大腿膝外側支持機構との関連性について. 臨床解剖研究会記録, 7：20-21, 2006.
32) Fairclough J, et al：The functional anatomy of the iliotibial band during flexion and extension of the knee：implications for understanding iliotibial band syndrome. J Anat 208(3)：309-316, 2006.
33) 浜田大輔, ほか：高齢者膝痛の診断. MB Orthop, 29(3)：53-60, 2016.
34) Martnps M, et al：Patellar tendinitis：pathology and results of treatment. Acta orthop Scand, 53(3) 445-450, 1982.
35) 中宿伸哉：変形性膝関節症の痛みの捉え方. 極める変形性膝関節症の理学療法(斉藤秀之, ほか 編), pp30-43, 文光堂, 2014.
36) 河上敬介, ほか：骨格筋の形と触察法, 改訂第2版, pp324, 大峰閣, 2013.
37) 松永和剛, ほか：伏在神経膝蓋下枝の走行について. 整形外科・災害外科, 46(3)：838-840, 1997.
38) Apkarian, et al：Human brain mechanisms of pain perception and regulation in health and disease. Eur J Pain, 9(4)：463-484, 2005.
39) 松原貴子：痛みの基礎知識. 運動療法学, 第2版(市橋則明 編), pp35-42, 文光堂, 2014.
40) Woolf CJ, et al.：Pain：Moving from Symptom Control toward Mechanism-Specific Pharmacologic Management. Ann Intern Med, 140(6)：441-451, 2004.
41) J.R. Hochman. et al.：Neuropathic pain symptoms in a community knee OA cohort. Osteoarthritis Cartilage, 19(6)：647-654, 2011.
42) 泉 仁, ほか：整形外科入院患者における神経障害性疼痛の頻度：スクリーニングツールを用いた横断的調査. 整形外科, 63(9) 931-933, 2012.
43) Dimitroulas T, et al：Neuropathic pain in Osteoarthritis：a review of pathophysiological mechanisms and implications for treatment. Semin Arthritis Rheum, 44(2)：145-154, 2014.
44) Baliki MN, et al：A preliminary fMRI study of analgesic treatment in chronic back pain and knee osteoarthritis. Mol Pain, 4(47), 2008.
45) Parks EL, et al：Brain activity for chronic knee osteoarthritis：dissociating evoked pain from spontaneous pain. Eur J Pain, 15(8)：843, e1-14, 2011.
46) Malfait AM, et al：Towards a mechanism-based approach to pain management in osteoarthritis. Nat Rev Rheumatol, 9(11)：654-664, 2013.
47) Arendt-Nielsen L, et al：Altered Central Sensitization and Pain Modulation in the CNS in Chronic Joint Pain. Curr Osteoporos Rep, 13(4)：225-234, 2015.
48) Alshuft HM, et al：Cerebral Cortical Thickness in Chronic Pain Due to Knee Osteoarthritis：The Effect of Pain Duration and Pain Sensitization. PLoS ONE, 11(9)：e0161687, 2016.
49) Stanton TR, et al：Tactile acuity is disrupted in osteoarthritis but is unrelated to disruptions in motor imagery performance. Rheumatology(Oxford), 52(8)：1509-1519, 2013.
50) Felson DT, et al：The effects of impaired joint position sense on the development and progression of pain and structural damage in knee osteoarthritis. Arthritis Rheum, 61(8): 1070-1076, 2009.
51) Shanahan CJ, et al：Organization of the motor cortex differs between people with and without knee osteoarthritis. Arthritis Res Ther, 17：164, 2015.
52) Vlaeyen JW, et al：Fear-avoidance and its consequences in chronic musculoskeletal pain：a state of the art. Pain, 85(3)：317-332, 2000.
53) Somers TJ, et al；Pain catastrophezing and pain-related fear in osteoarthritis patients：relationships to pain and disability. J Pain Symptom Manage, 37(5)：863-872, 2009.
54) Sullivan MJ, et al：Theoretical perspectives on the relation between catastrophizing and pain. Clin J Pain, 17(1)：52-64, 2001.
55) Edwards RR, et al：Pain, catastrophizing, and depression in the rheumatic disease. Nat Rev Rheumatol. 7(4)：216-224, 2011.
56) 牛田享宏：関節痛における慢性痛の発生メカニズム. 整・災外, 59(9)：1159-1167, 2016.
57) L Arendt-Nielsen, et al：Pain in the Joints. pp93-116, Wolters Kluwer, Philadelphia, 2016.
58) Beales D, et al：Association between the 10 item Örebro Musculoskeletal Pain Screening Questionnaire and physiotherapists' perception of the contribution of biopsychosocial factors in patients with musculoskeletal pain. Man Ther, 23：48-55, 2016.
59) Jensen MP, et al：The measurement of clinical pain intensity：a comparison of six methods. Pain, 27(1)：117-126, 1986.
60) Melzack R：The short-form McGill Pain Questionnaire. Pain, 30(2)：191-197, 1987.
61) 青山 宏, ほか：SF-MPQからみた慢性疼痛の鑑別診断. 慢性疼痛, 17：72-75, 1998.
62) 圓尾知之, ほか：痛みの評価尺度・日本語版Short-From McGill Pain Questionnaire 2(SF-MPQ-2)の作成とその信頼性と妥当性の検証. Pain research, 28(1)：43-53, 2013.
63) Adelmanesh F, et al：Reliability, validity, and sensitivity measures of expanded and revised version of the short-form McGill Pain Questionnaire(SF-MPQ-2) in Iranian patients with neuropathic and non-neuropathic pain. Pain Med, 13(12)：1631-1638, 2012.
64) Kachooei AR, et al：Short Form-McGill Pain Questionnaire-2(SF-MPQ-2)：A Cross-Cultural Adaptation and Validation Study of the Persian Version in Patients with Knee Osteoarthritis. Arch Bone Jt Surg, 3(1)：45-50, 2015.

65) Hawker GA, et al : Development and preliminary psychometric testing of a new OA pain measure-an OARSI/OMERACT initiative. Osteoarthritis Cartilage, 16(4) : 409-414, 2008.
66) Freynhagen R, et al : painDETECT : a new screening questionnaire to identify neuropathic components in patients with back pain. Curr Med Res Opin, 22(10) : 1911-1920, 2006.
67) Moreton BJ, et al : Pain phenotype in patients with knee osteoarthritis : classification and measurement properties of painDETECT and self-report Leeds assessment of neuropathic symptoms and signs scale in a cross-sectional study. Arthritis Care Res, 67(4) : 519-528, 2015.
68) Bellamy N.: WOMAC Osteoarthritis Index, 2014.
69) 赤居正美, ほか：疾患特異的・患者立脚型変形性膝関節症患者機能評価尺度：JKOM（Japanese Knee Osteoarthritis Measure）. 日本整形外科学会雑誌, 80(5)：307-315, 2006.
70) 上杉裕子, ほか：縦断調査によるOxford Knee Score日本語版の信頼性・妥当性の検証. 日本運動器看護学会誌, 8：33-39, 2013.
71) 中村憲正, ほか：日本語版Knee Injury and Osteoarthritis Outcome Score（KOOS）の異文化適応（cross-cultural adaptation）と妥当性の検証. 日本整形外科学会雑誌 85(11)：892-898, 2011.
72) Nishigami T, et al. : Development and psychometric properties of knee-specific body-perception questionnaire in people with knee osteoarthritis : The Fremantle Knee Awareness Questionnaire. PLoS ONE, 12(6), 2017.
73) 大石浩嗣, 田中創, 西上智彦：変形性膝関節症患者における膝周辺が腫れていると感じる身体イメージは能力障害の改善に影響する. 第22回日本ペインリハビリテーション学会, 2017
74) 松岡紘史：痛みの認知面の評価：Pain Catastrophizing Scale日本語版の作成と信頼性および妥当性の検討. 心身医学 47(2)：95-102, 2007.
75) 田中 創, ほか：変形性膝関節症患者の疼痛と能力障害を媒介する因子の検討. 第22回日本ペインリハビリテーション学会, 2017
76) Bandura A : Self-efficacy toward a unifying theory of behavior change. Psychol Rev, 84(2) : 195-215, 1977.
77) 田口孝行, ほか：高齢女性の日常生活活動に対する自己効力感に関連する要因の分析：運動機能と痛みの観点から. 日保学誌, 10(3)：182-190, 2007.
78) Adachi T, et al : Validation of the Japanese version of the pain self-efficacy questionnaire in Japanese patients with chronic pain. Pain Med, 15(8) : 1405-1417, 2014.
79) 松平 浩, ほか：日本語版Tampa Scale for Kinesiophobia（TSK-J）の開発：言語的妥当性を担保した翻訳版の作成. 臨床整形外科, 48(1)：13-19, 2013.
80) 奥井友香, ほか：ACL再建術後の動作に対する恐怖心と身体機能・パフォーマンステストとの関連性について. 第51回日本理学療法学術大会, 2015.
81) Suokas AK, et al : Quantitative sensory testing in painful osteoarthritis : a systematic review and meta-analysis. Osteoarthritis Cartilage, 20(10) : 1075-1085, 2012.
82) Arendt-Nielsen, et al : A mechanism-based pain sensitivity index to characterize knee osteoarthritis patients with different disease stages and pain levels. Eur J Pain, 19(10) : 1406-1417, 2015.
83) Mutlu EK, et al : Reliability and responsiveness of algometry for measuring pressure pain threshold in patients with knee osteoarthritis. J Phys Ther Sci, 27(6) : 1961-1965, 2015.
84) 河上敬介, ほか：骨格筋の形と触察法. 改訂第2版, 大峰閣, 2013.
85) 中本達夫：下肢の神経ブロック-こだわりのオーダーメイド神経ブロック：人工膝関節を中心に-. 日臨麻会誌, 34(5)：780-787, 2014.
86) 平川善之, ほか：ビデオを用いた患者教育による術後痛および破局的思考の改善効果. PAIN RESEARCH, 30(3)：158-165, 2015.
87) 田中 創, ほか：変形性膝関節症保存例の能力障害の改善に影響する因子の検討〜痛み関連因子の経時的変化に着目して〜. 第10回日本運動器疼痛学会, 2017.

III 機能障害別マネジメント　　A 局所を中心とした評価と理学療法
　　　　　　　　　　　　　　　　　－障害の主要因をどのように評価し，どのような理学療法を行うか－

2 膝関節の可動性障害

- 日常生活活動のさまざまな生活場面で膝関節の可動性が求められる。そのため，膝関節の可動域が制限されると，日常生活活動の制限につながる。このため，以下のように膝関節の可動域制限にかかわる要因を明確にして膝関節の詳細な評価を行い，アプローチすることが鍵となる。
- 関節可動域の制限因子は，疼痛，皮膚の癒着や可動性（伸張性）の低下，関節包の癒着や短縮，筋・腱の短縮および筋膜の癒着，筋緊張の亢進（筋スパズム），関節内運動の障害，腫脹・浮腫，骨の衝突に分類される。
- 膝関節と隣接する他の関節の位置を変えて，二関節筋を伸張した肢位と緩めた肢位で比較して，単関節筋と二関節筋の可動域制限の要因を特定することが重要となる。
- 膝関節の可動域制限を改善するためには，膝関節を構成する機能解剖学的特徴をとらえ，膝蓋大腿（PF）関節，大腿脛骨（FT）関節，脛腓関節の可動性評価を行い，膝関節屈曲運動時の大腿骨と脛骨の運動を評価し，関節のどの部位に可動域制限の要因があるかを明確にする。

PF：
patellofemoral

FT：
femorotibial

ADL：
activities of daily living

はじめに

　日常生活活動（ADL）では，椅子や床からの立ち上がり動作，しゃがみ込み動作，また，和式の生活スタイルでは正座など，さまざまな生活場面で膝関節の可動性が求められる。そのため，膝関節の可動域が制限されると，さまざまなADLに制限が生じる。

　膝関節は，大腿骨と脛骨の間で関節をなすFT関節と，膝蓋骨と大腿骨の間のPF関節から構成される。膝関節の可動域制限にはさまざまな要因があり，それぞれの問題を整理して，膝関節のどの部位に可動域制限が生じているかを明確にし，評価に基づく適切な理学療法が求められる。

　本項では，膝関節の可動域制限の要因について挙げ，可動域の評価法と可動域制限に対する理学療法について述べる。

関節可動域の制限因子

　関節可動域の制限因子として，①疼痛，②皮膚の癒着や可動性（伸張性）の低下，③関節包の癒着や短縮，④筋・腱の短縮および筋膜の癒着，⑤筋緊張の亢進（筋スパズム），⑥関節内運動の障害，⑦腫脹・浮腫，⑧骨の衝突の8要因が挙げられる[1]。ここでは，膝関節における各制限因子と理学療法の着目点について述べる。

▶疼痛

　疼痛が出現する時間帯，種類，程度などについて注意深く問診する必要がある。疼痛が，活動していない安静時や夜間時などに出現する場合，炎症の急性期である可能性があるため，疼痛が出現し始めた時期を聴取する必要がある。

疼痛が急性期である場合は，積極的な可動域練習は炎症を悪化させる恐れがあるため，安静が優先される．また，骨折や骨壊死が疑われるような激痛が生じる場合は特に注意が必要であり，疼痛の程度をとらえ，単純X線画像やMRIなどの情報も参考にして，関節可動域のみならず下肢の荷重量においても医師と密に連絡を取り，どこまで関節を動かしてよいかの確認が必要となる．

疼痛が制限因子である場合は，無抵抗性のエンドフィール（**Memo**参照）であり，患者の疼痛によって他動的に関節が動かせない状態となる[1]．無抵抗性のエンドフィールが生じる場合は，それ以上の積極的な関節可動域練習は避け，急性期の炎症による疼痛であれば，寒冷療法や医師と相談し服薬コントロールを検討する．また，疼痛によって，下肢の筋緊張が亢進し可動域が制限される場合は，筋のリラクゼーションを促した後に，疼痛のない範囲で愛護的に関節可動域練習を行うことが肝要となる．

▶皮膚の癒着や可動性（伸張性）の低下

外傷や手術による術創などにより皮膚の癒着や伸張性の低下が起こり，関節可動域が制限される．膝関節の可動域制限の原因の割合は，関節構成体が約45％，筋が約40％，皮膚が約15％であり[2]，関節可動域に関して皮膚の可動性が原因となる割合は少なくない．

TKA：
total knee arthroplasty

皮膚切開を伴う代表的な手術として人工膝関節全置換術（TKA）がある．TKA術後は，膝蓋骨上部付近の縦方向の皮膚の可動性低下が顕著であり[3]，術後に膝蓋骨周囲の皮膚の可動性の獲得が重要となる．術創部を離開する伸張ストレスは瘢痕の肥厚化を進行させる恐れがあることから，膝関節屈曲運動時

Memo エンドフィール

他動運動の最終域で理学療法士が感じる抵抗感をエンドフィールといい，6つのエンドフィールに分類される[1]．

表1 6つのエンドフィール

エンドフィール	特徴
①骨性 (bone to bone)	硬く，弾力のない最終域感，疼痛はない．骨折や骨の変形などにより骨性に制限されている可能性が高い
②軟部組織接触性 (soft tissue approximation)	弾力性のある軟部組織（特に筋）が圧迫されて運動が止まる最終域感（柔軟な筋感触/衝突感）．関節の腫脹や浮腫により，軟部組織接触性のエンドフィールを感じる場合もある
③軟部組織伸張性 (tissue stretch)	少し弾力のある硬いバネ様の最終域感．筋・関節包・靱帯が主な運動制限となる．関節包伸張性は関節包や靱帯の短縮や癒着が原因であり，急に硬くバネ様の感覚となる．筋伸張性のエンドフィールは筋や腱の短縮や緊張が原因であり，可動域の中期に抵抗感が始まり，可動域最終域に達するまでそれが増加するように感じられる．最終域で伸張された筋の伸張痛を訴えることが多い
④筋スパズム性 (muscle spasm)	他動運動中に突然運動が遮られるように，急に出現する硬い最終域感であり，疼痛を伴うことが多い
⑤無抵抗性 (empty)	他動運動中に疼痛や恐怖心のため突然患者の訴えにより他動運動ができなくなることにより起こり，構造的な抵抗感はなく，何も感じない最終域感が生じる
⑥弾性制止性 (springy block)	跳ね返るような最終域感．伸張するような感じはない．膝半月板が離断して，関節がブロックされた状態や完全伸展が不可能な際に感じられる

には術創部に離開させるように働く力の伝達を抑制するために，皮膚を上下から寄せ，皮下の滑走性を高める必要性がある[4]。

▶関節包の癒着や短縮

関節可動性障害は，関節構成体内外に起因する機能障害であり，関節周囲筋の伸張性と関節包内の滑動性が関節の可動性に関与する[5]。関節の手術や炎症，長期間の固定に伴う不動によって関節包の癒着や短縮が生じ，関節可動域が制限される。不動に伴う拘縮の進行には関節包の線維化が関与していると報告されている[6]。また，手術や外傷においては，関節内の組織は侵襲を受け，その後の不動は早期から侵襲部位に癒着形成を招き，関節包の線維化を惹起させる。これらの変化は不動のみの場合と比較すると早期から生じるとされている[7]。そのため，関節固定による不動期間，手術や外傷の有無は関節包の癒着や短縮に関連し，それらの影響を考慮したアプローチが必要である。

▶筋・腱の短縮および筋膜の癒着

関節の固定，外傷のほか，手術によって筋や腱の短縮や筋膜の癒着が生じて関節可動域は制限される。TKAでは，大腿直筋や膝蓋腱の筋・筋膜や腱を切開するため，切開部位の癒着が可動域制限に関与する可能性がある。また，前十字靭帯損傷後の手術療法のうち，移植腱に膝蓋腱を用いる術式[8]や移植腱に半腱様筋や薄筋を用いる術式[9]などは，移植腱の切開に伴う筋や腱の短縮や癒着に注意してアプローチする必要性がある。

▶筋緊張の亢進（筋スパズム）

局所的で持続的な筋緊張の亢進状態（筋スパズム）は，関節可動域が制限され，持続的な疼痛やアライメント異常を含む姿勢異常により起こることが多い[1]。そのため，筋スパズムを改善するアプローチだけでなく，根本的な疼痛やアライメント異常の要因を明確にして，アプローチすることが重要となる。また，疼痛を引き起こす運動器系症候群は，関節が特定の方向に動きやすい運動パターンの進展により特定の筋の筋緊張が亢進し，運動やアライメントの微妙な機能障害が組織にストレスを与えることによって疼痛が生じる可能性がある[10]。そのため，関節運動時に優位に働く筋の収縮によって特定の運動パターンを形成し筋スパズムが生じていないかの評価を行い，アプローチすることが重要となる。

▶関節内運動の障害

関節の遊び（joint play）の障害により関節可動域は制限され，その多くは関節包の短縮に起因することが多い[1]。膝関節特有の関節内運動の障害として，膝半月板を損傷すると，引っかかり感（catching）やFT関節間で膝半月板が挟まり，膝関節を屈曲および伸展できなくなる嵌頓症状（locking）などが出現することがあり，保存的加療で改善しない場合は手術療法の適応となる[11]。

膝関節の可動性障害

▶腫脹・浮腫

膝関節内の炎症や外傷後の腫脹，さまざまな原因による浮腫によっても関節可動域が制限される．膝関節内に炎症が生じると，膝蓋骨上部の深層に位置する膝蓋上嚢に水腫が観察される[12]．膝関節は，FT関節間の関節包から膝蓋骨上部にわたり膝蓋上嚢が連なっており，膝蓋上嚢の癒着は膝蓋骨の滑動性を極度に制限し，膝関節拘縮の原因となる．そのため，膝関節の拘縮予防には関節水腫の早期消失を図ることが大切となる[13]．関節の腫脹や浮腫が生じた場合のアプローチとしては，弾性包帯による圧迫，ハドマー，下肢を挙上した位置での運動などを行う[1]．

▶骨の衝突

膝OA：
knee osteoarthritis

退行変性に伴う変形性膝関節症（膝OA）では，関節裂隙の狭小化や骨棘の形成が認められる．膝OAの重症度がより高い例は，関節裂隙の狭小化や大腿骨と脛骨で形成された骨棘の衝突により，骨性の関節可動域制限が生じる．骨の衝突は理学療法の対象とはならず，必要性に応じて手術療法が適応となる．

膝関節の関節可動域制限に対する評価

▶筋性の制限因子の評価

筋性の制限を評価するにあたり，隣接する他の関節の肢位を変えて関節可動域を測定することで，単関節筋と二関節筋のそれぞれの関節可動域制限への関与の度合いが分かる．二関節筋を伸張した肢位と緩めた肢位での比較を行い，それぞれの関節可動域の違いによって判別する．

●膝関節屈曲制限の評価（図1）

腹臥位と背臥位で膝関節屈曲角度を測定し比較する．背臥位よりも，腹臥位で膝関節屈曲が制限されている場合，膝関節伸展と股関節屈曲に作用する二関節筋の大腿直筋の伸張性が低下している可能性がある[1]．大腿直筋の伸張性が低下している例では，腹臥位で膝関節を屈曲すると徐々に股関節屈曲運動（尻

図1 膝関節屈曲制限に関与する筋

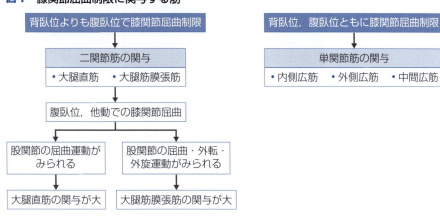

上がり現象)が観察される(図2)。

　また,腹臥位で他動的に膝関節を屈曲し,股関節の屈曲・外転・外旋の運動が観察される例では,股関節屈曲・内転・内旋作用を有する二関節筋である大腿筋膜張筋の伸張性が低下している可能性がある。股関節外転や外旋が生じないように膝関節を屈曲させ,より制限が強くなった場合は,大腿筋膜張筋の制限の関与が強いことが考えられる(図3)。また,大腿筋膜張筋単独の短縮の評価(Ober test)は,側臥位にて股関節内転運動を行い鑑別する(図4)。

　腹臥位と背臥位で膝関節屈曲角度が同じ程度制限されている場合は,大腿直筋や大腿筋膜張筋の二関節筋の伸張性低下の関与は低いと考えられる。この場合は,単関節筋である内側広筋,外側広筋,中間広筋の伸張性低下の可能性が

図2　大腿直筋の伸張性評価

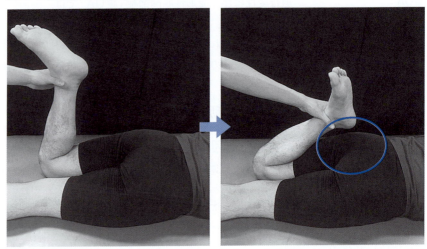

腹臥位にて踵を殿部に近づけるように膝関節を屈曲し,大腿直筋の伸張性を評価する。大腿直筋の伸張性が低下している例では,膝関節屈曲に伴い徐々に股関節屈曲運動(尻上がり現象)が観察される。

図3　大腿直筋と大腿筋膜張筋の短縮の判別

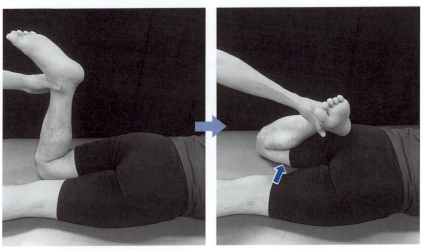

腹臥位にて踵を殿部に近づけるよう膝関節を屈曲させて,股関節外転・外旋運動がみられる例では,大腿筋膜張筋の短縮が疑われる。大腿筋膜張筋の伸張性を改善した後に,大腿直筋の影響が関与していないか膝関節屈曲角度の変化を再評価する。

ある。制限される筋の特定方法は，伸張時の伸張痛や圧痛の部位により決定する。

● 膝関節伸展制限の評価（図5）

　股関節から膝関節を跨いで走行する筋は，背臥位での膝関節伸展角度と股関節屈曲位の膝関節伸展角度を測定し比較する。膝関節から足関節を跨いで走行する筋は，足関節背屈位と底屈位での膝関節伸展角度を比較する。

　背臥位での膝関節伸展角度よりも股関節屈曲位での膝関節伸展角度がより制限される例では，膝関節屈曲と股関節伸展作用を有する二関節筋のハムストリングス（大腿二頭筋長頭，半膜様筋，半腱様筋）の伸張性が低下している可能性が高い[1]。

　また，背臥位での膝関節伸展角度と股関節屈曲位での膝関節伸展角度が同程

図4　大腿筋膜張筋の短縮の評価（Ober test）

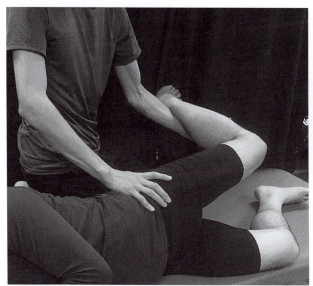

a　股関節内転の評価

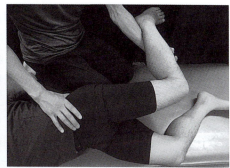

b　大腿筋膜張筋の短縮：陰性

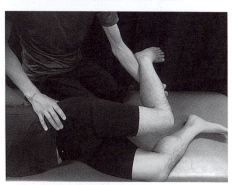

c　大腿筋膜張筋の短縮：陽性

側臥位にて，股関節屈曲伸展0°の状態で，骨盤帯の運動が出現させないように股関節内転運動を行う（a）。bのように股関節の屈曲を伴わないように股関節内転運動ができれば大腿筋膜張筋の短縮は陰性である。cのように股関節屈曲運動が出現し，股関節の内転に制限がみられれば，大腿筋膜張筋の短縮は陽性である。

図5　膝関節伸展制限に関与する筋

背臥位に比べて股関節屈曲位で膝関節伸展制限
↓
二関節筋の関与
ハムストリングス（大腿二頭筋長頭，半膜様筋，半腱様筋）

背臥位，股関節屈曲位ともに膝関節伸展制限

- 足関節背屈位で制限 → 二関節筋の関与：腓腹筋・足底筋の関与が大
- 足関節背屈位，底屈位ともに制限 → 単関節筋の関与：大腿二頭筋短頭・膝窩筋の関与が大

度制限されている例では，他の膝関節屈曲作用を有する筋の伸張性を評価するため，足関節背屈位と底屈位で膝関節伸展角度を比較する。足関節背屈位で膝関節伸展制限がより顕著になった例では，膝関節屈曲と足関節底屈作用を有する腓腹筋と足底筋の伸張性低下の可能性がある。足関節背屈位と底屈位で膝関節伸展角度が同程度の場合は，大腿二頭筋短頭，膝窩筋の伸張性が低下している可能性がある[1]。

▶PF関節の可動性評価

膝蓋骨周囲には，筋に加えて靱帯や腱などさまざまな軟部組織が存在し，この軟部組織の柔軟性低下がPF関節の可動性低下につながり，膝関節の運動を妨げる要因となる。膝蓋骨周囲のどの部位にどのような軟部組織が存在しているかを把握することで，膝蓋骨の滑動性が制限される方向をとらえるために重要となる（表2）。

●PF関節周囲の解剖（図6〜9）

膝蓋骨の上方部には，表層に大腿四頭筋が収束する大腿四頭筋腱が，深層には膝蓋上嚢がある。膝蓋上嚢は，外側広筋，内側広筋の深部へと広がる幅広い滑液包であり，膝蓋骨の滑動性の効率化に寄与している。

膝蓋骨下方部には，表層に大腿四頭筋腱から続く膝蓋骨下部から脛骨粗面に付着する膝蓋腱があり，深層には膝蓋腱と膝半月板の前方に介在する膝蓋下脂肪体がある（図6）。膝半月板の関節鏡手術では，膝蓋腱の内側の内側膝蓋下ポータル（medial infrapatellar portal）と膝蓋腱の外側の外側膝蓋下ポータル（lateral infrapatellar portal）を作製して，手術が展開される[14]。そのため，膝蓋腱深層に位置する膝蓋下脂肪体が，膝半月板の関節鏡手術後に組織の柔軟性を低下させないよう考慮したアプローチが必要となる。

膝蓋骨外側部には，腸脛靱帯，外側膝蓋支帯，外側膝蓋大腿靱帯，外側膝蓋脛骨靱帯がある（図7〜9）[13]。腸脛靱帯の脛骨付着部付近では，その線維の一部が外側膝蓋支帯へとつながり，膝蓋骨の安定化に寄与している。外側膝蓋支帯の起始は外側広筋であり，膝蓋骨を介さず脛骨の外側上端に付着し，前方は膝蓋骨の外縁から膝蓋靱帯，後方は腸脛靱帯へとつながる。外側膝蓋支帯の深層に膝蓋骨と大腿骨を結ぶ横走線維である外側膝蓋大腿靱帯が存在する。また，膝蓋骨と脛骨を結ぶ外側の線維束である外側膝蓋脛骨靱帯が存在する。

膝蓋骨内側部には，内側膝蓋支帯，内側膝蓋大腿靱帯，内側膝蓋脛骨靱帯がある（図8, 9）。内側膝蓋支帯の始まりは内側広筋であり，膝蓋骨を介さず脛

表2　PF関節の可動性の制限

制限部位	制限組織
膝蓋骨上方部（図6）	大腿四頭筋腱，膝蓋上嚢
膝蓋骨下方部（図6）	膝蓋腱，膝蓋下脂肪体
膝蓋骨外側部（図7〜9）	腸脛靱帯，外側膝蓋支帯，外側膝蓋大腿靱帯，外側膝蓋脛骨靱帯
膝蓋骨内側部（図8, 9）	内側膝蓋支帯，内側膝蓋大腿靱帯，内側膝蓋脛骨靱帯

骨の内側上端に付く。内側膝蓋支帯の深層に膝蓋骨と大腿骨を結ぶ横走線維である内側膝蓋大腿靱帯が存在する。また，膝蓋骨と脛骨を結ぶ内側の線維束である内側膝蓋脛骨靱帯が存在する。

図6　膝蓋上嚢と膝蓋下脂肪体の解剖

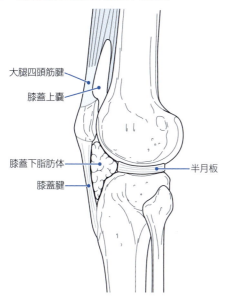

膝蓋骨上部の大腿四頭筋腱の深層に，膝関節包より連なる膝蓋上嚢がある。また，膝蓋骨下部の膝蓋腱の深層に，膝蓋下脂肪体がある。膝蓋上嚢は，膝関節包より連なっており，膝関節内に炎症が生じ関節水腫の貯留が持続すると，膝蓋上嚢の柔軟性が低下することで膝蓋骨の滑動性が低下し，膝関節の屈曲可動性が制限される。

図7　腸脛靱帯

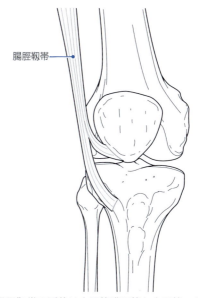

腸脛靱帯の近位は大腿筋膜張筋と大殿筋へとつながり，遠位は脛骨上端の前外側面（Gardy結節）に付着する。腸脛靱帯の脛骨付着部付近では，その線維の一部が外側膝蓋支帯へとつながり，膝蓋骨の安定化にも寄与している。

図8　膝蓋靱帯，膝蓋支帯の縦走線維

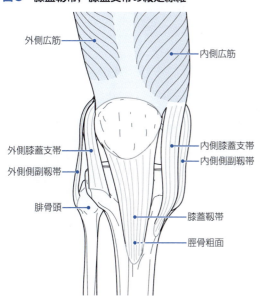

膝蓋靱帯は大腿四頭筋腱から連なり，膝蓋骨下端と脛骨粗面に付着する。内側広筋と外側広筋に起始し，脛骨近位へ広がる膜様の線維束となる膝蓋支帯があり，内側を内側膝蓋支帯，外側を外側膝蓋支帯という。

図9　膝蓋靱帯の横走線維

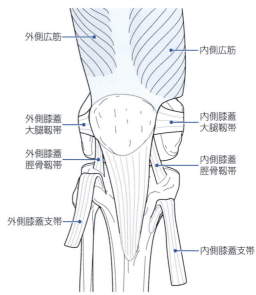

膝蓋支帯の深層には4つの横走線維束が存在する。内側には内側膝蓋大腿靱帯，内側膝蓋脛骨靱帯があり，外側には外側膝蓋大腿靱帯，外側膝蓋脛骨靱帯がある。

● 膝蓋骨の滑動性評価（図10）

　膝蓋骨を把持し，上下左右方向に膝蓋骨を他動的に動かし，制限される方向を特定する。膝蓋骨上部の軟部組織に柔軟性低下がある場合は下方への制限があり，膝蓋骨下部の軟部組織に柔軟性低下がある場合は上方への制限がある。膝蓋骨外側部の軟部組織の柔軟性低下がある場合は内方への制限，膝蓋骨内側部の軟部組織の柔軟性低下がある場合は外方への制限がある可能性がある。

▶FT関節の可動性評価

　FT関節には，内側FT関節と外側FT関節がある。内側FT関節と外側FT関節の関節面に沿って，前方と後方のそれぞれの方向で関節の柔軟性を評価する（図11）。関節の可動性は個人差があるため，患側下肢の特徴をとらえるためには，必ず両側下肢で評価し左右差を比較することが重要となる。

● 内側FT関節の可動性
- 後方移動制限：腓腹筋内側頭の筋緊張亢進は，内側FT関節の後方移動を制限する。
- 前方移動制限：内側ハムストリングスの筋緊張亢進は，内側FT関節の前方移動を制限する。

図10　膝蓋骨の滑動性評価

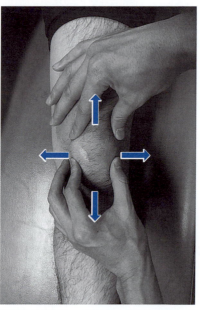

膝蓋骨を把持し，上下左右方向に膝蓋骨を他動的に動かし，制限される方向を特定する。

図11　FT関節の可動性評価

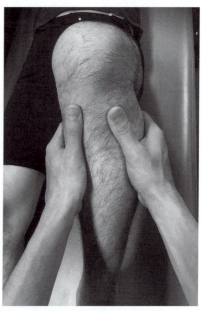

脛骨近位部の内側と外側部を両手で把持する。内側FT関節の関節面に沿って，前方と後方に大腿骨に対して脛骨を動かすように可動性を評価する。同様に外側FT関節の関節面に沿って，前方と後方の可動性を評価する。内側と外側のFT関節の前方と後方の可動性，計4方向の可動性を評価する。

● 外側FT関節の可動性
- 後方移動制限：腓腹筋外側頭の筋緊張亢進は，外側FT関節の後方移動を制限する．
- 前方移動制限：外側ハムストリングスの筋緊張亢進は，外側FT関節の前方移動を制限する．腸脛靱帯の緊張亢進は，外側FT関節の前方移動を制限する．大腿二頭筋頭の柔軟性低下は，脛腓関節の前方移動を制限し，それに伴い外側FT関節の前方移動を制限する．

▶膝関節屈曲時のFT関節の運動

　徒手的に膝関節を他動的に屈曲および伸展運動をさせながら大腿骨に対する脛骨の運動を評価する．評価のポイントとして，脛骨の外側顆と内側顆に触れた状態で運動を評価すると特徴をとらえやすい（図12）．そして，膝関節屈曲時の大腿骨と脛骨の運動パターンを評価することが重要となる．膝関節屈曲時に大腿運動が外旋するのか内旋するのかを評価し，各運動パターンを観察する（図13）．同様に，膝関節屈曲時の脛骨運動の回旋パターンを評価する（図14）．

図12　膝関節屈曲の他動運動

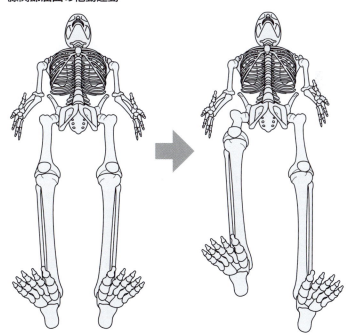

膝関節屈曲の他動運動を観察し，大腿骨や脛骨の運動パターンを評価する．FT関節は，大腿骨と脛骨の相対的位置関係によって決定されるため，大腿骨と脛骨の運動パターンを評価することは，膝関節の運動をとらえるうえで重要となる．各体節の運動方向によって，筋の短縮や伸張性の低下部位を推測することができる．

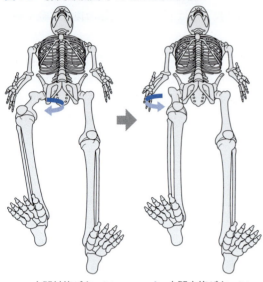

図13 膝関節屈曲時の大腿運動の評価

a 大腿外旋パターン
大殿筋や股関節深層外旋筋の伸張性低下などにより，膝関節屈曲時に大腿外旋方向の運動パターンが観察される。

b 大腿内旋パターン
中殿筋，小殿筋，大腿筋膜張筋の伸張性低下などにより，膝関節屈曲時に大腿内旋方向の運動パターンが観察される。

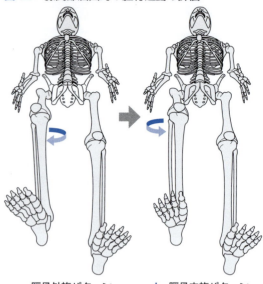

図14 膝関節屈曲時の脛骨運動の評価

a 脛骨外旋パターン
腸脛靱帯，外側ハムストリングスの伸張性低下などにより，膝関節屈曲時に脛骨外旋方向の運動パターンが観察される。

b 脛骨内旋パターン
膝窩筋，内側ハムストリングスの伸張性低下などにより，膝関節屈曲時に脛骨内旋方向の運動パターンが観察される。

　前述のFT関節の可動性の評価と，膝関節屈曲時のFT関節の運動を組み合わせることで，内側FT関節と外側FT関節の前後どちらの方向の運動が制限され，膝関節屈曲時のFT関節の運動に影響しているかを把握しやすくなる（**Clinical Hint**参照）。

Clinical Hint

FT関節の可動性評価のポイント
　FT関節の可動性の評価結果から，膝関節屈曲時のFT関節の運動を予測することができる。例えば，内側FT関節の後方移動制限と外側FT関節の前方移動制限が生じている場合は，それらの移動制限を組み合わせて考えると，脛骨の内旋運動が生じにくく，膝関節屈曲時に脛骨の内旋運動が消失するか脛骨の外旋運動が生じることがある。
　FT関節の可動性は，PF関節の可動性が低下する場合も影響を受けるため，合わせて評価結果の関連性を検討するとよい。加えて，FT関節の回旋運動や膝関節屈曲時のFT関節の自動運動時の運動の特徴をとらえることで，運動を制限する因子が組織の柔軟性を原因とするものか，筋の機能不全による影響が強いかなどの判別に有用であるため，合わせて評価を行うことが重要となる。

▶脛腓関節の可動性評価（図15）

脛腓関節は，脛骨と腓骨間の関節を示し，膝関節付近の近位の関節と足関節を構成する距腿関節となる遠位の関節に分類される。近位の脛腓関節は，直接的には膝関節を構成する関節ではないが，腓骨の近位は大腿二頭筋の付着部となり，大腿二頭筋の伸張性低下が，膝関節の伸展制限につながったり，脛腓関節の可動域制限が外側FT関節の可動性に影響を及ぼす可能性があるため，その関連性を評価することが重要となる。

図15　脛腓関節の可動性評価

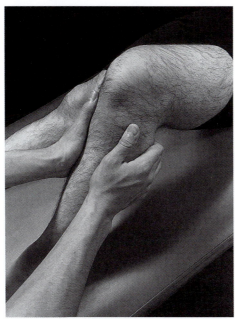

脛骨を把持し，脛骨に対する腓骨の前後方向の可動性を評価する。

文献

1) 市橋則明, ほか：運動療法学　疾患別アプローチの理論と実際, 第2版(市橋則明 編集), p186-220, 文光堂, 2015.
2) 市橋則明, ほか：膝関節可動域制限に関与する皮膚と筋の影響. 理学療法学, 18(1)：45-47, 1991.
3) 荒川武士, ほか：人工膝関節置換術後患者における術創部周囲の皮膚可動性. 理学療法学, 41(6)：378-383, 2014.
4) 林　典雄：関節機能解剖学に基づく整形外科運動療法ナビゲーション 下肢・体幹(林　典雄, ほか編集), p140-143, メジカルビュー社, 2012.
5) 嶋田智明, ほか：関節可動域制限 発展途上の理学療法 -その可能性(嶋田智明, ほか編集), p64-69, 文光堂, 2009.
6) Matsumoto F, et al：High collagen type Ⅰ and low collagen type Ⅲ levels in knee joint contracture：an immunohistochemical study with hitological correlate. Acta Orhop Scand, 73(3)：335-343, 2002.
7) 沖田　実, ほか：関節可動域制限 病態の理解と治療の考え方, 第2版(沖田　実 編集), p150-165, 2015.
8) 中田　研, ほか：膝前十字靱帯再建術 -BTBを用いたACL再建術-. 関節外科, 29(6)：654-662, 2010.
9) 宗田　大：屈筋腱を用いる前十字靱帯再建術. 整形外科サージカルテクニック, 1(2)：149-167, 2011.
10) Sahmann S, ほか：続 運動機能障害症候群のマネジメント 頸椎・胸椎・肘・手・膝・足(竹井　仁, ほか編集), p1-40, 医歯薬出版, 2013.
11) 上松耕太：2 半月板切除術. 整形外科サージカルテクニック, 4(6)：659-664, 2014.
12) 太田聖也, ほか：超音波による膝蓋上嚢水腫の定量評価と膝関節における疼痛の関連：短期縦断調査. 体力・栄養・免疫学雑誌, 25(2)：112-113, 2015.
13) 林　典雄：運動療法のための機能解剖学的触診技術 下肢・体幹, 改訂第2版(青木隆明 監修), p180-226, メジカルビュー社, 2014.
14) 土屋明弘：膝関節鏡(2)-半月板手術-. 関節外科, 34(11)：1124-1132, 2015.

III 機能障害別マネジメント　A 局所を中心とした評価と理学療法
－障害の主要因をどのように評価し，どのような理学療法を行うか－

3 膝関節の不安定性

Abstract
- 膝関節不安定性とは靱帯や半月板などの関節構成体の器質的な損傷に起因して関節の動揺性が増加している状態である。
- 膝関節不安定性は歩行時において膝関節運動が変化し，膝周囲の組織に対するストレスを増加させ，他関節の代償的な運動を引き起こす。
- 膝関節不安定性に起因する異常な歩行動態に対する理学療法は，膝関節運動の質的な改善と同時に，他関節の運動に対する介入が重要である。

はじめに

　関節不安定性とは活動中の関節運動が制御困難な状態である。関節不安定性が生じると，関節やその周囲にストレスが発生し，そのストレスが蓄積した結果，疼痛や機能障害を引き起こすと考えられる。臨床では関節不安定性(instability)を指す表現として，関節弛緩性(laxity)や関節動揺性(looseness)が用いられることも多い[1]。

　関節弛緩性とは，東大式弛緩性テストで評価され(**表1**)，膝関節では10°以上の過伸展で陽性とされる。膝関節弛緩性が歩行に及ぼす影響に関する報告では，若年者において膝関節弛緩性は歩行中の下肢関節角度，関節モーメントに影響を及ぼさないことが報告されている[2]。一方で，変形性膝関節症(膝OA)における機能低下の予測因子として関節弛緩性が報告されており[3]，山本ら[4]は，関節弛緩性を有する関節周囲の筋力不足は障害を起こす可能性を高めると述べている。これらのことから，膝関節弛緩性を有する場合は必ずしも問題が生じるとは限らないが，歩容の変化やそれに伴う疼痛などの異常所見が出現する可能性を考える必要がある。

　関節動揺性とは，靱帯や半月板などの関節構成体の器質的な損傷に起因せずに健常者においては生じない関節運動が生じる状態である。この原因は関節可動域や筋力の低下などによることが多く，具体例としては足関節背屈可動域制限のある者が歩行立脚終期(TSt)に下腿が前傾できずに膝関節が過伸展する場合などである。膝関節は足部，足関節などの下方からの影響と股関節，骨盤，

膝OA：
knee osteoarthritis

TSt：
terminal stance

表1 関節弛緩性テスト(東大式)

手関節	母指が前腕につく
肘関節	15°以上過伸展する
肩関節	左右の指先が背部で握れる
脊柱	立位膝関節伸展位での前屈時に手掌全体が床につく
股関節	立位膝関節伸展位で股外旋し足先が180°以上開く
膝関節	10°以上過伸展する
足関節	膝関節屈曲位で45°以上背屈する

PF：
patellofemoral

ACL：
anterior cruciate ligament

体幹などの上方からの影響を受けやすく，関節動揺性が生じている場合は他関節からの影響について十分に検討する必要がある。

関節不安定性とは，靱帯や半月板などの関節構成体の器質的な損傷に起因して，関節の動揺性が増加している状態である。膝関節は大腿骨側が球状であり，脛骨側が平坦であることから適合性に乏しく，靱帯や半月板などが関節の安定性に大きく寄与している。膝関節の不安定性は一平面上の不安定性として前方，後方，内反，外反方向の不安定性と，回旋不安定性として前内側，前外側，後内側，後外側の不安定性に分けられる。それぞれに関連する組織を**表2**にまとめた。このほかにも膝蓋大腿(PF)関節における不安定性も存在する。

関節不安定性を呈する代表的な疾患と歩行における特徴的な現象としては，前十字靱帯(ACL)損傷後患者におけるquadriceps avoidance gaitや膝OA患者におけるlateral thrustがある。膝OAは，靱帯や半月板損傷を合併している場合も多く，関節不安定性とlateral thrustは関連性が高いことが推測される。本項ではこれらの疾患に対して，膝関節の不安定性が歩行に及ぼす影響について考察しながら理学療法の評価と具体的アプローチについて述べる。

膝関節の不安定性が疑われる場合の評価

▶問診

現病歴の聴取は損傷部位を推測するうえで非常に重要な情報である。現病歴が長い場合は重要な情報を取り漏らす可能性があるため，丁寧に話を聞くことが大切である。問診結果は膝関節不安定性に影響する組織を損傷しているかどうか，損傷している場合は新鮮例か陳旧例か，膝関節の不安定性を感じているかどうかを確認することで膝関節不安定性とそのほかの症状との関連性の手がかりを得ることができる。

表2 関節不安定性と制動組織

	方向	一次的な制動組織	二次的な制動組織
①一平面上の不安定性	前方	前十字靱帯	内側側副靱帯，外側側副靱帯，内外側関節包，腸脛靱帯，内側半月板
	後方	後十字靱帯	内側側副靱帯，外側側副靱帯，内外側関節包，膝窩筋腱，半月大腿靱帯
	外反	内側側副靱帯（特に浅層）	後内側関節包，前十字靱帯，後十字靱帯，外側半月板，内側膝蓋支帯線維，鵞足，腓腹筋（内側頭）
	内反	外側側副靱帯	弓状複合体（後外側関節包，膝窩筋腱，弓状膝窩靱帯を含む），腸脛靱帯，大腿二頭筋腱，内側半月板，前十字靱帯，後十字靱帯，腓腹筋（外側頭）
	方向	制動組織	
②回旋不安定性	前内側	前十字靱帯，内側側副靱帯，後内側関節包	
	前外側	前十字靱帯，後外側支持機構，腸脛靱帯	
	後内側	前十字靱帯，後十字靱帯，内側側副靱帯，後内側関節包	
	後外側	前十字靱帯，後十字靱帯，後外側支持機構	

▶視診・触診

　静的なアライメントは動的な膝関節の安定性に関与するため，視診でO脚やX脚の有無などを観察し，触診にて下腿の回旋変位なども確認する（図1）。また，腫脹や熱感，圧痛を確認し，損傷している組織を推測する。

▶関節可動域・筋力

　膝関節では可動範囲以外にも関節運動を質的に評価することが重要である（図2）。非荷重時での膝関節最終伸展域において下腿は外旋する（screw home movement）ことが一般的に知られているが，石井ら[5]は関節弛緩性を有する健常者において，伸展開始時には外旋するものの途中から内旋するパターンを報告している。膝関節の終末伸展において脛骨が内旋してしまうと立位でのロッキングメカニズムが機能せず，膝関節の安定化が阻害されることが危惧される。

　また，荷重時での膝関節伸展運動動態の確認も必要である。荷重時は足底が床に固定された状態であり，下腿骨の動きが制限されるため，脛骨に対する大腿骨の内旋運動が起こることを確認する。つまり，膝関節の終末伸展におけるscrew home movementを大腿骨と下腿骨の両方の動きから評価することが重要である。加えて，荷重時の場合は他関節からの影響にも注意が必要である。例えば，骨盤が後傾位であると股関節は外旋方向に誘導されやすい。よって，荷重時における膝関節運動の評価では，下肢関節の可動域のみでなく，骨盤や体幹の可動性や筋力についても評価する必要がある。

▶整形外科テスト

　問診などの結果から膝関節不安定性が疑われる場合，以下に記載する整形外科テストで評価する[1,6]。

図1　下腿の回旋アライメント評価

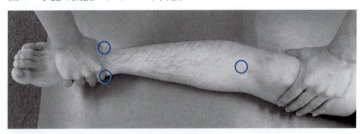

a　正常

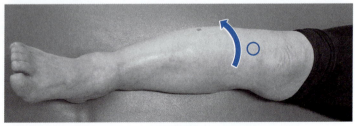

b　膝OA

正常膝と比べると膝OA患者では，脛骨粗面，内果，外果の位置から下腿の外旋が確認できる。

図2 膝関節運動の質的評価

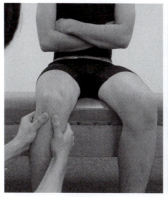 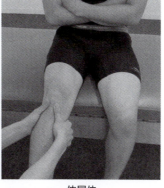

屈曲位　　　　　　　　伸展位

a 非荷重時

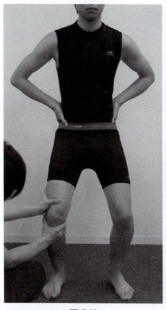 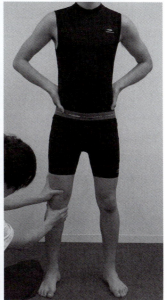

屈曲位　　　　　　　　伸展位

b 荷重時

非荷重時は端座位膝関節伸展運動，荷重時はスクワット運動で膝関節伸展運動時の膝回旋運動を確認する．荷重時は足底が床に固定された状態であり，下腿運動が制限されるため，大腿骨の内旋運動の確認がポイントになる．また，大腿骨に影響を及ぼす可能性がある骨盤前傾や上半身中心の位置についても観察する．

●前方不安定性の評価方法

Lachman test（図3a）

背臥位にて膝関節を軽度屈曲位にさせ，検者が片手で大腿遠位部を把持し，他方の手で下腿近位部を前方に引き出し，正常で確認できるend pointが消失していれば陽性とする．このテストはハムストリングスの緊張や半月板などの影響が小さく，90％以上の感度，特異性があり，急性のACL損傷でもテスト陽性率が高い．

前方引き出しテスト（anterior drawer test）（図3b）
　背臥位にて股関節45°屈曲位，膝関節90°屈曲位にさせ，両手で下腿近位部を把持して下腿を前方に引き出し，健側と比べて変位量が明らかに多ければ陽性とする。膝関節90°屈曲位ではACLは脛骨の上面とほぼ並行となり，正常ではこの状態で下腿は6mm以上引き出すことはできないとされる。

●後方不安定性の評価方法
後方押し込みテスト（posterior drawer test）（図3c）
　背臥位にて股関節45°屈曲，膝関節90°屈曲位にさせ，両手で下腿近位部を

図3 前後方向の不安定性の評価

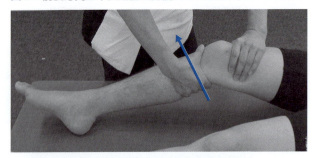

a Lachman test

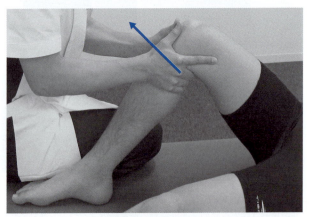

b 前方引き出しテスト

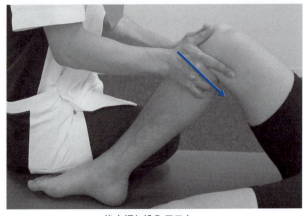

c 後方押し込みテスト

把持して下腿を後方に押し込み,健側と比べて変位量が明らかに多ければ陽性とする。感度と特異性が高いテストである。

後方への落ち込みテスト(gravity drawer test)
　背臥位にて股関節45°屈曲位,膝関節90°屈曲位にさせて両膝関節の位置を確認し,健側と比べて脛骨粗面の後方への落ち込み(sagging)が確認できれば陽性とする。このテストの特異性は高いが,感度はやや落ちる。

● 内外側不安定性の評価方法

外反ストレステスト(valgus stress test)(図4a)
　膝関節の内側不安定性を調べる検査である。背臥位にて足首を片手で把持し他方の手を膝関節にあてて外反ストレスをかけ,疼痛や緩みがみられる場合に陽性とする。膝関節伸展位と軽度屈曲位で行い,軽度屈曲位で陽性の場合は内側側副靱帯の単独損傷,伸展位で陽性の場合は他の合併損傷が疑われる。膝関節伸展位でストレス撮影を行う場合,内側裂隙が5mm以下をgradeⅠ,10mm以下をgradeⅡ,10mm以上がgradeⅢとなる。

内反ストレステスト(varus stress test)(図4b)
　膝関節の外側不安定性を調べる検査である。背臥位にて足首を片手で把持し他方の手を膝関節にあてて内反ストレスをかけ,疼痛や緩みがみられる場合に陽性とする。膝関節伸展位と軽度屈曲位で行い,軽度屈曲位で陽性の場合は外側側副靱帯の単独損傷,伸展位で陽性の場合は他の合併損傷が疑われる。膝関節伸展位でストレス撮影を行う場合,外側裂隙が5mm以下をgradeⅠ,8mm以下をgradeⅡ,8mm以上がgradeⅢとなる。

図4　内外側方向の不安定性の評価

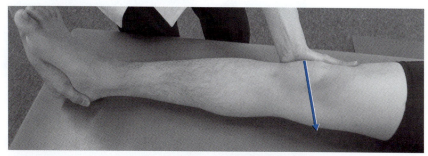

a 外反ストレステスト

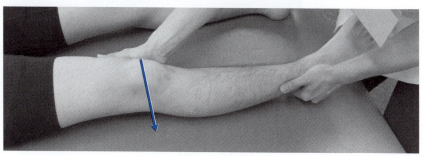

b 内反ストレステスト

● 回旋不安定性の評価方法

lateral pivot shift test（図5a）

　膝関節の前外側不安定性を調べる検査である．背臥位にて股関節30°屈曲位にさせる．検者は片手で足首を持ち，他方の手で膝関節を把持し，膝関節伸展位に保った状態で外反を加える．続いて，下腿を内旋したまま膝関節を30〜40°屈曲し，屈曲20〜30°で脛骨が前方に亜脱臼する場合に陽性とする．腸脛靱帯が正常であれば，それ以上の屈曲（30〜50°）で整復される．また，半月板損傷があると陽性になりにくい．

N test

　膝関節の前外側不安定性を調べる検査である．背臥位で，検者は片手で足首を持ち，他方の手を膝関節にあてる．膝関節を90°屈曲させて，下腿を内旋させながら，膝関節を外反させて伸展する．陽性の場合，膝関節が30°屈曲位になると脛骨が前方かつ内旋方向に亜脱臼する．

外旋反張テスト（図5b）

　膝関節の後外側不安定性を調べる検査である．背臥位で，母趾を持って両下肢を膝関節伸展位で保持して持ち上げた際に脛骨が外旋し，膝関節が過伸展かつ軽度内反位となると陽性とする．

図5　回旋不安定性の評価

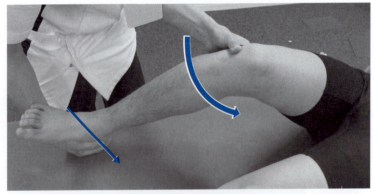

a　lateral pivot shift test

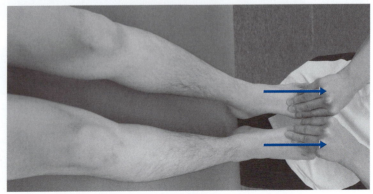

b　外旋反張テスト

●半月板損傷の評価方法
McMurray test(図6a)
　背臥位で膝関節を屈曲させ，片手で踵部を把持し，他方の手を膝関節にあて，下腿を外旋したり，内旋しながら伸展する。有痛性のスナップや疼痛があれば陽性であり，外旋で陽性ならば内側半月板(MM)損傷，内旋で陽性ならば外側半月板(LM)損傷を疑う。

MM：
medial meniscus

LM：
lateral meniscus

Apley test(図6b)
　腹臥位で膝関節を90°屈曲させて両手で下腿を内外旋しながら牽引し，続いて下腿を内外旋しながら長軸方向に圧迫する。牽引時の疼痛は靱帯由来の病変が疑われ，圧迫時の疼痛は半月板損傷が疑われる。なお，陳旧例や滑膜炎がある場合は牽引による評価の有用性は低いとされている。一方，圧迫時に疼痛が出現する場合，内側に疼痛があればMM，外側に疼痛があればLMの損傷を疑う。

●PF関節の安定性の評価方法(apprehension test)(図6c)
　背臥位で膝関節を30°屈曲位にし，膝蓋骨を外側方向に押す。被検者が不安そうな表情をみせれば陽性と考えられ，習慣性膝蓋骨脱臼を疑う。

図6　その他の評価

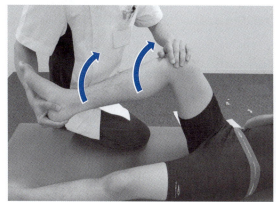
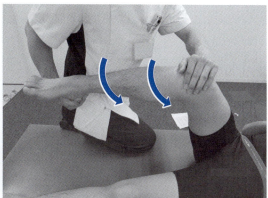

a McMurray test

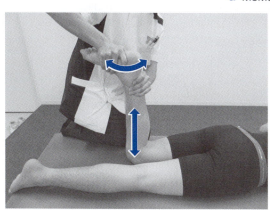

b Apley test

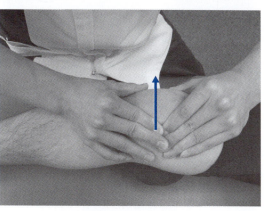

c apprehension test

▶動作分析

　　動作分析は関節不安定性がどのように動作に影響を及ぼしているか，また，どのような代償を行っているかなどを確認するための重要な評価である．ここではACL不全膝が歩行に及ぼす影響について，先行研究に加えて当院におけるデータ（VICON MXを用いて測定）を交えて述べる．

● ACL不全膝が歩行に及ぼす影響

　　膝関節前方不安定性が増加している状態の代表的な疾患にACL損傷がある．ACL不全膝が歩行に及ぼす影響については，Berchuckらが歩行立脚期の膝関節伸展モーメントを減少させた特徴的な歩行をquadriceps avoidance gaitとして報告している[7]．以降，多くの研究成果からACL不全膝における歩行の特徴として，①立脚初期（荷重応答期（LR））における膝関節伸展モーメントの低下，②立脚初期以降に生じる膝関節の伸展運動の低下などが報告されている[8,9]．膝関節の不安定性に関して，Chenら[10]はACL損傷者のLRにあたる立脚期20％では膝関節前後動揺が平均2.6mm大きく，TStにあたる立脚期70％で平均3.8mm，80％では平均5.1mm大きかったと報告している．ACLは多方向，特に矢状面上の安定性に関与するため，その機能不全により，前述した現象が生じていると考えられる．当院での歩行データ（矢状面上）を図7に示す．先行研究と同様に，膝関節の伸展運動は減少し，膝関節伸展モーメントも低下している．しかし，股関節伸展運動が減少しており，ACL不全膝では歩行立脚期の膝関節可動範囲の減少とそれに伴う股関節の伸展運動の減少が起こると考えられる．

LR：
loading response

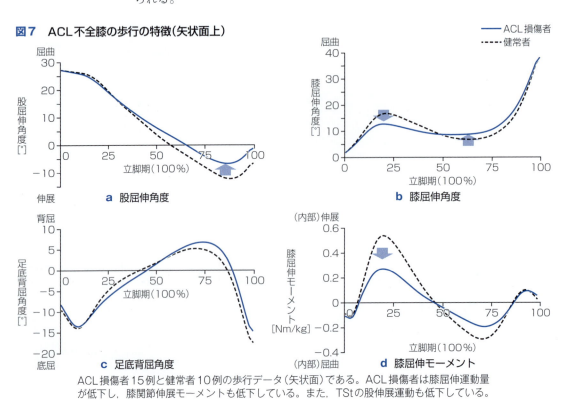

図7　ACL不全膝の歩行の特徴（矢状面上）

a　股屈伸角度
b　膝屈伸角度
c　足底背屈角度
d　膝屈伸モーメント

ACL損傷者15例と健常者10例の歩行データ（矢状面）である．ACL損傷者は膝屈伸運動量が低下し，膝関節伸展モーメントも低下している．また，TStの股伸展運動も低下している．

> **Memo** 関節モーメントとは
>
> 関節モーメントとは，身体に加わる外力が関節を回転させようとするモーメントに対して身体内部の力が発生する力のモーメントのことであり，身体内部の力が発生する力のモーメントのことを内部関節モーメント，身体に加わる外力が関節を回転させようとするモーメントを外部関節モーメントという．本項はすべて内部モーメントで表すこととする．

ACL不全膝では前方不安定性のみでなく，回旋不安定性も生じる．Fuentesら[11]は，前外側不安定性の代償によるTStにおける膝関節内旋モーメントの減少を特徴とした歩行をpivot shift avoidance gaitと報告している．一方で，膝関節の回旋角度を検討した報告では，内旋量が大きいとする報告[12,13]，内旋量が小さいとする報告[14]，変化はなかったとする報告[15]などさまざまあり，一定の見解を得ていない．当院での歩行データ（水平面上）を図8に示す．ACL損傷者は立脚初期と終期で膝関節内旋運動が低下し，TStで膝関節内旋モーメントが低下している．さらに，立脚初期において同側の骨盤前方回旋が少なく，立脚初期以降では股関節内旋運動量も低下しており，これらの代償により膝関節内旋モーメントを低下させているのではないかと考えた．つまり，ACL不全膝では，立脚期に骨盤，股関節，膝関節の回旋運動を低下させることで膝関節の前外側不安定性を代償していると思われる．また，膝関節内外旋運動や股関節内旋運動の低下は荷重時にscrew home movementが正常に生じにくくなると考えられ，膝関節伸展運動を阻害する因子になる可能性がある．

図8 ACL不全膝の歩行の特徴（水平面上）

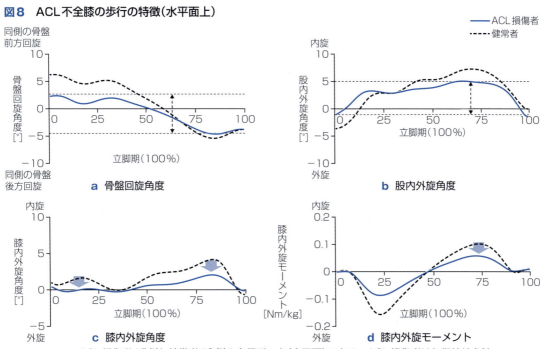

a 骨盤回旋角度
b 股内外旋角度
c 膝内外旋角度
d 膝内外旋モーメント

ACL損傷者15例と健常者10例の歩行データ（水平面）である．ACL損傷者は初期接地（IC）時に同側の骨盤前方回旋が低下し，立脚期を通して骨盤後方回旋量が低下している．また，股内旋運動や膝内外旋運動が低下し，TStでは膝内旋モーメントが低下している．

FT：
femorotibial

●ACL不全膝に伴う半月板損傷が歩行に及ぼす影響

ACL不全膝に伴う半月板損傷について

　一般的にACL不全膝では，回旋運動中心の後方移動と屈伸運動中心の大腿骨顆部前方への移動が生じるとされており[16]，正常な膝関節運動からの逸脱により半月板への負担が増加する。Finsterbushら[17]は，ACL損傷者の約35％に半月板損傷などの二次的損傷を認めたと報告し，膝関節前方不安定性と半月板損傷は密接に関連しているといえる。

　半月板の機能的役割として最も重要なことは大腿脛骨（FT）関節にかかる圧迫応力を減少させることであるが，そのほかにも関節潤滑，運動中の関節安定化などが挙げられる。したがって，ACL不全膝に半月板損傷を合併すると膝関節前方不安定性が増大することが予想できる。ACL損傷者における半月板損傷合併時の脛骨前方移動量健患差のデータを図9に示す。LM・MM損傷を合併すると膝関節前方不安定性が増大していることがわかる。

半月板損傷合併がACL不全膝の歩行に及ぼす影響

　前述したように，ACL不全膝では多くの場合で半月板損傷を合併し，半月板損傷は膝関節の不安定性に関与する。半月板損傷の有無でACL不全膝の歩行に関する研究は，Haratoら[14]やZhangら[18]が報告しており，MM損傷者では立脚初期の膝関節屈曲角度量が小さく，立脚期の膝関節内旋角度量が大きかったとしている。このことから，半月板損傷を合併すると，膝関節の回旋不安定性が増加すると考えられる。一方で，Zhangら[18]はLM損傷やMM損傷の単独合併では歩行時の脛骨前方移動量が大きく，LM損傷とMM損傷の複合合併では歩行時の脛骨前方移動量が小さかったと報告している。

　当院での歩行データ（ACL単独損傷例とLM・MM損傷合併例と健常者の比較）を図10に示す。LM・MM損傷合併例では，立脚初期の膝関節屈曲角度が最も小さく，立脚初期において膝関節内旋運動が生じていない。先行研究と併せて考察すると，MM損傷を合併すると膝関節の回旋不安定性が増加するが，LMとMMの両方を損傷すると立脚初期において膝関節の屈曲，内旋運動が低

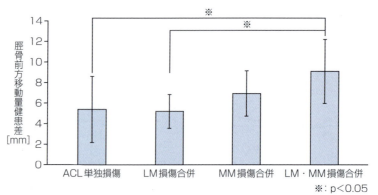

図9 半月板損傷と脛骨前方移動量健患差の関係

※：$p<0.05$

ACL単独損傷15例，LM損傷合併9例，MM損傷合併15例，LM・MM損傷合併15例に対してknee laxを用いて計測された脛骨前方移動量健患差データである。（LM・MM損傷合併例＞ACL単独損傷例・LM損傷合併例）

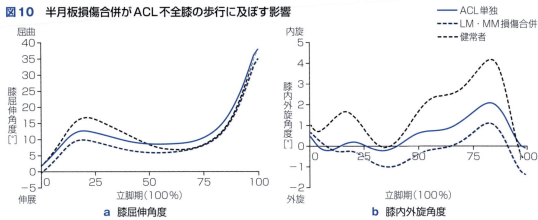

図10 半月板損傷合併がACL不全膝の歩行に及ぼす影響

a 膝屈伸角度　　b 膝内外旋角度

ACL単独損傷15例，LM・MM損傷合併15例，健常者10例の歩行データである。LM・MM損傷合併例は立脚初期において膝関節屈曲角度が小さく，膝内旋運動が生じていない。また，TStにかけての膝内旋運動も小さい。

下することを示唆している。この原因については不明であるが，当院のデータにおいて膝関節可動域に制限を認める例は存在しないことから，膝関節痛や動作時における恐怖感が影響していると考えられる。以上のことから，膝関節の安定性を評価するうえでは半月板切除術の既往を確認するとともに，半月板損傷の有無や半月板損傷に伴う膝関節痛などについての評価が必要である。

● ACL不全膝と膝OAの関係

Wadaら[19]はKellgren-Lawrence分類でgradeが低い膝OA患者ほど膝関節の前後動揺性が大きく，gradeが高いほど膝関節前後動揺性は小さく側方動揺性が大きくなると報告している。また，Hamaiら[20]はgradeⅢとⅣの患者のステップ動作時の膝関節前後動揺はACLの有無で差は無かったと報告し，Bytyqiら[21]もACL損傷の有無で歩行時の膝関節運動に差を認めていない。このことから，gradeの高い膝OA患者においては膝関節可動域の低下や骨棘形成などの影響によって膝関節前後動揺性が小さくなり，歩行中における膝関節前後不安定性の影響も小さくなると考えられる。

しかし，gradeの高い膝OA患者の膝関節可動域が必ずしも低下するというわけではない。そこで，gradeⅣの膝OA患者をACL残存群と消失群に区分し，さらに消失群は膝関節の伸展可動域制限がない者とある者に区分し，膝OAの歩行時の問題としてよく挙げられる立脚期の膝関節最大内反角度や膝関節最小内反角度と最大内反角度の差（ここではlateral thrustと定義），膝関節最大外反モーメントを調査した（図11）。結果，伸展制限のないACL消失群はlateral thrustが大きく（伸展制限のないACL消失群：6.2±2.0°，伸展制限のあるACL消失群：2.9±0.8°，ACL残存群：3.3±0.8°），膝関節最大内反角度も大きかった（伸展制限のないACL消失群：15.3±4.3°，伸展制限のあるACL消失群：10.1±6.8°，ACL残存群：8.3±3.9°）。さらに，lateral thrustが5°以上の変化量を示した割合を確認すると，伸展制限のないACL消失群で7例中6例（86％），伸展制限のあるACL消失群は9例中0例（0％），ACL残存群で15例中0例（0％）

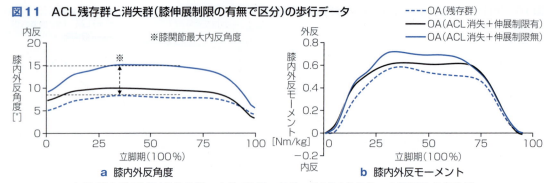

図11 ACL残存群と消失群（膝伸展制限の有無で区分）の歩行データ

a 膝内外反角度　　b 膝内外反モーメント

ACL残存群15例（男性2例，女性13例，年齢：74.8±6.2歳，大腿脛骨角（FTA）：183.1°，膝関節可動域：123.7／-2.5°），膝伸展制限を有するACL消失群8例（男性2例，女性6例，年齢：76.9±5.4歳，FTA：185.9±5.4°，膝関節可動域：114.4／-7.6°），膝伸展制限のないACL消失群7例（女性7例，年齢：74.1±6.9歳，FTA：187.0±3.3°，膝関節可動域：122.9／0°）の歩行データである。
FTAは膝伸展制限のないACL消失群がACL残存群よりも大きく，lateral thrustは膝伸展制限のないACL消失群が膝伸展制限を有するACL消失群とACL残存群と比べて大きかった。膝関節最大外反モーメントは群間に差を認めなかった。

であった。Dayalら[22]は膝関節の前後動揺性が増加した状態では，膝関節に破壊的な影響をもたらすと報告している。また，松井ら[23]は正常膝，ACL残存OA膝，ACL消失OA膝の順に脛骨の外旋変形が増大することを報告している。以上のことから，膝OA患者において膝関節伸展可動域が良好な場合は，ACL不全の影響を受け，lateral thrustに関与すると考える。

● 膝OAにおけるlateral thrust

　lateral thrustは視覚的な観察が可能であり[24, 25]，膝OAの進行要因にも挙げられる[26]。前述したように膝関節伸展可動域が良好であれば，ACL不全に伴いlateral thrustが増加する可能性がある。井野ら[27]はlateral thrustが，①LRにおける膝関節屈曲運動の低下，②急激な膝関節内反運動の増大，③脛骨回旋アライメント異常，④膝関節内反不安定性，の影響を受けると報告している。また，足関節背屈可動域の低下や股関節可動域の外旋化，体幹機能の低下の影響を受けることも報告されている[28]。このように，lateral thrustは他関節からの影響について十分に評価することが理学療法のヒントになると考える。

Clinical Hint

膝関節前方不安定性が歩行に及ぼす影響

　ACL不全が存在すると立脚期において膝関節の屈伸や内外旋の異常運動が生じる。また，膝関節伸展可動性が良好である膝OAにおいては，立脚期の膝関節内反角度の増大に関与する。さらに膝関節の運動動態の変化に対して，他関節も運動学的に代償的な変化をきたす。以上のことから，膝関節前方不安定性は膝関節の二次的損傷や膝OAの進行リスクとなる可能性がある。

膝関節不安定性がある場合の理学療法

　医学情報からACL損傷などの関節不安定性に関与する組織の損傷と損傷時期（新鮮例，陳旧例）を確認し，医学的な治療方針（ACL損傷などに対する治療と，残存する関節不安定性に起因した障害に対する治療）を検討する。膝関節不安定性により歩行時に膝関節の異常運動を引き起こし，その他の関節は膝関節運動に対して代償的な変化を示しており，そのメカニズムが患者の主訴にどのように関連しているのかを考える。残存する関節不安定性に起因した障害に対する理学療法では，膝関節運動の質的な改善に対する理学療法と膝関節運動に対して代償的に作用している他関節運動に対する理学療法を行う。

▶膝関節運動の質的な改善を目的とした理学療法

　石井[29)]は，半腱様筋，半膜様筋，薄筋，縫工筋が非荷重位でのscrew home movementを阻害する筋肉であると述べている。半腱様筋と半膜様筋は股関節屈曲，内転位で伸張し，薄筋は股関節外転，外旋位で伸張し，縫工筋は股関節伸展，膝関節90°屈曲位，内旋位で伸張する（**図12**）。

図12　膝関節運動の質的な改善を目的とした理学療法

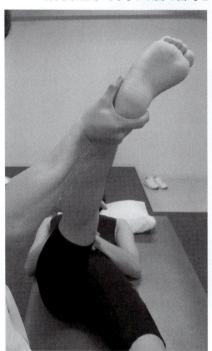

a 半腱様筋・半膜様筋

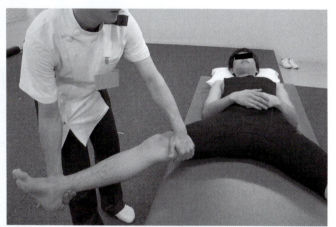

b 薄筋

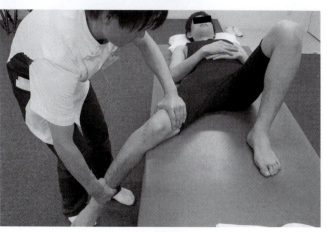

c 縫工筋

▶膝関節運動に対して代償的に作用している他関節運動に対する理学療法

　膝関節は足部，足関節などの下方からの影響と股関節，骨盤，体幹などの上方からの影響を受けやすく，動作分析などから理学療法の対象となる関節を検討する。例えば，骨盤の後傾は下降性運動連鎖の影響で股関節は外旋方向に誘導される。立脚期における股関節外旋運動は膝関節のscrew home movementや伸展運動を阻害する可能性があり，理学療法の対象となる（**図13**）。

図13　骨盤前傾運動の促通

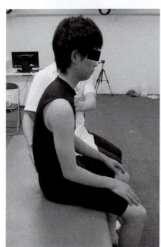 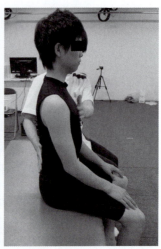

a　体幹からの誘導

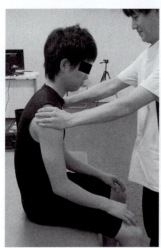 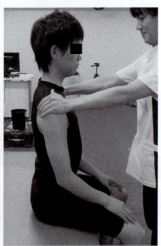

b　肩甲帯からの誘導

最初は骨盤に近い部位から丁寧な運動を誘導し（**a**），徐々に肩甲帯などのより遠位の部位から誘導する（**b**）ことで自律的な運動が行えることを目指す。

文献

1) 小林寛和,ほか:関節不安定性に対する理学療法の現状と課題.理学療法,27(11):1273-1278,2010.
2) 河原勝博,ほか:反張膝に対する歩行分析－正常および前十字靭帯損傷膝の検討－.臨床バイオメカニクス,31:415-420,2010.
3) Sharma L, et al:Curr Opin Rheumatol, 18(2):147-156, 2006.
4) 山本利春:関節不安定性のみかた.測定と評価:現場に活かすコンディショニングの科学(改定増補版),第2版,p72-80,ブックハウスHD.2004.
5) 石井慎一郎,ほか:非荷重時の膝関節自動運動におけるスクリューホームムーブメントの動態解析.理学療法科学,23(1):11-16, 2008.
6) 露口雄一,ほか:整形外科理学診療ガイド,第1版:p320-350,文光堂,1998.
7) Berchuck M, et al:Gait adaptations by patients who have a deficient anterior cruciate ligament. J Bone Joint Surg, 72(6):871-877, 1990.
8) Papadonikolakis A, et al:Compensatory mechanisms in anterior cruciate ligament deficiency. Knee Surg Sports Traumatol Arthrosc, 11(4):235-243, 2003.
9) Torry MR, et al:Mechanisms of compensating for anterior cruciate ligament deficiency during gait. Med Sci Sports Exerc, 36(8):1403-1412, 2004.
10) Chen CH, et al:Anteroposterior stability of the knee during the stance phase of gait after anterior cruciate ligament deficiency. Gait Posture, 35(3):467-471, 2012.
11) Fuentes A, et al:Gait adaptation in chronic anterior cruciate ligament-deficient patients:Pivot-shift avoidance gait. Clin Biomech, 26(2):181-187, 2011.
12) Gao B, et al:Alterations in three-dimensional joint kinematics of anterior cruciate ligament-deficient and -reconstructed knees during walking. Clin Biomech, 25(3):222-229, 2010.
13) Shabani B, et al:Gait changes of the ACL-deficient knee 3D kinematic assessment. Knee Surg Sports Traumatol Arthrosc, 23(11):3259-3265, 2015.
14) Harato K, et al:Effect of unstable meniscal injury on three-dimensional knee kinematics during gait in anterior cruciate ligament-deficient patients. Knee, 22(5):395-399, 2015.
15) Yim JH, et al:Anterior translation and rotational stability of anterior cruciate ligament-deficient knees during walking: speed and turning direction. J Orthop Sci, 20(1):155-162, 2015.
16) Gilles Bousquet:図解・膝の機能解剖と靭帯損傷.第1版,(塩田悦仁 翻訳):p104-113,協同書出版社,1995.
17) Finsterbush A, et al:Secondary damage to the knee after isolated injury of the anterior cruciate ligament. Am J Sports Med, 18(5):475-9, 1990.
18) Zhang Y, et al:Anterior Cruciate Ligament Injuries Alter the Kinematics of Knees With or Without Meniscal Deficiency. Am J Sports Med, 44(12):3132-3139, 2016.
19) Wada M, et al:Knee laxity in patients with osteoarthritis and rheumatoid arthritis. Br J Rheumatol, 35(6):560-563, 1996.
20) Hamai S, et al:In Vivo Kinematics of Healthy and Osteoarthritic Knees During Stepping Using Density-Based Image-Matching Techniques. J Appl Biomech, 32(6):586-592, 2016.
21) Bytyqi S, et al:Gait knee kinematic alterations in medial osteoarthritis:three dimensional assessment. International Orthopaedics, 38(6):1191-1198, 2014.
22) Dayal N, et al:The natural history of anteroposterior laxity and its role in knee osteoarthritis progression. Arthritis Rheum, 52(8):2343-2349, 2005.
23) 松井嘉男,ほか:変形性膝関節症における回旋変形に及ぼす前十字靭帯の役割.日本-人工関節会誌,33:237-238,2003.
24) Fukutani N, et al:Association of Varus Thrust With Pain and Stiffness and Activities of Daily Living in Patients With Medial Knee Osteoarthritis. Phys Ther, 96(2):167-175, 2016.
25) Wink AE, et al:Varus thrust during walking and the risk of incident and worsening medial tibiofemoral MRI lesions:the Multicenter Osteoarthritis Study. Osteoarthritis Cartilage:1-7, 2017.
26) Chang A, et al:Thrust during ambulation and the progression of knee osteoarthritis. Arthritis Rheum, 50(12):3897-3903, 2004.
27) 井野拓実,ほか:変形性膝関節症におけるlateral thrustのバイオメカニクスと動作分析.エキスパート理学療法1,バイオメカニクスと動作分析(福井勉,ほか編),第1版:p54-60.ヒューマン・プレス,2016.
28) 井野拓実,ほか:変形性膝関節症の病態運動学的理解と機能評価のポイント.理学療法,26(9):1078-1087,2009.
29) 石井慎一郎:荷重位におけるスクリューホームムーブメントの作り方.ブラッシュアップ理学療法(福井 勉 編集),第1版:p246-250,三輪書店,2012.

III 機能障害別マネジメント　A 局所を中心とした評価と理学療法
−障害の主要因をどのように評価し，どのような理学療法を行うか−

4 膝関節の筋機能不全

Abstract
- 膝関節は筋によって動的安定性を得ており，隣接関節には股関節・足関節が存在し，機能的に連動している反面，さまざまな要因から影響を受けやすく，筋機能不全が生じやすい。
- 表面筋電図（EMG）を用いて筋機能を評価し，臨床応用することは筋機能不全に対するマネジメントへつながり，その後の理学療法戦略の展開に有効となる。
- 変形性膝関節症（膝OA）患者は，歩行動作時の初期接地（IC）よりすでに筋機能不全が生じており，筋機能の調整には中枢神経系の要素も大きく影響を及ぼす。
- 膝OAに対する理学療法戦略としては，大腿・下腿の空間上での制御と筋収縮のタイミングや収縮形態といった筋の協調性を考慮し，動作の再構築を行うことが重要である。

EMG：
surface electromyogram

膝OA：
knee osteoarthritis

IC：
initial contact

MMT：
manual muscle testing

はじめに

　膝関節疾患における筋機能不全について，臨床現場では筋機能不全が疼痛や異常動作の原因になっている場合や，病態や症状，手術などの影響から二次的に生じた筋機能不全が疼痛や異常動作を招いていることがある。また，運動連鎖の視点から膝関節は隣接関節からの影響により筋機能不全を生じる場合もある。

　「筋機能不全」という用語は，筋緊張亢進や筋力または筋出力低下，筋活動異常などさまざまな要素の総称であるが，ここでは正常ベースとして量的および質的に逸脱している筋活動の状態を「筋機能不全」と解釈して述べていく。

　従来より，筋力の評価で用いられているMMTは筋の量的側面にすぎず，筋収縮のタイミングや収縮形態など筋の質的側面の評価までは行えない。そこで，EMGを用いて，動作時の各関節の運動がどのような筋活動の組み合わせにより制御されているのか，あるいはどのようなタイミングで筋活動が起きているのかを明らかにすることは，筋機能不全を質的側面から評価する一助となる。同時に，得られた知見を臨床場面に応用することで筋機能不全をマネジメントすることにもつながると考える。膝関節疾患のなかでも，内側型の変形性膝関節症（膝OA）は力学的要因が関与して発症，進行する。この力学的要因の背景には，身体の運動を制御する筋機能の要素も含まれ，膝OAでしばしば認められる異常歩行には筋機能不全が大きく関与している。

　したがって，本項ではまず，EMGを用いて正常ベースにおける膝関節の筋活動特性について運動連鎖の視点から述べる。次に，膝OAの筋機能不全に着目し，特に膝OAの異常歩行の要因を筋機能の側面からとらえ，先行研究の知見と比較しながら，実際の評価および理学療法について紹介していく。

膝関節に生じる運動連鎖と筋機能不全

　膝関節は大腿遠位と下腿近位から構成され，関節の動的安定性は骨形状よりもむしろ筋を含む軟部組織によって得られている。また，大腿近位は股関節，下腿遠位は足関節を構成し，機能的に膝関節のみで独立して働くことはなく，膝関節をまたぐ筋群の影響から股関節や足関節と密接に協調し，機能的連結を得ている。しかし，股関節や足関節の筋機能不全を膝関節で代償し，疼痛を招いている患者も少なくない。このことは，筋機能不全は膝関節単独で生じている場合と，隣接関節から波及して生じている場合があることを意味している。

　これを考えるには多関節運動連鎖を理解する必要があり，山岸[1]は運動連鎖について理学療法における臨床的立場から，「複数の分節が時間的・空間的に協応して合目的的かつ合理的な動作を行うことができること」と定義した。動作は多関節運動の組み合わせによって行われ，多関節運動は単関節運動の組み合わせであり，単関節運動はそれに関与する筋群の収縮によって生み出される[2]。よって，運動連鎖には筋機能による要素が不可欠である。そこで，膝関節を含む運動連鎖と筋機能の違いについて静的（立位姿勢）および動的（歩行動作）場面より紹介する。

▶静的場面における骨盤運動からとらえた下行性の運動連鎖

　矢状面における静的立位からの運動連鎖は，骨盤を後傾させると腰椎後弯，股関節伸展・外旋，膝関節屈曲，足部回外が生じる。骨盤を前傾させると逆の運動が生じる[3]。このときの大腿前面と後面の筋活動をEMGを用いて確認すると，骨盤後傾にて大腿直筋と外側広筋の筋活動が増大し，骨盤前傾にて半腱様筋（ハムストリングス）の筋活動が増大する[4]（**図1**）。

図1　静的立位姿勢における膝関節周囲筋の活動特性

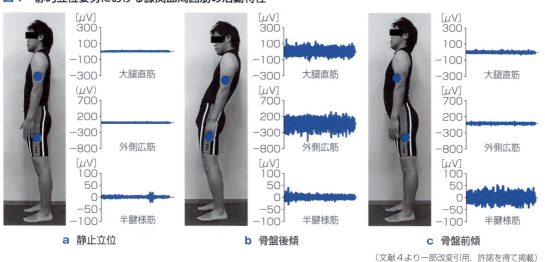

　　　a　静止立位　　　　　　b　骨盤後傾　　　　　　c　骨盤前傾

（文献4より一部改変引用，許諾を得て掲載）

▶動的場面における骨盤運動からとらえた下行性の運動連鎖

　それでは，歩行動作において骨盤前後傾の違いで大腿の筋活動に違いはあるだろうか．筆者は歩行動作時に骨盤前傾位の場合（前傾位歩行），後傾位の場合（後傾位歩行），骨盤前後傾位を規定しない場合（通常歩行）で各関節角度とEMGの比較を行った．その結果を図2，3に示す．なお，本項での歩行周期の記載はランチョ・ロス・アミーゴ国立リハビリテーションセンター（RLANRC）が提唱している定義・用語を用いて解説する[5]．骨盤後傾位の場合，立脚期を通して膝関節屈曲角度は大きいが，角度変化は小さい傾向にあった．通常歩行と比較して立脚終期（TSt）から前遊脚期（PSw）にかけての股関節伸展，足関節背屈角度は増大している．EMG波形では，立脚期を通して常に膝関節伸筋群（内側広筋，大腿直筋）の筋活動が高く，特に内側広筋の相対的筋活動が高いこと

RLANRC：
Rancho Los Amigos National Rehabilitation Center

TSt：
terminal stance

PSw：
pre-swing

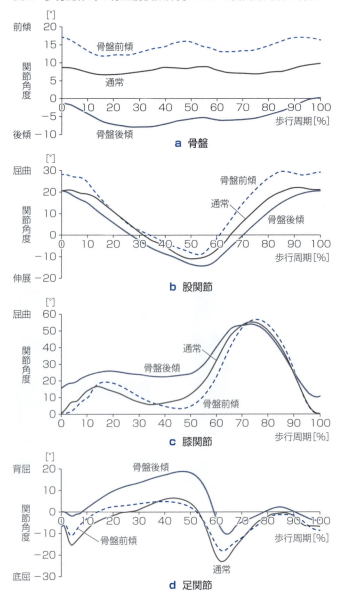

図2　歩行動作時の骨盤前後傾保持における各関節角度の特性

a　骨盤
b　股関節
c　膝関節
d　足関節

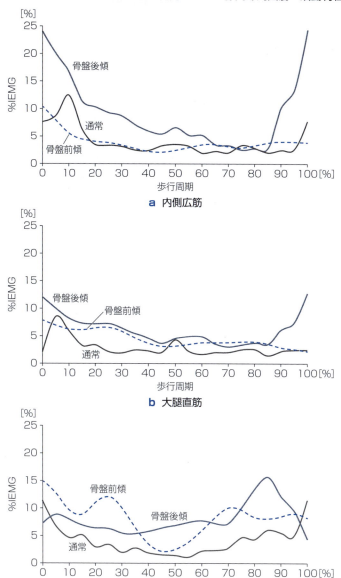

図3 歩行動作時の骨盤前後傾保持における膝関節周囲筋の活動特性

横軸は歩行周期(%),縦軸はIEMGを最大等尺性収縮時のEMGで相対化(%IEMG)した値(%)を示す。

がわかる。それに対し,前傾位歩行の場合は,各関節角度においては通常歩行とほぼ同様の波形を示しているが,筋活動においては立脚期で大腿二頭筋の筋活動が増大している。

したがって,静的・動的場面において骨盤・股関節の運動変化の影響が,膝関節運動や大腿の筋活動パターンにも影響を与えていることが明らかとなった。すなわち,膝関節疾患に対する理学療法は,膝関節のみでは十分な結果は得られず,そこには骨盤・股関節と膝関節の空間上での制御(空間的要素)といった協調性を考慮する必要があるといえる。

EMGおよび運動学・運動力学の視点からとらえた膝OAの筋機能特性

IEMG：
integrated electro-myogram

LR：
loading response

MSt：
mid stance

　膝OAにおける『理学療法診療ガイドライン』[6]の歩行動作の評価において，筋活動は推奨グレードBであり，歩行動作時の筋活動異常についての報告が多い。このことから，まず歩行動作時の筋活動の特性を理解することが重要である。そこで，EMGにて積分筋電図（IEMG）解析を用いて膝OA患者の歩行動作時の筋活動を健常者と比較した結果を図4に示す（**Memo**参照）。そこから，1歩行周期のなかでも膝関節の重要な時期であるICから荷重応答期（LR），LRから立脚中期（MSt）の特徴を運動学・運動力学の視点も含めて述べていく。

図4　膝OA患者の歩行動作時のEMG特性

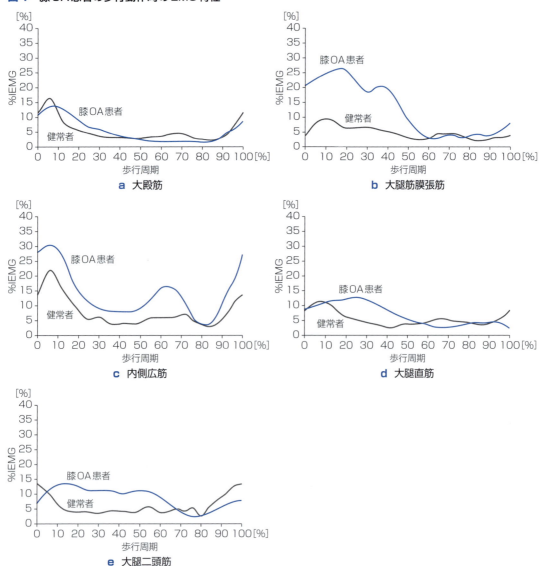

被検者はTKA術前の膝OA患者1名（60歳代女性，Kellgren-Lawrence分類grade Ⅳ）

> **Memo** **EMGの解析方法**
> IEMG解析とは，筋の総仕事量を定量化したものであり，筋出力をある程度推測することが可能である．また，EMG周波数解析とは，運動単位の活動状態（主に発火頻度）を定量化したものであり，神経系の調整機能である運動単位の活動様式をある程度推測することが可能である[7]．

▶ICからLRまでの特徴

ICからLR（歩行周期の0〜12％）では，荷重負荷が加速的に増大する力学的にきわめて重要な時期である．矢状面では，膝関節は床反力により外部膝関節屈曲モーメントが作用することで屈曲し，大腿四頭筋の遠心性収縮による衝撃吸収機構によって制御される．同時に，股関節伸筋群が外部股関節屈曲モーメントに拮抗することで股関節の安定化を図っている（**図5**）．

EMG波形をみると，健常者では1歩行周期の5〜10％で大殿筋，大腿筋膜張筋，大腿直筋，内側広筋が最大値を示し，なかでも内側広筋が最も高値であるのに対し，大腿二頭筋は減少している（**図4**）．これについて，筆者はさらに歩行動作時の立脚相の大腿と下腿の絶対座標軸上の運動学的特性について検討した．

図5 ICからLRの特徴

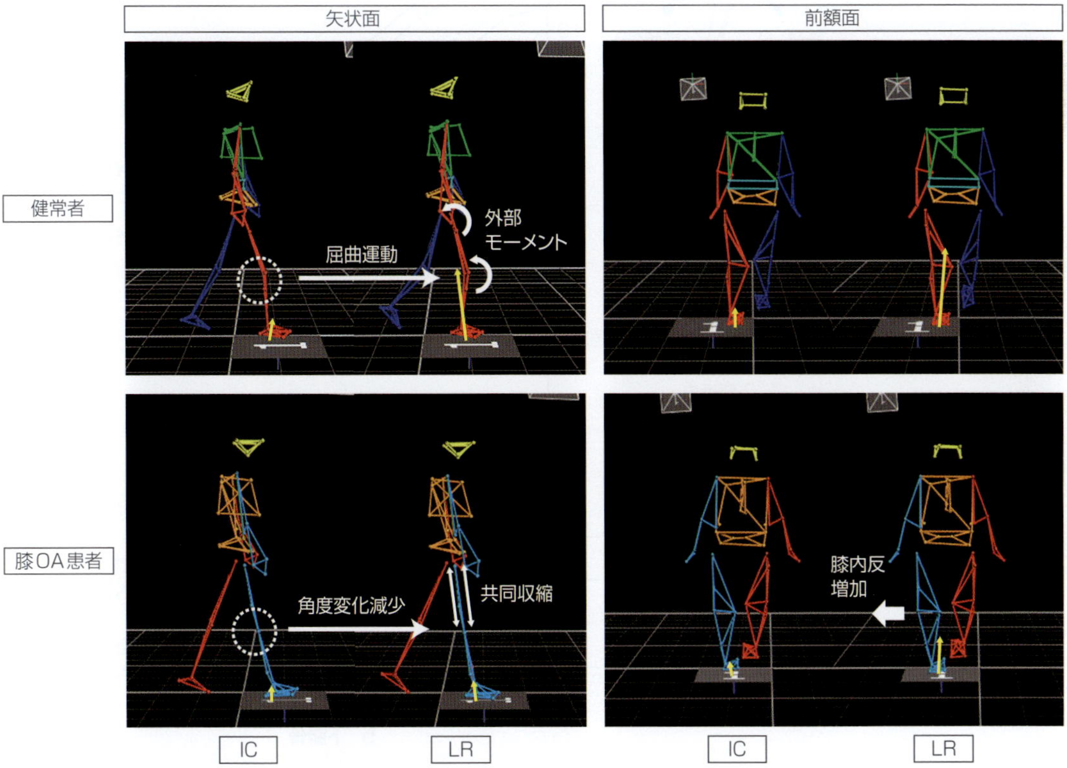

健常者（上段）：矢状面より股関節・膝関節は外部屈曲モーメントに対して，大腿四頭筋，大殿筋が拮抗することで関節の安定化を図る．
膝OA患者（下段）：共同収縮によって関節を安定させ関節角度変化が減少し，前額面ではLRで膝内反角度が増加している．

その結果，健常者はICからLRではほとんど大腿の前傾運動は生じておらず，下腿の前傾運動が生じていた（図6）。このことから，ICからLRでは大殿筋・大腿筋膜張筋が大腿を安定させ，内側広筋が下腿の前傾を制動しながら動的安定性のための役割を果たしていることが考えられる。しかし，膝OA患者の場合，健常者と比較し，同時期のEMG波形は大腿筋膜張筋，大腿直筋，内側広筋，大腿二頭筋の筋活動が増大し，大殿筋の活動は減少している（図4）。また，立脚相の大腿と下腿の絶対座標軸上においてはICからLRの大腿の安定性は低下し，両者ともに前傾運動が生じていたが，その変化量はわずかであった。『理学療法診療ガイドライン』[6]の歩行動作の評価において，筋活動に加えて下肢関節の運動学・運動力学的変化は推奨グレードAであり，膝OAは疼痛や関節弛緩性増大の補償，内側コンパートメントへの荷重を減少させるために膝関節周囲の筋による共同収縮によって膝のstiffnessを増大させ，関節の安定性を向上させることが報告されている[8-10]。これらの要因から，膝OA患者では大腿と下腿の絶対座標軸上での運動学的変化を減少させ，膝関節周囲筋の共同収縮によって関節の安定性を図っていることが考えられる（図5）。

図6 歩行動作時の大腿・下腿の絶対座標軸上の角度変化

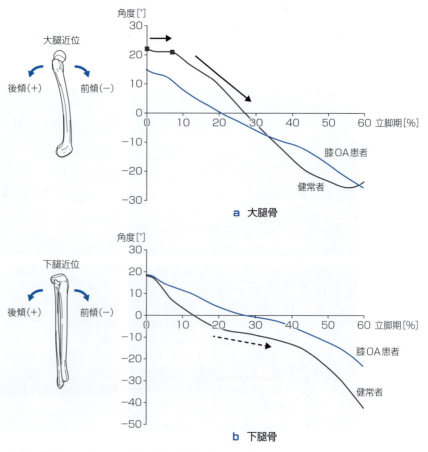

a 大腿骨

b 下腿骨

上段は大腿骨，下段は下腿骨を示す。縦軸のプラス方向は大腿・下腿の後傾方向の回転運動，マイナス方向はその逆運動を示す。健常者のICからLRでは大腿の回転運動はほとんど生じていない（■）。また，LRからMStでは逆に下腿の前傾運動は減少し（--▶），大腿の前傾運動が急激に加速する（─▶）。

▶LRからMStまでの特徴

　LRからMSt（歩行周期の12〜31％）では，両脚支持期から単脚支持期へと移行する時期であり，骨盤・体幹の安定機能が要求される。

　矢状面では股関節・膝関節は屈曲から伸展方向への運動が生じることで身体重心が上昇するが，大腿と下腿の絶対座標軸上での運動をみると，この時期はICからLRでの運動とは逆転し，下腿の前傾は減少し，大腿の前傾が急激に加速してくる（図6）。

　また前額面では，股関節内転によって膝関節の鉛直線上に身体重心が近づき，股関節外転筋群によって骨盤・股関節を制御する（図7）。膝関節には腸脛靭帯が股関節外転筋群の筋活動を通して外側支持機構により，安定化を図っている。しかし，膝OA患者では，単脚支持への移行期にlateral thrustを認める。この要因として，下腿の外側傾斜の増加と股関節内転運動の減少が関与していることが考えられる（図7）。

　EMG波形では，共同収縮が続き，特に大腿筋膜張筋の筋活動が高く要求されている（図4）。共同収縮は1歩行周期を通して立脚期で最も高く[11]，特にLRと単脚支持期でより高い筋の共同収縮を生じる[12]。また，重症度や下肢アライメント，膝関節内側弛緩性の程度および状態に関係なく，膝関節外側の筋の共同収縮，筋活動の大きさおよび継続時間が増大するといった特徴がある[13]。

図7　LRからMStの特徴

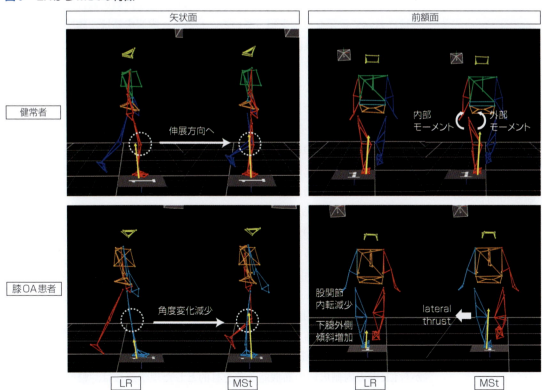

健常者（上段）：前額面より外部股関節内転モーメントに対して股関節外転筋群が内部股関節外転モーメントに寄与することによって骨盤・股関節を制御している。
膝OA患者（下段）：LRより股関節内転運動が減少し，下腿の外側傾斜の増加からMStでlateral thrustを認める。

KAM：
external knee adduction moment

よって，歩行分析から筋機能の評価を行う場合，「筋の収縮能力（筋の活動性を高めている能力）」に加え，「筋の弛緩能力（筋の活動性を下げる能力）」の評価も重要である[7]ことがいえる。

以上のことから，歩行動作における膝関節の重要な役割は，ICの衝撃吸収機構であり，この時期は外部膝関節内転モーメント（KAM）の第1ピークに相当する（**Memo**参照）。膝OAではこの時期のメカニカルストレスの軽減を図る理学療法戦略が重要となる。そこで，膝OAにおけるICの衝撃吸収機構の特性について，筋機能と床反力の視点からさらに詳細に紹介し，筆者の知見を交えながら臨床応用の見解について以下に述べる。

> **Memo　KAM**
> KAMは，歩行動作時の膝関節内側コンパートメントへの力学的要因を反映し[14]，なかでもKAMの第1ピークは膝OA進行の危険因子[15]とされている。

歩行動作におけるICの衝撃吸収機構の特性

▶筋機能からみたICの衝撃吸収機構の特性

歩行動作時のICからLRでは大腿四頭筋による遠心性収縮が重要であり，なかでも広筋群は膝関節の安定性に関与しており，特に内側広筋は膝関節最終伸展域において重要な役割を担っている。しかし，内側広筋は，膝関節に炎症が生じると関節内の腫張に伴い反射性筋萎縮が生じ[16]，筋力低下を起こしやすい。また，Hortobagyiら[17]は，膝OA患者は筋の収縮形態に関して等尺性収縮や求心性収縮よりも，遠心性収縮の低下が著明に起こっていたと報告している。

そこで，筋の収縮形態を考慮するには筋線維タイプを踏まえることが重要となる（**Memo**参照）。そこで筆者らは，EMG周波数解析にて，歩行動作時の内側広筋の筋機能特性の検討を行った。その結果，健常群でのみICからLRに相当する0〜15％でHTRは有意に増加し，%IEMGは有意に減少した（**図8**）。この時期では内側広筋には遠心性収縮が要求され，運動単位の動員に比して発火頻度の比率が高まるため%IEMGは減少し，HTRが増加したことが考えられる。また，重度膝OA群は1歩行周期において相対的に高い筋活動量が要求されていることが明らかとなった（**図8**）。したがって，ICからLRでは健常群のみ選択的にtypeⅡ線維の運動単位を増加させ，遠心性収縮が要求されていることが示唆された。

HTR：
high frequency band/total power ratio

以上のことから，内側広筋の筋機能特性は膝OAの重症度が進行することによって，軽度膝OA群では筋の収縮形態といった質的変化が生じ，重度膝OA群は筋の量的および質的変化が生じていることが示唆された。すなわち，ICからLRでの内側広筋の筋機能改善を目的とした理学療法は，軽度OA患者に対しては筋の収縮形態を重視し，重度OA患者に対しては筋の活動量の調整を行った後，収縮形態を考慮する必要がある。

図8 歩行時の内側広筋の量的および質的な筋機能特性

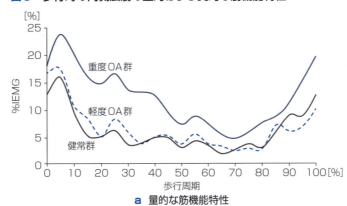

a 量的な筋機能特性

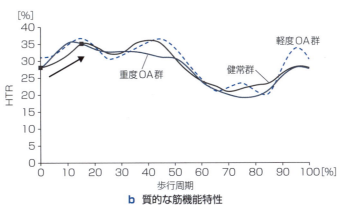

b 質的な筋機能特性

HTR（%）とは，周波数帯域を低周波帯（low frequency band：LFB）20〜45 Hz，高周波帯（high frequency band：HFB）81〜200 Hzの2つに分類し，内側広筋のLFBとHFBのパワー密度の総和（total power）に対するHFBのパワー密度比（HFB/total power ratio）をHTRと定義した．

%IEMGにおいて健常群と軽度OA群の間に差は認められなかったが，重度膝OA群は他2群と比較し，相対的に高い筋活動量が要求されている．HTRは健常群のみ歩行周期の0〜15%（■の箇所）で有意に増加した．

> **Memo** 筋線維タイプの特徴
>
> 　筋の組織学的要因からみたエネルギー代謝から筋線維タイプの特徴とは，typeⅠ線維は収縮力は小さいが，持久系の運動に適している．一方，typeⅡ線維は収縮力が大きく，収縮速度の速い瞬発系の運動に適している[18]．支配する運動単位の活動は，typeⅠ線維は低周波帯，typeⅡ線維は高周波帯を反映する[19]．ICからLRでは1歩行周期時間にして約0.12秒で，この一瞬のうちにいかに大腿四頭筋の遠心性収縮時にtypeⅡ線維をより多く動員できるかが鍵となる．

▶床反力からみたICにおける衝撃吸収機構の特性

　床反力の前後成分より1歩行周期中では歩行スピードの減速と加速が繰り返され，ICからLRでは歩行スピードは減速を示す(**Memo**参照)．このとき，床からの衝撃力を受け続けた時間の積の総和を力積値とよぶ．筆者らは，膝OA患者の歩き始め動作における床反力前後成分力積値について検討した．その結果，膝OA群は，IC時の床からの衝撃力を小さくし，前方への加速の制動を最優先させることで後方成分の力積値が増える結果，立脚後期での推進力を十分に発揮できず，立脚時間を延長させることで歩行スピードを維持している可能性が示唆された(**図10**)．

　この結果を，**図8**と合わせて考えてみると，膝OA患者はIC直前より床から受ける衝撃力を小さくしようとするメカニズムが働いていることで，ICからLRでの膝関節の遠心性収縮による衝撃吸収機構が低下していることが考えられる．このことから，ICからLRでは膝関節伸筋群の相対的筋活動量を増大させることによって，関節の安定性を高め，立脚時間を延長させながら床からの衝撃力を小さくさせているのではないだろうか．一方，歩行スピードを減少させることはKAMの第1ピークの低下へとつながる[20]が，歩行スピードの減少に伴って立脚時間が延長する場合は，KAMの力積値は増大する可能性があり，これは膝OAの臨床症状を反映するとされている[21]．つまり，膝OAの臨床症状の改善にはICからLRでの膝関節の衝撃吸収機構の再構築，ICにおけるKAMの第1ピークの低下を図り，前方への加速度を維持したまま立脚後期へとつなげる必要がある．

Memo　歩行動作時の床反力前後成分

　歩く方向を前後方向と規定すると，この前後方向(前方向をプラス)の床反力成分により歩行スピードは左右される．床反力は身体重心に向かって作用するのでICからMStにかけてはマイナス値(進行方向とは逆向きに力が作用)，MStからPSwにかけてはプラス値(進行方向と同方向に力が作用)を示している(**図9**)．つまり，マイナス値を示せば歩行スピードの減速，プラス値を示せば歩行スピードの加速を意味する．

図9　歩行動作時の床反力前後成分

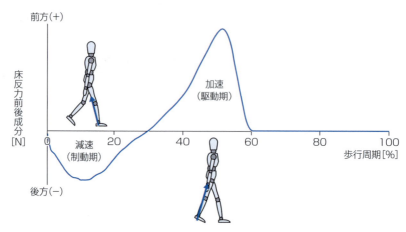

ICからMStにかけてはマイナス値(減速)，MStからPSwにかけてはプラス値(加速)を示す．

図10 歩行動作時の床反力前後成分力積値の特性

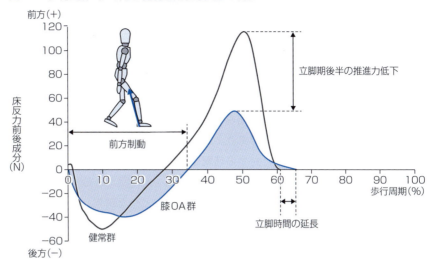

後方成分の面積を制動期，前方成分の面積を駆動期と規定した。膝OA群は駆動期と立脚時間で有意差を認め，ICでの前方制動を行うことで立脚時間を延長させ歩行スピードを維持していることが示唆された。

術後における膝関節の筋機能不全

TKA：
total knee arthroplasty

SKG：
stiff-knee gait

　例えば，膝OAにより人工膝関節全置換術（TKA）が施行された場合，術後早期より疼痛に伴い防御的に膝関節周囲筋の筋緊張が亢進することをしばしば経験する。これは，膝関節伸筋群と屈筋群の同時収縮が生じている状態であるが，これには脊髄反射が関与しており，屈曲反射により特に膝関節屈筋群が選択的に収縮され膝関節を軽度屈曲位に固定させてしまうという特徴をもつ。これらが持続することで，「膝運動・歩行動作＝疼痛」といった中枢神経系の身体イメージが逸脱し[22]，動作を行う際に疼痛が生じないように下肢を固定化あるいはパターン化された姿勢・動作へとつながり，SKGを引き起こす。SKGは，手術対象となる重度OA患者においては術前からすでに生じており，術後も長期的に残存する[23,24]。したがって，術後のSKGを改善するためには，単に膝関節に対する可動域拡大や筋力増強運動のみではなく，筋緊張の調整を行った後，長期的に効果を持続させるためには中枢神経系も考慮した動作の再構築が必要である。

膝関節の筋機能不全に対する評価の実際

▶筋機能不全に対する評価の考え方

　臨床現場において，筋機能不全が生じている患者の多くは，病態由来の症状に起因して生じ，長期的な経過を経ている場合や，術後に生じている場合が多い。よって，筋機能不全に関連している病態の把握や組織の同定を行うことは同時に膝関節をマネジメントすることにもつながる。なかでも，膝OAは退行変性疾患であり，進行に伴いアライメント変化が生じ，長期的な慢性疼痛や罹患関節に対する筋緊張の適応不全によって偏った筋群のみの収縮により，固定化された姿勢・動作パターンが構築される。それが繰り返し続くことで，筋の長さや張力，筋緊張の異常へとつながり，筋自体の変化や歩行動作時の筋活動やタイミング，持続時間に変化が生じ筋の協調性の低下が生じる。

　また，術後においては疼痛の軽減が図られたにもかかわらず，術前と同様の姿勢・動作や筋活動パターンが生じている場合がある。これは，中枢神経系において長期間かけて構築された姿勢・動作や筋活動パターンが身体イメージを変容させ[22]，術後も発動しやすくしている結果である。したがって，筋機能の評価は，MMTなどの量的側面の評価に加えて，筋の緊張状態や長さ，収縮形態などさまざまな視点から筋の個別的・質的側面の評価を中枢神経系の要素も加味して実施する必要がある。それが歩行動作への影響として，膝関節局所の問題が大きいのか，それとも近隣関節の問題なのか，または身体全体の問題なのかを明らかにすることが重要となる（**Clinical Hint**参照）。

 Clinical Hint

筋力の評価は量的側面と質的側面から行う必要がある

　筋力の代表的な評価方法としてMMTが挙げられるが，これは筋の量的な要素にすぎず，空間的・時間的といった筋の質的な要素は含まれていない。例えば，端座位より骨盤後傾位で膝関節伸展運動をした場合，中間位と比較して十分な膝関節伸展筋力を発揮することができない。これが，歩行動作になると「動的場面における骨盤運動からとらえた下行性の運動連鎖（p98）」で述べたように，骨盤の肢位が筋活動に対して異なる影響を及ぼす。このように，単関節運動時の筋収縮の強さやタイミング，アライメントの状態を評価したうえで，それが多関節運動時にどのような問題を招いているのかを評価する必要がある。

▶評価方法の実際

　適切な評価から理学療法へとつなげるためには，多角的な視点から情報収集を行い，その情報を一つずつ整理し，統合して解釈する能力が求められる。歩行分析から評価・理学療法へと展開していく場合，医学的情報などを把握したうえで，1歩行周期のどの時期で異常が生じているのかを視覚的に運動学・運動力学の観点からまず推測する。それとともに問診から症状や訴えを具体的に聴取し，筋機能に対する評価から歩行分析との関連性を導き出し理学療法の方針を立てていく。

　評価結果より，膝関節の影響が大きく考えられた場合，その症状・訴えに再現性があるかを確認しながら仮説を立てていく。症状に再現性がある場合は，

そこにはメカニカルストレスとなる要因が存在することが推察される。膝関節の評価として，膝蓋跳動や大腿周径から腫脹や筋萎縮の確認を行う。その後，関節可動域についてend feelを基に評価し，制限があった運動方向に影響を与えている筋に対して，個別に圧痛や筋緊張の状態，筋の長さテストを行い，詳細に制限因子の検証を行う。筋力の評価では，MMTに加えて広筋群による膝最終伸展時のextension lag（膝自動伸展不全）の確認を行う。ヤンダ[25]はマッスルインバランスを硬く短縮しやすい筋群（緊張性システム）と抑制の傾向にある筋群（相動性システム）の障害された関係性として概念化した。筋の硬さは特定の筋の過活動を導き，抑制あるいは再プログラミングによって活動すべき筋が活動しなくなる[25]。これは，拮抗筋が優位となることで，主動作筋は抑制され，筋出力の低下を招くことを意味している。そのため，筋出力の低下または筋力の低下が何によって生じているのかを判断することが重要となる。

　動的評価においては，目的動作を達成するための課題動作を提示し，空間上における近隣関節との協調性の評価を行う（**Clinical Hint**参照）。

Clinical Hint

近隣関節との協調性の評価

　協調性の評価として，片脚立位動作やスクワット動作などが挙げられ，まずは視覚上で動作を観察する。次に，どのような動きになったときに症状が出現するのか，動作時の不安定性が増すのかといったところを確認する。そのうえで，膝関節へ影響を与えている因子が体幹または股関節や足関節なのか，もしくは膝関節自体による問題なのかを各方向へ徒手的に誘導や筋収縮を加え再度動作を確認しながら検証していく。そこで，症状の軽減や動作の安定性が得られた場合，協調性が図れたと判断し理学療法を進めていく。

膝関節の筋機能不全に対する理学療法

▶筋・筋膜の柔軟性・滑走性および伸張性改善を目的としたアプローチ

　筋は筋膜などの非収縮性組織と収縮性組織から構成され，どちらの組織においても筋緊張と筋の長さの問題は生じる[26]。非収縮性組織に対しては，徒手的に筋モビライゼーションや筋膜リリースなどで柔軟性や滑走性の改善を図る。筋の長さによる可動域制限の場合は収縮性組織の要因が大きく，ストレッチを行い筋の伸張性を改善した後，筋の走行に沿って正しい運動方向に反復的な自動介助運動，自動運動を段階的に行っていく。収縮性組織の過緊張の場合は，Ｉｂ抑制を用いた筋のダイレクトストレッチなども効果的である。

▶大腿四頭筋トレーニング

　大腿四頭筋セッティングでは，大腿と下腿を下方へ回転運動させることで膝関節伸筋群が収縮し，膝蓋骨が上方へ牽引されるのをまず確認する（**図11a**）。次に，大腿遠位の下に枕を置き，軽度膝屈曲位から膝関節最終伸展位まで自動介助で選択的に内側広筋の収縮を導く。なお，大腿四頭筋セッティングを行う際には開始肢位への配慮も重要である（**図11b**）。

図11 大腿四頭筋セッティング

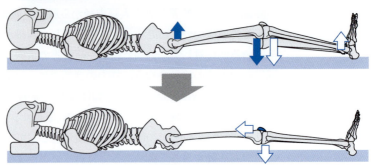

a 理想的なセッティング

大腿近位と下腿遠位は固定し，大腿遠位と下腿近位を下方への回転運動で膝関節伸筋群を収縮させ，膝蓋骨が上方へ牽引されるのを確認する．

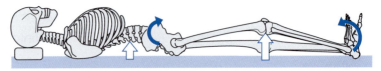

b 開始肢位が不良なセッティング

腰椎前弯や骨盤前傾位が強い場合は，股関節と膝関節は屈曲し膝関節伸筋群の収縮は十分に期待できないため，開始肢位の確認が必要となる．

▶歩行周期の各時期を想定した運動学習

　膝OAは，疼痛などの影響から長期的に筋機能不全を招いており，正常の身体イメージから逸脱した歩行パターンがプログラムされている．この場合，単なる"歩行(walk)"ではなく，"意識を反映"させた適切な"歩行(gait)"動作の指導が，知覚情報システムの再形成と運動学習プログラムの再編成のために重要である[27]．したがって，各時期を想定した歩行練習を意識し反復して行うことで筋活動パターンの適正化につながり，中枢神経系に対する新たな身体イメージの再編成へつながると考える．以下に，具体的な練習方法を紹介する．

●ICからLRを想定した歩行練習

　ICの際，膝OA患者は足底を床へ置くように接地し，下肢の共同収縮を誘発することで，立脚時間の延長につながってしまう．そこで，ICの瞬間は床反力入射角度を考慮し，入射角度をやや前傾させることを意識して接地する（**図12**）．そのままLRを意識し，股関節・膝関節伸筋群の筋収縮を確認し大腿の固定と下腿の前傾を制御しながら行う．

図12 ICからLRを想定した歩行練習

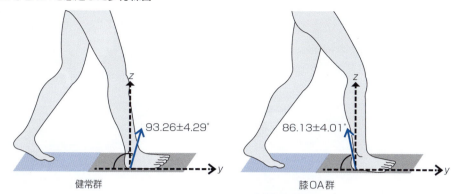

a ICにおける床反力入射角度の結果

筆者らはIC時の床反力入射角度について，90°以下を制動，90°以上を駆動と規定して検討した結果，健常群では駆動，膝OA群では制動を認めた．膝OA群ではICした瞬間より減速していることが認められた．なお，zは床反力鉛直成分，yは床反力前後成分を示す．

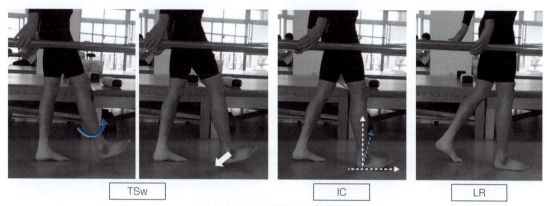

b ICからLRを想定した歩行練習

aの結果を踏まえて，下肢を前方へスイングさせIC時の床反力入射角度を意識して，遊脚終期（TSw）からICする際に踵が床面へ接地する位置を一度オーバーラップし，踵で床面をわずかに後方へ少し滑らせるように目的位置へ接地し前方への速度を維持し，そのままLRへとつなげる．

TSw：
terminal swing

●LRからMStを想定した歩行練習

LRからMStでは，大腿の前傾とともに身体重心の上昇を図る．したがって，広筋群の収縮で下腿の前傾を抑制しつつ，股関節伸筋群の収縮で大腿を前傾へ誘導させながら，上半身質量中心の前上方移動を行う（図13）．この時期は，大腿と下腿の空間上での制御（空間的要素）と筋収縮のタイミング（時間的要素）といった協調性の要素が必要となる．

●TStからPSwを想定した歩行練習

SKGはTStからPSwでしばしば観察される．この時期の反対側はMStへの移行期であり，単脚支持期で安定して支持することで，遊脚側の筋緊張は抑制される．そこで股関節を屈曲させ，前足部で軽く荷重する意識で行う（図14）．これにより，膝関節周囲筋の筋緊張の調整が行われ，膝関節運動が生じやすくなる．

図13 LRからMStを想定した歩行練習

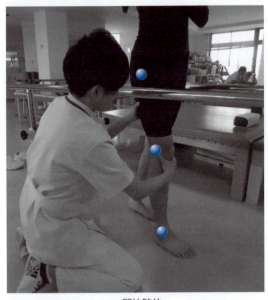
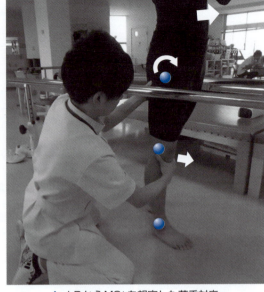

a 開始肢位　　　　　　　　　　　　　　　b LRからMStを想定した荷重対応

セラピストは大腿近位と下腿近位を把持し（a），広筋群の収縮とともに下腿近位を徒手で制御し，股関節伸筋群の収縮で大腿骨近位を前傾方向へ誘導させながら，上半身質量中心の前上方移動を行う（b）。

図14 TStからPSwを想定した歩行練習

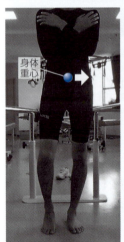
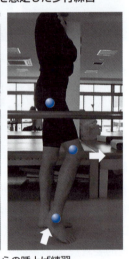
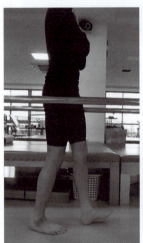
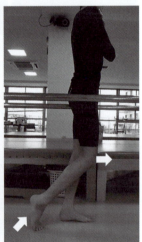

a 静的立位からの踵上げ練習　　　　　　　b PSwを想定した荷重対応

身体重心の側方移動に伴い，荷重を左下肢へと移動させ膝関節は伸展位で保持し，右下肢は筋緊張を抑えて，大腿骨を動かし前足部へ軽く荷重する。

身体重心の前上側方移動に伴い荷重を右下肢から，左下肢へと移動させる．左下肢はLRからMStを想定し，右下肢はTStからPSwを想定して行う。このときも同様に左下肢へ荷重を移動した際に，右下肢の筋緊張を抑えて，前足部へ軽く荷重する。

文献

1) 山岸茂則：運動連鎖とは?. 実践MOOK・理学療法プラクティス, 運動連鎖－リンクする身体（嶋田智明, ほか 編）：2-7. 文光堂, 2011.
2) 木藤伸宏, ほか：筋力トレーニングの基本. PTジャーナル, 42(2)：135-146, 2008.
3) 福井 勉：膝関節. 整形外科理学療法の理論と実際（山嵜 勉 編）：84-114, メジカルビュー社, 2002.
4) 山田英司：膝スポーツ理学療法と運動連鎖, 臨床スポーツ医学, 30(3)：261-267, 2013.
5) Götz-Neumann K：観察による歩行分析（月城慶一, ほか訳), p5-80, 医学書院, 2005.
6) 理学療法診療ガイドライン部会：理学療法診療ガイドライン 第1版. 日本理学療法士学会ホームページ, 2011.
7) 加藤 浩, ほか：股関節疾患による異常歩行とその分析. 動画で学ぶ異常歩行の分析, 理学療法, 26(1)：123-137, 2009.
8) Lewek MD, et al：Control of frontal plane knee laxity during gait in patients with medial compartment knee osteoarthritis. Osteoarthritis Cartilage, 12(9)：745-751, 2004.
9) Zeni JA, et al：Dynamic Knee joint stiffness in subjects with a progressive increase in severity of knee osteoarthritis. Clin Biomech(Bristol, Avon), 24(4)：366-371, 2009.
10) Dixon SJ, et al：Knee joint stiffness during walking in knee osteoarthritis. Arthritis Care Res, 62(1)：38-44, 2010.
11) Hubley-Kozey C, et al：Muscle co-activation patterns during walking in those with severe knee osteoarthritis. Clin Biomech(Bristol, Avon), 23(1)：71-80, 2008.
12) Schmitt LC, et al：Influences on knee movement strategies during walking in persons with medial knee osteoarthritis. Arthritis Rheum, 57(6)：1018-1026, 2007.
13) Mills K, et al：A systematic review and meta-analysis of lower limb neuromuscular alterations associated with knee osteoarthritis during level walking. Clin Biomech(Bristol, Avon), 28(7)：713-724, 2013.
14) Zhao D, et al：Correlation between the knee adduction torque and medial contact force for a variety of gait patterns. J Orthop Res, 25(6)：789-797, 2007.
15) Miyazaki T, et al：Dynamic load at baseline can predict radiographic disease progression in medial compartment knee osteoarthritis. Ann Rheum Dis, 61(7)：617-622, 2002.
16) Iles JF, et al：Reflex actions of knee joint afferents during contraction of the human quadriceps. Clin Physiol, 10(5)：489-500, 1990.
17) Hortobagyi T, et al：Aberrations in the control of quadriceps muscle force in patients with knee osteoarthritis. Arthritis Rheum 51(4)：562-569, 2004.
18) 加藤 浩：筋協調性と理学療法の結びつきを見直すヒント. 筋骨格系理学療法を見直す（対馬栄輝 編）：93-111.文光堂, 2011.
19) 永田 晟：筋と筋力の科学-筋収縮のスペクトル解析：79-86, 不昧堂出版, 1984.
20) Robbins SM, et al：The effect of gait speed on the knee adduction moment depends on waveform summary measure. Gait Posture, 30(4)：543-546, 2009.
21) Kito N, et al：Contribution of knee adduction moment impulse to pain and disability in Japanese women with medial knee osteoarthritis. Clin Biomech(Bristol, Avon), 25(9)：914-919, 2010.
22) 松尾 篤：運動イメージ・運動観察を利用した治療戦略. 極める変形性膝関節症の理学療法 保存的および術後理学療法の評価とアプローチ（斉藤秀之, 加藤 浩, ほか編), p237-250, 文光堂, 2014.
23) 倉林 準：変形性股関節症患者における歩行の特徴 - Kineticsによる解析 -. 臨床バイオメカニクス, 32：413-419, 2011.
24) Benedetti MG, et al：Muscle activation pattern and gait biomechanics after total knee replacement. Clin Biomech, 18(9)：871-876, 2003.
25) Phil Page, et al：ヤンダアプローチ マッスルインバランスに対する評価と治療.（小倉秀子 監訳), 三輪書店, 2013.
26) 木藤伸宏：中高年膝スポーツ障害に対するリハビリテーション. 下肢のスポーツ障害 - 押さえておきたい病態・評価・治療とリハビリテーション -, MB Med Reha, 182：45-53, 2015.
27) 加藤 浩, ほか：運動連鎖からみた変形性股関節症と理学療法. 運動連鎖と理学療法, 理学療法, 31(8)：816-828, 2014.

Ⅲ 機能障害別マネジメント　B 他部位からの影響の評価と理学療法
―影響発生源をどのように特定するか―

1 足部・足関節機能からの影響の評価と理学療法

Abstract
- 足部・足関節機能障害が膝関節へどのように影響を与えるかについて，解剖学・運動学・運動力学的知見を交えながら述べる。
- 臨床判断の指標について，研究報告を交え，問診，疼痛の検査，動作観察に関連し，足部・足関節機能評価の項目を整理し，足部・足関節機能の評価方法の実際について述べる。

はじめに

　膝関節疾患およびそれに起因する膝関節障害に関連またはそれを助長する因子として，足部・足関節の機能障害がある。足部・足関節は身体最尾方に位置し，直接的に地面と接するために，床反力の向きや強さを決定することや剛性・柔軟性を司り，上位体節である膝関節に影響を与える。

　本項では，足部・足関節機能が膝関節へ及ぼす影響を解剖学的・力学的に解説した後に，実際の臨床において，どのようなプロセスで臨床判断を行っているか，または評価を具体的にどのように行うかに焦点を当てて紹介する。

足部・足関節機能が膝関節へ及ぼす影響

　足部・足関節は身体最尾方に存在するため，荷重下での条件では，隣接している膝関節に解剖学的・力学的影響を与えている。足部・足関節が有する機能として，①身体の土台としての可動機能，②衝撃吸収・支持機能，③路面状況や支持基底面の状況を伝達するセンサーとしての機能が挙げられ，それらの機能と膝関節機能の関連について以下に解説していく。

▶①土台としての可動機能（下腿の傾斜の制御）

　足部・足関節は荷重下では唯一地面と接する。荷重下の運動では，足部を支点とし下腿が傾斜することで，効率よく支持基底面内へ身体重心を制御することが可能となる[1]（**図1a**）。仮に下腿の傾斜が制限されれば，当然ながら，支持基底面への重心の制御を上半身質量中心の変位で対応せざるをえない状況となる（**図1b**）。このような条件では，上半身質量中心の位置が限局され，膝関節への画一的な力学的ストレスが生じることとなる。それにより，荷重時の下腿の外側傾斜の制限の場合は，前額面上外反ストレスが加わり，膝関節の外側コンパートメントでは，関節に対しての圧縮力が増加し，一方で膝関節の内側方を支持する内側側副靱帯（MCL）や縫工筋，薄筋，半腱様筋に過剰にストレスが加わることになる（**図2a**）。

　逆に下腿の外側傾斜が過剰な場合（**図1c**）は，膝関節の内側コンパートメントで圧縮力が増加し，一方で膝関節の外側方を支持する外側側副靱帯（LCL）や

MCL：
medial collateral ligament

LCL：
lateral collateral ligament

腸脛靭帯，大腿二頭筋に過剰にストレスが加わることとなる（図2b）。

図1　下腿の可動方向と上半身の関係

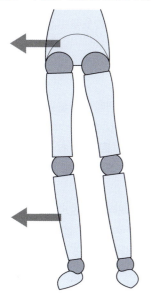
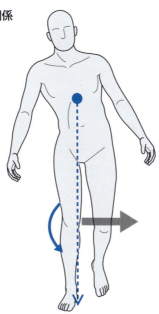
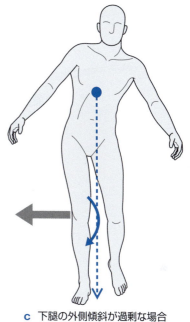

a weight shift時の下腿の傾斜
支持側下肢では，足部を支点として下腿が外側に傾斜し，骨盤帯が外側方向へ移動する[1]。

b 下腿の外側傾斜が阻害された場合
支持側下肢への重心移動が行われ，床反力線が膝関節中心より外側に変位し，膝は外反ストレスを受けることとなる。

c 下腿の外側傾斜が過剰な場合
対側への重心移動が行われ，床反力線が膝関節中心より内側に変位し，膝は内反ストレスを過剰に受けることとなる。

図2　下腿の外側傾斜の制限または不安定性（過剰な外側傾斜）と膝関節への構造に対するメカニカルストレス

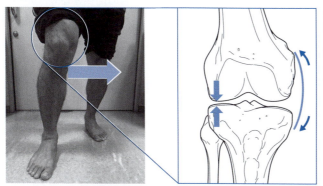

外側コンパートメントでは圧縮力，内側組織には伸張ストレスが生じる。内側では，縫工筋，薄筋，半腱様筋の遠心性収縮およびMCLの緊張を強いられる。下腿の内側傾斜（膝外反）はMCL損傷の危険因子であることが報告されている[2]。

a 下腿の外側傾斜が制限された場合

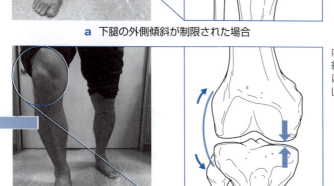

内側コンパートメントでは圧縮力，外側組織には伸張ストレスが生じる。外側では，大腿二頭筋の遠心性収縮および，LCLの緊張を強いられる。

b 下腿の外側傾斜が過剰な場合

この下腿の傾斜は主に、距腿関節・距骨下関節を中心とした複合的な可動によって決まる。それらに制限が生じれば、近位に位置する膝関節へ力学的または解剖学的にストレスが生じることとなる。図1，2では前額面上を例に挙げたが、矢状面上での下腿の制限が生じれば、同様に上半身の質量中心を変位せざるをえない状況となる。

▶②衝撃吸収・支持機能

足部・足関節は、荷重下において自重を常に支持し、同時に衝撃吸収を図っている。力学的視点から考えると剛性・柔軟性という相反する2つの機能が要求される。その際に重要な役割を果たすのがアーチ構造（図3）であり、ビームモデルとトラスモデルに代表される[3]。アーチ構造は、内・外側の縦アーチ、横アーチからなる。

縦アーチの静的なサポートとして、足底腱膜・長足底靱帯、短足底靱帯、スプリング靱帯があり、それらを切除すると足部アーチの剛性が25％低下するといわれている[4]。また横アーチは、長腓骨筋と後脛骨筋によるクロスサポートメカニズムにおいて保持される[5]。未固定凍結標本8足に対して、軸荷重を行った長腓骨筋の牽引条件では、牽引なし条件と比較して内側縦アーチの低下が減少したことを報告している[6]。このことから長腓骨筋は、横アーチの保持に加え前述の縦アーチにも寄与していると考えられる。

次に衝撃吸収の解剖学的なメカニズムについて述べる。まず、衝撃吸収の際には距骨下関節回内に伴うアーチ下降のメカニズムが重要となる。距骨下関節が回内すると距骨と踵骨の位置関係が上下から左右の関係となり、かつ立方骨の位置が変化し[7]アーチが下降できると考えられる（図4）。アーチが下降した際には、距骨の前踵骨関節面が、踵骨の前距骨関節面から底側に逸脱し、距骨頭の一部を底側踵舟靱帯が支える[7]。すなわちこの靱帯による支持が、衝撃吸収の一端を担うと推察される。また、底側踵舟靱帯のすぐ底側には後脛骨筋の腱が走行し、底側踵舟靱帯とともに遠心性に距骨の尾方への落ち込みを支える（図5）。後脛骨筋の張力が減少すると内側縦アーチが降下する[8]といわれている。

図3　アーチの高位・弾性による衝撃吸収機能

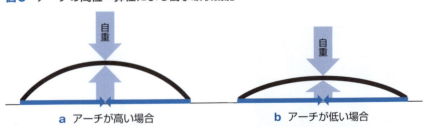

a　アーチが高い場合　　　　b　アーチが低い場合

荷重が加わった場合、アーチの弾性や高さによって衝撃吸収できる量が異なる。
aのように高さが保たれつつ、弾性を有するアーチ構造が理想的である。bのように高さが保たれずアーチが低く、弾性が低い状態では最も衝撃を受けることとなる。
また、図中に示す矢印（→←）のように足底腱膜や中足筋（足底部の筋）の緊張も骨形状に加え、アーチ形状を支える要因となる。アーチの高さの評価に関しては、後述するnavicular drop signが臨床でよく用いられる。

図4 アーチ下降のメカニズム

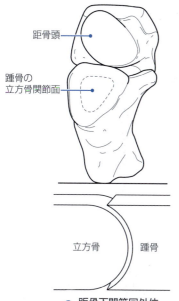
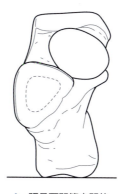
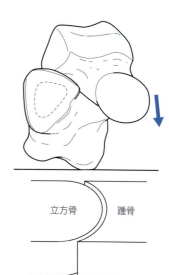

a 距骨下関節回外位
回外位では，踵骨の立方骨関節面に対して距骨頭が頭方に位置する。この肢位では，踵立方関節が左右にしか滑走できない状況となる。

b 距骨下関節中間位

c 距骨下関節回内位
回内位では，踵骨の立方骨関節面に対して距骨頭が内側・尾方に位置する。この肢位では，踵立方関節が上下に滑走できる状況となる。つまりアーチが下降できる状況となる。

図5 距骨と底側踵舟靱帯の位置関係

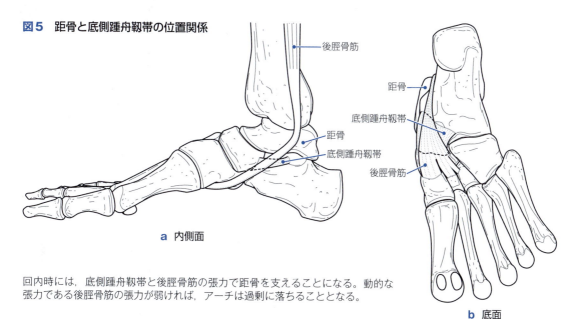

a 内側面

b 底面

回内時には，底側踵舟靱帯と後脛骨筋の張力で距骨を支えることになる。動的な張力である後脛骨筋の張力が弱ければ，アーチは過剰に落ちることとなる。

加えて，衝撃吸収の要因として踵部皮下組織が挙げられる。Langらによると，踵部皮下組織は圧迫荷重に耐えられるように作られていると述べており[5]，それらは踵骨内側突起皮下1.6cm程度存在する[9]。この柔軟性も衝撃吸収に寄与すると考えられる。足部での衝撃吸収機能が損なわれた場合，それよりも近位に位置する膝関節への衝撃が増強することが推察される。

また，支持という観点ではアーチの剛性が重要となる。アーチの剛性は，距骨下関節の適合性とショパール関節の運動軸，立方骨の位置が重要となり，呼応するように中足部や前足部の剛性にも影響する（図6）。当然それらを支える筋の収縮張力も重要となる。

　いずれにしてもこれらの機能は相反する機能であるため，距腿・距骨下関節の可動性や足底部の適切な緊張が重要となる。衝撃吸収機能に偏れば足部・足関節は柔軟性に富んだ状態，言い換えると不安定となり，支持性に偏れば過剰に衝撃を受けることとなる。すなわち，これらの機能が障害されれば，上位体節である膝関節にも当然ながら不安定性，もしくは過度に衝撃が加わることとなる。

▶③センサーとしての機能

　荷重下において足部は常に地面と接し，足圧を生じさせ，中枢神経系に求心性情報を送り，それに応じた姿勢制御を行っている[10, 11]（図7）。足底からのフィードバックは，前庭からのそれよりも早いといわれているため[12]，その観点からも足部は重要機能を担っている。また足部内の各関節で情報の伝達が細分化されており[13]，さまざまな情報を中枢に送り姿勢を制御している。路面状況を把握し，地面のコンディションを知覚することができなければ，結果としてそれに呼応する筋出力を発揮することは困難となるであろう。仮に足部からの求心性情報に偏りが生じた場合（足圧が限局された場合），限られた知覚情報

図6 距骨下関節の肢位と中足部，前足部の位置関係

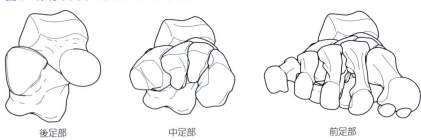

a 距骨下関節回内位

距骨下関節回内位では，アーチが下降することに伴い，中足部でも楔上骨間の楔（くさび）がほどけ，中足部，前足部ともに下降，開帳できる状況となる。つまり剛性は低く，柔軟性を強調した状況となる。

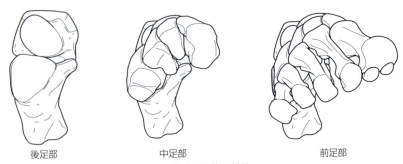

b 距骨下関節回外位

距骨下関節回外位では，アーチが下降できず，中足部でも楔上骨間の楔が交差し，中足部，前足部ともに締まる状況となる。つまり足部の剛性は高い状況となる。

に準じた姿勢制御となり，運動の自由度が減少することが考えられ，結果として，膝関節にも画一的なストレスが生じると推察される．例えば，免荷・固定指示がある場合，軟部組織の短縮や硬化が生じる可能性があり，その後の荷重許可初期は足圧が限局されることが多い．そのような場合，前述のセンサー機能が破綻することが推察される．

　上記①～③の機能が障害された場合に，各々の理由で上位体節となる膝関節は，なんらかの解剖学的または力学的なストレスにさらされると考えられる．一方で，膝関節自体に形態・機能異常に伴う疼痛が生じた場合，尾方に位置する足部・足関節の機能に影響をきたす可能性がある．膝痛を有する状態では課題遂行に際し，それを回避するため，姿勢・運動制御において逃避的なパターンを選択することが多く，膝関節運動や全身の運動制御が画一的なパターンとなることが挙げられる．これに伴い下腿の傾斜方向および足部関節肢位や足圧分布の限局を強いられる．

　つまり下腿の可動機構も，足部・足関節の衝撃吸収・支持機構やセンサー機能にも偏りが生じることが推察される．また，変形や高度な外傷にてアライメントが不良の場合は，脚長差を呈し，下肢長を足部・足関節肢位で代償することもある．これらのことで二次的に足部の機能不全に拍車をかけ，足部機能の低下が膝関節機能低下を助長するという，「機能障害の連鎖」へと至ることがある（図8）．すなわち足部・足関節機能は膝関節機能へ，膝関節機能は足部・足関節機能へ相互に作用していることを念頭に置く必要がある．

図7 足部から中枢への情報伝達

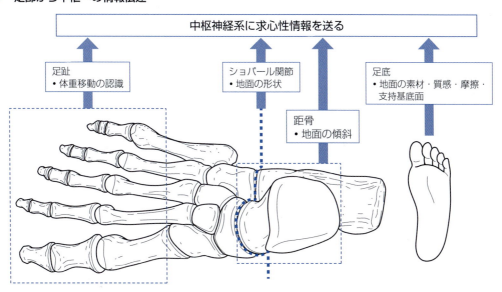

図8 足部・足関節機能不全による機能障害の連鎖

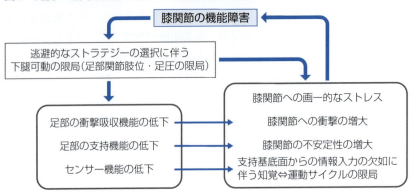

臨床判断の実際と評価のポイント

膝関節疾患を含む下肢疾患全般において，足部・足関節は荷重下で地面との接点になるという観点から，臨床における評価・理学療法の対象として重要な位置づけにある。そのなかで足部・足関節を評価する目的は，疾患や症状を誘発した背景，足部の既往の有無などで異なることを理解すべきと考える。

靱帯損傷・外傷であれば，拘縮予防や筋力低下・萎縮予防などの目的に加え，荷重後の損傷組織へのストレス回避などに主たる目的を置くべきと考える。変性疾患である変形性膝関節症（膝OA）や有痛性疾患の保存例においては，症状誘発因子となりうる可能性があるため，膝関節に器質的な問題を有していることを前提としつつ，膝関節に対して足部・足関節機能低下が影響を与えているか，入念に評価すべきである。膝OA患者の足部に関しては，立位時や歩行立脚期に足部を外転位とする特徴があり[14]（図9），より大きな足部外転を呈すると膝OAの進行のリスクが低かったと報告されている[15]。これは，歩行時の足圧中心点の外側方向への変位は，前額面における床反力作用線と膝関節中心点の距離を近づけるため，内反モーメントを軽減させる[16,17]ことによると考えられる。

しかし，この足部外転位歩行を繰り返すことで，距骨下関節の回内に伴うアーチの下降，さらに下腿の内旋化が（図9）生じると推察される[18]。そのアーチの下降に伴った足部の扁平化が生じると，足部の衝撃吸収機能および支持機能が低下することになり膝OAの膝痛を助長する因子となりうる[19]。扁平足と健常足の筋断面積を比較したところ，母趾外転筋，短母趾屈筋，長短腓骨筋では，有意に小さいという報告[20]からも足部のアーチ機能が低下していることが示唆される。また解剖学的視点からは，距骨下関節の回内（アーチ下降）に伴う下腿の内旋が生じ，相対的に大腿骨が外旋することで，前十字靱帯（ACL）と後十字靱帯（PCL）の交差が密になり，それによって膝関節の安定性を担保していることが考えられる。しかし，過剰にその肢位を強要することで，靱帯へのストレスとなり，膝関節痛の要因となる可能性もある。早期膝OAでは大腿骨の外旋と脛骨顆間隆起での骨棘化がみられ，膝OAの危険因子となりうる[21]。

つまり，「膝関節への力学的ストレスを回避し，膝関節を安定させ，疼痛を

膝OA：
knee osteoarthritis

ACL：
anterior cruciate ligament

PCL：
posterior cruciate ligament

軽減するために足部外転位歩行を選択しているのか？」「足部外転位歩行をとることで、足部扁平化に伴う下腿の過剰な内旋によって膝関節自体にストレスがかかり、疼痛を誘発しているのか？」を評価、そして理学療法を行い、足部と膝関節の関連を把握すべきであると考える。

有症状の膝OA患者に足底板を挿入した介入研究の報告では、外部膝関節内反モーメントを減少させるという報告[22]や、内側コンパートメントへ加わる圧縮張力を減少させたという報告[23]がある。一方、足底板を挿入した例で、半数は外側方向の加速度が減少し疼痛も改善したが、残りの半数には効果がみられなかったとする報告[24, 25]や、膝OAに対する外側ウェッジでは、プラセボとして用いた平坦な足底板と比べても、臨床効果が統計学的には有意差を示さなかった[26]とする報告がある。つまり、外側ウェッジでは、ある一定の効果が出ていないことから、膝OAの関節障害に必ずしも足部・足関節機能が関与しているわけではない。あくまで症状成因の1つとしてとらえ、寄与率を慎重に評価すべきである（図10）。

図9　膝OAに散見される足部外転肢位と膝関節関節肢位について

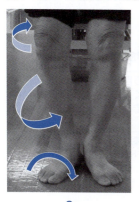
a

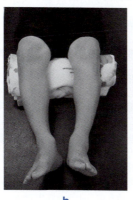
b

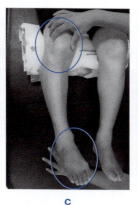
c

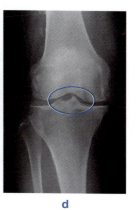
d

立位では外転に伴いアーチは下降し下腿は内旋する。大腿骨は相対的に外旋位となる（a）。
臥位では、空間的に膝関節は外旋するが（b）、大腿骨を回旋中間位とすると足先は内側方を向くケースが多い（c）。つまり、膝関節は内旋していることが示唆され、その肢位では、ACL・PCLが緊張するため、初期の膝OAでは顆間隆起が突出するケースが多いと推察される（d）。
足部外転位は、外部膝関節内反モーメントを減弱するための肢位と考えられるが、それによって膝関節は締まり位置となり緊張を強いられることとなる。

図10　膝関節機能障害の成因の例

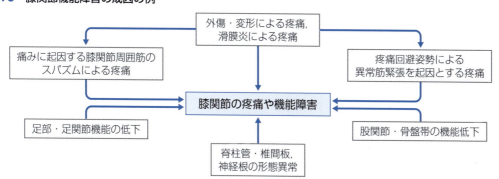

膝関節痛とそれに伴う機能障害は膝関節そのものの形態異常のみに惹起されるものだけではなく、さまざまな因子の結果として表出されている。そのため、各々の因子に対し検査を行い、疼痛の寄与率を考えることが重要となる。

また，膝関節自体の病態が症状の主要因である場合は，足部・足関節に対する理学療法を行うことで，症状を増悪させる可能性もあるため，医師とコミュニケーションを密に図り対応する必要がある。

▶①医学的情報の整理

診断名と画像情報から，「疾患に付随し，形態・機能異常をきたすと考えられる組織はどこか」を整理し，疾患に起因するおおよその障害像を想定しておく。加えて，炎症所見の程度を超音波像やMRIのT2強調画像で把握しておく。

膝OAやACL損傷の急性期などで，炎症所見が著明な場合は，膝関節に対して穿刺やステロイドの注入，患部の固定などが有効となる。また，そういった症状に対しては，症状を増悪させる可能性があるため，足部からのアプローチは予防的な観点が主たる目的となる（**表1**）。

▶②問診およびその他情報収集

膝関節障害の発症に誘因があるか否か，また現病歴・既往歴を入念に調査し，偏った下肢の使い方になりそうな要因や職業・スポーツなどの特異的な動作特性を確認する。問診からの臨床判断を（**図11**）に示す。

表1　膝関節障害に対する足部・足関節の評価および理学療法の概念と禁忌

骨折保存例・膝OA・半月板・靱帯損傷の急性期	膝関節の症状を軽減するという目的で，足部・足関節に対して理学療法を行うのではなく，あくまで二次的な関節拘縮や筋萎縮の予防という観点で，足部・足関節機能にアプローチすべきと考える。
膝OAや有痛性疾患	明らかな誘因がない場合は，膝関節の症状を形成する要因として，足部・足関節機能低下が関与する可能性がある。膝OAの疼痛は滑膜炎が主として関与するという報告[27]があるため，一概に足部のみへの固執は避けるべきである。
リウマチなどの進行性疾患・偽痛風・結晶誘発性関節炎	炎症を伴うような疾患では，足部・足関節機能に対して理学療法を行うことで，過剰な荷重を促すことや関節ストレスが増える可能性があるので，著しく注意を要する。

図11　問診からの推論形成

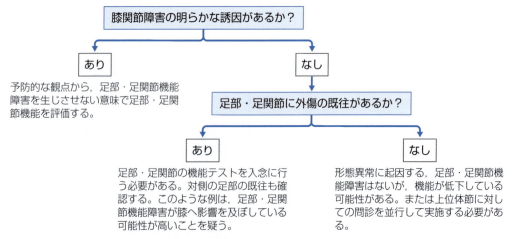

このように，足部・足関節機能に対して評価および理学療法を行う意味合いが個々のケースで異なることを理解しておく。

特に膝関節症状を有する側の下肢に骨折や靱帯損傷などの外傷歴の有無を確認する必要がある。また，対側に既往がある場合も，症状側の足部に偏った使い方や足圧が限局される要因となりうる。この偏りが生じると前述のような足部・足関節機能の低下が生じるため，膝関節障害の要因になりうる可能性が高いと判断する。加えて既往がある場合は，免荷・固定の有無を確認する必要があり，免荷・固定期間の長さに相関し，足部・足関節機能は低下している可能性がある。

▶③疼痛の検査

いつ，どこが，どのように痛いかを明瞭にする。この際，疼痛を限局できる場合は，触察にて圧痛の程度をみる必要がある。圧痛は外的に侵害受容刺激（メカニカルな刺激）を加えるため，侵害受容性の疼痛の再現に役立つ。加えてその部位の疼痛が，荷重などのある特定の条件により再現性が高いか，または低いかを聴取することがアプローチするうえで極めて重要となる。再現性が低い疼痛の場合は，基本的には足部・足関節からの影響で膝関節に疼痛が生じている可能性が小さく，疼痛の再現を得られた場合は，足部・足関節からの影響があることを念頭に置いておく。一方で，荷重した状態では，股関節の影響および自重による影響も加味されるため，足部単独というより，股関節との連動を誘発するような動作もみる必要がある。

荷重下での運動としては，半歩前進位での，下腿外側傾斜・内側傾斜および振り向き動作を観察し，併せて疼痛の再現性を確認する。ウェイトシフト，片脚立位時の膝関節疼痛の観察と，その際の足部・足関節の状態を観察しておく。臨床上，動作時の疼痛の多い部位と，主として考えられる足部・足関節機能の低下を図12，13に挙げる。

図12 疼痛の検査と評価展開

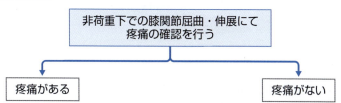

疼痛がある
膝関節自体の問題が多いと推察する。炎症所見を再確認する。McMurray testや回旋肢位を変化させ，屈曲伸展を行わせ，疼痛の増減を確認する。または内反・外反ストレス肢位での疼痛の増減を確認する。

疼痛がない
足部・足関節機能の低下が膝関節痛に関与している可能性があると推察する。以下の動作の観察を行い，併せて後述の⑤〜⑬の検査(p126〜)を実施する。

- 荷重下での膝関節屈曲伸展動作（スクワット）時の疼痛を確認する。
- 半歩前進位にて下腿の内・外側傾斜時の疼痛を確認する。
- 振り向きテストを行い，膝へ回旋ストレスを加えた状態での疼痛を確認する。

図13 動作時の疼痛の部位に応じた機能低下の推察

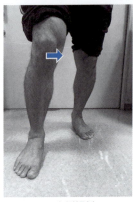
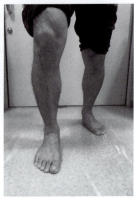
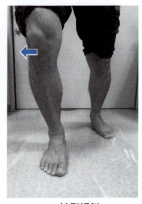
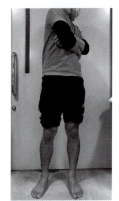

a 内側傾斜
MCLや縫工筋に疼痛が生じることが多い。下腿の内側傾斜に必要な可動域や制動因子の評価に重きを置く必要がある。

b 中間位
膝前方にストレスがかかる状態となり、膝蓋下脂肪体に疼痛が生じることが多い。下腿の前方傾斜に必要な可動域や制動因子の評価に重きを置く必要がある。

c 外側傾斜
LCLや腸脛靱帯、大腿二頭筋にストレスがかかり疼痛が生じることが多い。下腿の外側傾斜に必要な可動域や制動因子の評価に重きを置く。

d 振り向き動作
膝関節への回旋ストレス検査となる。下腿の回旋（距骨下関節の回内外）の可動域や制動因子の評価に重きを置く必要がある。

a～dいずれの荷重検査で疼痛が生じた場合も、上記の項目に重点を置きつつ、後述する⑤～⑫の検査（p126～）で、どの機能障害が関連しているかを評価すべきである。

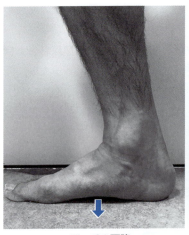
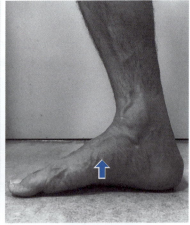

e アーチの下降

f アーチの上昇

a～dの動作時に並行してアーチを観察しておく。
アーチが下降する場合（e）は、距骨下関節が回内位（下腿内旋位）となり、アーチが上昇する場合（f）は距骨下関節が回外位（下腿外旋位）となっていることが推察される。

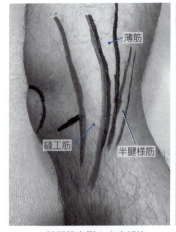
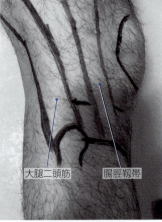

g 膝関節内側の疼痛部位

h 膝関節外則の疼痛部位

膝関節の肢位は、各動作時の下腿骨の回旋のみで決定されるわけではなく、大腿骨の回旋程度も含めて相対的に決定される。そのため、下腿回旋の量と大腿回旋の量の総和が膝関節の回旋ストレスとなるととらえられる。
膝関節が相対的に外旋している場合は、膝関節内側および後内側組織（g）が緊張を強いられ、相対的に内旋している場合は膝関節外側組織および後外側組織（h）が緊張を強いられることが多い。これらの部位には臨床上疼痛の訴えが多く、正確に触察し、組織を断定する必要がある。

▶④姿勢・動作の観察

ここでは，外傷の既往がある例での姿勢・動作特徴を以下に述べる。

足部の外傷（下腿遠位部骨折・捻挫など）の既往がある例では，疼痛の回避や損傷組織（骨・靱帯など）へのストレスのため，既往側への荷重を回避していた可能性があり，側方への重心制御が困難となっていた可能性がある。内反捻挫を例として挙げると，損傷組織の前距腓靱帯・踵腓靱帯の機能である，距骨下関節の回外（下腿の外旋）に伴った下腿の外側傾斜の制御が困難となることが推測される。そのため距骨下関節が回内位を呈し，下腿の外側傾斜に連動して生じる股関節の相対的な内転・内旋に制限をきたし，骨盤帯の外側移動を困難とする[28]。結果として，側方への重心移動を，上半身の質量の移動によって制御するような代償パターンを呈することが多く観察される。側方への重心移動時の臨床的特徴と膝関節ストレスの関係を図14に示す。

歩行動作においては，同様に疼痛の回避および損傷組織のストレス軽減のため，患側が立脚中期までに十分な重心移動が行われず，結果として十分な蹴り出しが行えていない例が散見される。そのような例では，適切に立脚終期にMP関節が伸展されないこととなり，足底腱膜およびそこに付着する筋群の張力に影響を及ぼす可能性があり，後述する足部の機能低下を招く要因となる。

MP関節：
metatarsophalangeal joint

図14 足部・下腿外傷の既往と身体全体としての代償パターン

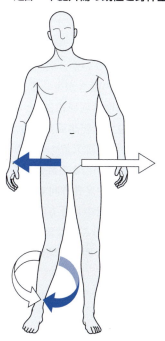 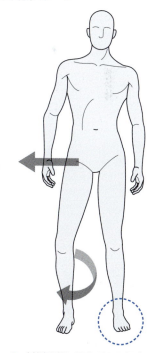

a 患側足部に既往がある場合

捻挫をはじめ，患側（右側）の下腿・足部に外傷の既往がある場合は，白矢印（⇨）が優意となり，青矢印（➡）の動きが制限されていることが多い。つまり，患側（右側）へ十分荷重することができず，患側の膝には局所的なストレスが加わることとなる。

b 対側足部に既往がある場合

対側足部（左側）部に既往がある場合は，患側下肢（右側）に過剰に重心がのるため，膝関節に画一的なストレスが加わる可能性がある。それを踏まえると，患側のみならず，対側の足部既往も確認すべき事項である。

この代償パターンは，受傷後急性期では疼痛回避姿勢，または損傷部位のストレスを軽減するものとして解釈することができるが，炎症期を経て，組織が治癒した後にもこのパターンが残存するケースを多く認める．Karenら[29]は足関節内反捻挫後の慢性症例において，患側足関節の底屈制限と患側股関節の外転筋の筋力低下が認められたことを報告している．このことは姿勢・動作の制御の際に，①距骨下関節が回内位を呈し，ストレスとなる距腿関節の底屈・内転位，距骨下関節の回外位を回避しその方向への運動を制限しているため，②荷重を回避するために体幹の患側への側屈位を呈することで生じうる，中殿筋の出力低下が起こるためだと推察される．それを長期的に続けることで，膝関節自体には画一的なストレスが生じると考えられる．つまり代償パターンにより構築された「負の運動制御」を「負の運動学習」として強化した結果として解釈できる[28]．

　症候性膝OAの足部の症状の存在は膝痛の悪化の危険性を増加させる報告[30]もあり，このことからも足部の既往をしっかりと把握する必要がある．また対側足部の既往も症候性膝OAとの関連があり[31]，上記とは逆の作用が加わり，膝関節への画一的なストレス要因になりうると考えられる．

　①～④の情報を整理し，足部・足関節機能低下が膝関節に及ぼす影響を推察し，足部・足関節局所の機能障害の評価を実践していく．

▶ ⑤距腿関節の可動域の評価

　距腿関節は距骨の形状特性により，背屈位では脛腓天蓋に距骨がはまり込むため，前額面上での運動は生じないが，底屈位では距骨横径が小さい場所が関節面となるため[32]，前額面上の動きが生じる（図15a, b）．距骨が脛腓天蓋に入り込み，ロックされる角度は底屈約30°といわれ[33]，これより背屈位ではロックされ，これより底屈位では脛腓天蓋から前方に出てくる（図15c）．この底屈30°を境とし，背屈時の脛腓天蓋への入り込み，および底屈時の距骨の前方突出が正常に機能しているか否かを評価する必要がある．

　荷重下での下腿の傾斜が第1中足骨方向で距骨下関節は回内，第3～5中足骨方向で距骨下関節は回外し，第2中足骨方向が回内外の切り替えポイントであることが報告されている[34]．このことは第2中足骨と下腿中央部を結ぶライン上で背屈動作をみることにより，距骨下関節を中間位とした状態で，背屈運動の評価が可能になると解釈できる（図16）．これを応用することで，距骨下関節を中間位とし，純粋な距腿関節のみの関節運動を観察できる．膝OA症例の距腿関節の可動域を図17に示す．

　距腿関節の背屈の制限がある場合は，代償として距骨下関節の回内が生じる可能性が高く，そのため下腿は内旋を強いられるため，膝関節へのストレス因子となりうる．また底屈制限がある場合は，後述するMP関節を支点とした，荷重下での底屈制限因子となり，足部機能障害の発端となりうる．

図15 距骨の形状による距腿関節の可動特性

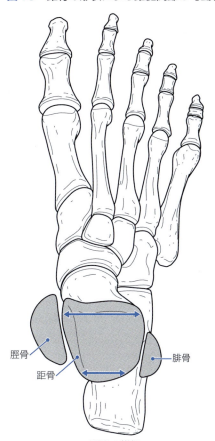

a 距骨の横径
距骨の横径は前方より後方が小さい。

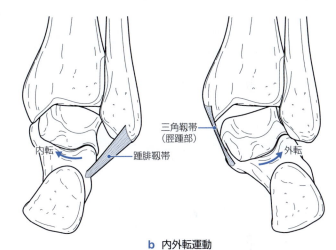

b 内外転運動
距骨の形状特性により，底屈位では内外転の動きが可能となる。

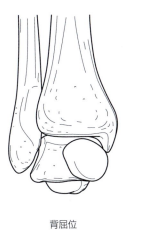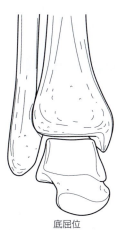

c 底背屈運動

図16 背屈運動時の距腿関節と距骨下関節の評価

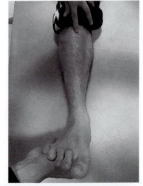
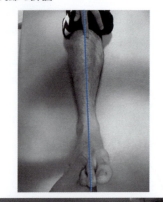

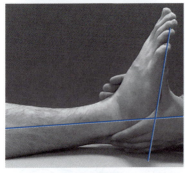

aは最大背屈位で，bは距骨下関節中間位での背屈である。ここでの中間位とは，第2中足骨と脛骨粗面が一直線上での背屈を指す。
（a－b＝距腿関節以外で行われる距骨下関節中心の背屈角）

a 最大背屈位　　**b** 距骨下関節中間位での背屈

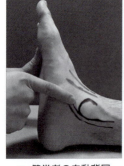
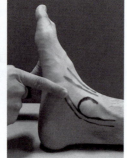

中間位での背屈運動が阻害されている場合は，背屈時に舟状骨近位部（検者示指先端）を触察し，その部位が内果下縁に近づいていっているか否かを確認する。通常であれば，背屈時に舟状骨近位部と内果下縁は近づく（**c**）。
距腿関節の背屈が制限され，回内を多用している場合は背屈時に舟状骨近位部と内果前下縁までの距離が遠ざかる（**d**）。このような場合は距骨下関節の回内を多用した背屈運動と判断している。

c 健常者の自動背屈　　**d** 代償の大きい自動背屈

図17 健常群と膝OA群の最大背屈と中間位背屈可動域，それ以外の動きの比較

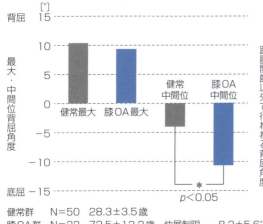

膝OA群は健常群に比して距腿関節の動きが小さく，距骨下関節を中心とした距腿関節以外で行われる背屈可動が大きいことがわかる。

健常群　N＝50　28.3±3.5歳
膝OA群　N＝22　72.5±12.2歳　伸展制限　－8.2±5.6°

▶⑥距骨下関節の可動域の評価

　距骨が脛腓天蓋にロックされる角度は，前述のように底屈30°よりも背屈位の状態である．すなわちそれより背屈位では，距骨はロックされているために，その条件下での回旋運動（回内外）はすべて距骨下関節によって可動している．距骨下関節の関節運動と実際の評価を**図18**に示す．

　膝OA症例では構造的変化として，下腿の内旋化，脛骨関節面の内反化および前捻角の減少が生じるといわれ，距骨下関節は回内位となっていることが考えられる．膝OAでは回外の可動域制限が大半の症例に認められ，関節構造に呼応した可動域を担保できている例は少ない（**図19**）．距骨下関節の回内外の可動域制限は，下腿の回旋方向をいずれも限局することとなり，結果として膝関節への回旋ストレスを助長する因子となりうる．

図18 距骨下関節回内・回外時の触察のポイント

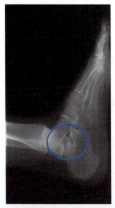
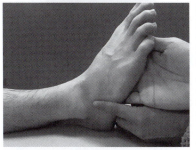

a 回内位

距骨下関節回内位で，距骨の外側突起と踵骨溝の外側部が接し[35]，足根洞が閉まる．その際，検者の示指先端が足根洞から押し出される．

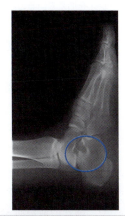
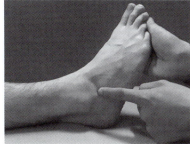

b 回外位

距骨下関節回外位で，距骨の外側突起が踵骨溝の外側部を後上方へ移動し[35]，足根洞が開大する．その際，検者の示指先端が足根洞に入り込む．

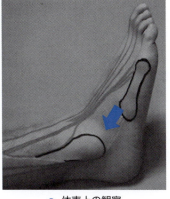

c 体表上の観察

体表上では外果下端のやや前方に足根洞が位置し，回内外時の動きはその部位を確認する．回内の制限は下腿の内旋制限，回外の制限は下腿の外旋制限ととらえる．

図19 膝OA症例の足部可動特性

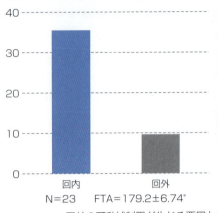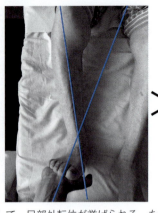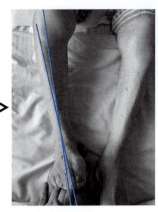

N=23　FTA=179.2±6.74°

回外の可動域制限が生じる要因として，足部外転位が挙げられる。ただし，外転位をとることで，膝関節の疼痛を軽減しているのか，もしくは，外転位をとることで，下腿が内旋し，膝関節へストレスを加えているのかを判断すべきである。

▶⑦踵部皮下組織の柔軟性の評価

　踵部皮下組織は，着地直後に脂肪が圧縮されて硬くなり衝撃を減少させ，その後協調しながら衝撃を消散し，踵骨と地面とのよいコンタクトを保つ役割を果たす。上下方向はたわみ，左右方向は内外側へ流動することで，前後方向は前方へ流動しながらたわみ，踵骨が後方へ滑走するといわれている[9]。

　通常，内側荷重を行った場合，踵部皮下組織は踵骨に対して，外側へシフトし，外側荷重を行った場合では，踵部皮下組織は内側へシフトする[9]。これらの踵骨下皮下組織の柔軟性が低下すると，足部での衝撃吸収能へ影響することや，踵骨の前額面・矢状面での傾斜量に影響し，結果として膝関節への衝撃を助長し，メカニカルストレスを加えることになりうる。

▶⑧荷重下でのMP関節伸展可動域の評価

　MP関節が伸展方向への可動を担保することが（**図20**），足底腱膜に関しての伸長ストレスを加えることになり，そこに起始する短趾屈筋や足底方形筋などのアーチを保持する張力へ影響をきたす。これらの張力は，歩行時の踏み返しや衝撃吸収に役立っている。また荷重下の条件においては，距腿関節の底屈の可動性，距骨下関節の回外の可動性がなければ，適度なMP関節伸展の可動性を得ることができない。一般的には，膝痛を有している症例や下肢関節疾患においては疼痛を有しているため，歩行時立脚中期までに患側へ十分に体重移動を図ることができないと考えられる。その際，患側立脚期は短くなりそれを繰り返すことで，距腿関節は十分に底屈する機会もなく歩行周期を終えてしまうこととなる。それを長期に繰り返すことで，底屈制限に起因したMP関節の伸展制限も同時に起こり，使われない足底部となり，荷重を支持したり，衝撃を吸収できなくなったりと，負の連鎖へ落ち込むことが考えられる。

図20 MP関節を支点とした足関節底屈制限とMP関節伸展不全が足部機能に及ぼす影響

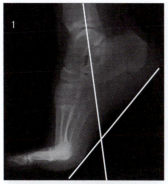
a MP関節伸展

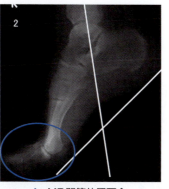
b MP関節伸展不全

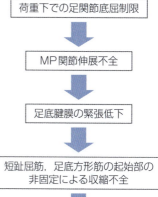

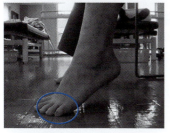
c MP関節伸展不全例での観察のポイント

底屈に伴い，aではMP関節の伸展が確認されるが，bでは底屈不足に伴い，MP関節の伸展が十分に得られていない。そのようなケースでは第4趾，5趾が浮き上がることが多い(c)。

▶⑨クロスサポートメカニズムの評価

クロスサポート機能は横アーチレベルに加え，足関節高位でも内・外側尾方から締め付け，関節の安定性に寄与している[35]。この横アーチ機能が低下すると，膝関節の衝撃吸収機能へ影響する可能性がある。

健常者に対し，ショートフットエクササイズを行わせた報告では，4週間で1.8mm，8週間で2.2mm舟状骨の降下が減少した報告があり[36]，その際に機能するクロスサポート機能の重要性が示唆される。(図21)

また，アーチの保持には，足外在筋の関与[37-39]や足内在筋[40-42]の要素が重要であり，特に第2～5趾および第3～5趾での底屈エクササイズは内側縦アーチ高位を増加させる[43]。つまり，底屈位での趾屈筋の評価も重要になると考える。

▶⑩長母趾屈筋の筋力評価

長母趾屈筋は，腓骨の後面から起始し，距骨後方を通過したのちに踵骨の載距突起を尾方から支えた後に足底方向に走行し，母趾末節骨へと付着する。距骨下関節が回内した状態で，アーチが下降することを遠心性に支え，母趾が伸展することで，背屈方向から底屈方向への弾性を創り出すキーマッスルとなると考えられる。よってこの筋肉の適度な緊張が足部・足関節の衝撃吸収や支持機構に寄与している。母趾外反角と踵骨の回内外が膝の内外反角に関与していることから[44]も，母趾外反によって影響を受ける長母趾屈筋の筋力は極めて重要となる。

図21 クロスサポート機能の評価

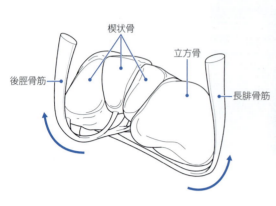
a クロスサポート機能

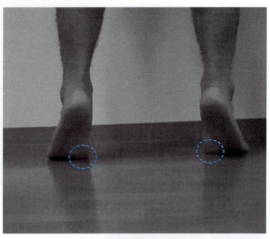
b 母趾球に優位に荷重

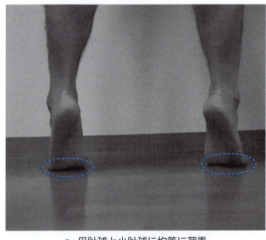
c 母趾球と小趾球に均等に荷重

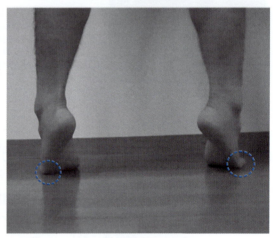
d 小趾球に優位に荷重

aのように長腓骨筋と後脛骨筋がクロスして付着することで，横アーチ形成に関与している。その機能の検査としてb，c，dのように「母趾球に優位に荷重 ⇒ 母趾球と小趾球に均等に荷重 ⇒ 小趾球に優位に荷重」させるような運動課題を与えクロスサポート機能を評価する。

⑪アーチ形態の測定

　荷重下と非荷重下での舟状骨の下降の程度にて偏平足か否かを判断する指標として，navicular drop signがある。navicular drop signは，非荷重下と荷重下での舟状骨の下降の程度をみる評価で，Brody[45]によると10mm以内，Loudonらは6〜9mmは正常値としている[46]。navicular drop signが陽性の場合，足部は柔軟で衝撃吸収能が高いが，相反して足部は不安定な状態となる。またアーチの下降に伴い距骨下関節は回内し，下腿は内旋が強調された状態となっている。Woodford-Rogersらの報告においては[47]，男性ACL損傷のnavicular drop signでは，患足8.4mm，健常足5.9mmであったとしている。また女性ACL損傷では患足5.0mm，健常足3.0mmとし患足のほうが扁平足の傾向があることを報告している。これらからもアーチ形態・荷重応答は膝関節へのメカニカルストレスと関連することが示唆される。ただし，「アーチ形態

の低下＝膝関節への機能障害」と必ずしもとらえることではなく，前述の各種可動域の検査や，筋力の検査と絡め症状への因果関係を探るべきと考える．

▶⑫その他足部形態評価法

CP角：
calcaneal pitch angle

荷重下でのX線所見がある場合，足部の開張の程度を示す，中足骨間の角度の計測を行う．また矢状面上では，CP角を計測すると客観的に内側縦アーチの状態を把握することができる．しかし，膝疾患症例の荷重下での足部単純X線画像は臨床的に撮影される機会が少ないことから，臨床的には触察・外部観察にて足部の形態を評価しているのが現状である．

おわりに

足部・足関節機能が膝関節機能障害へ及ぼす影響と，臨床判断のプロセス・評価に関して紹介した．荷重下で，地面と唯一接することを考えると，足部・足関節は膝関節疾患に対して有効なアプローチ対象となる．一方で臨床症状との関連を結び付けるには，あくまで仮説を検証していくことが重要となり，実際に理学療法を行い，その結果を客観的に内省し，仮説の適正を判断すべきと考える．

文献

1) Horak F, et al：Lateral posture responses：the effect of stancewidth and perturbation amplitude. Phys Ther, 69：363, 1989.
2) Marchant MH Jr, et al：Management of medial sided knee injury, part 1：medial collateral ligament. Am J sports Med, 39(5)：1102-1113, 2011.
3) Sarrafian SK：Functional Characteristics of the Foot and planter aponeurosis under tibiotalar loading. Foot Ankle, 8(1)：4-18, 1987.
4) Huang CK, et al：Biomechanical evalution of longitudinal arch stability. Foot Ankle, 14(6)：353-357, 1993.
5) Lang j, ほか：ランツ下肢臨床解剖学(山田致知，ほか監訳), 393-394, 医学書院, 1988.
6) Kokubo T, et al：Effect of the posterior tibial and peroneal longus on the mechanical properties of the foot arch. Foot Ankle Int, 33(4)：320-325, 2012.
7) 壇　順司：足関節の運動学(2). 理学療法, 24(10)：1349-1359, 2007.
8) Imhauser CW, et al：The effect of posterior tibialis tendon dysfunction one the planter pressure characterstics and the kinematics of the arch and the hindfoot. Clin Biomech (Bristol Avon), 19(2)：161-169, 2004.
9) 壇　順司：足底－踵骨滑動機構からみた動作分析. エキスパート理学療法1 バイオメカニクスと動作分析：44-53, ヒューマン・プレス, 2016.
10) Dietz V, et al：Significance of Proprioceptive and Vestibulo - spinal reflex in the control of stance and gait. Adaptability of Human Gait, 78：37-52, 1991.
11) A.Shumway-Cook, ほか：モーターコントロール─運動制御の理論から臨床実践へ─ 原著第3版(田中　繁, ほか監訳)：p3, p155, 医歯薬出版, 2009.
12) Mergner T, et al：A multisensory posture control modelof human upright stance. Prog Brain Res, 142：189-201, 2003.
13) 高橋昭彦：人間の足の回復. 第11回認知神経リハビリテーション学会学術集会抄録, 2010.
14) Jenkyn TR, et al：Toe-out gait in patients with knee osteoarthritis partially transforms external knee adduction moment into flexion moment during early stance phase of gait：a tri-planar kinetic mechanism. J Biomech, 41(2)：276-283, 2008.
15) Chang A, et al：The relationship between toe out angle during gait and progression of medial tibiofemoral osteoarthritis. Ann Rheum Dis, 66(10)：1271-1275, 2007.
16) Simic M, et al：Gait modification strategy for altering medial knee joint load：a systematic review. Arthritis Care Research, 63(3)：405-426, 2011.
17) 徳永由太：歩行中の進行方向に対する足部の相対的位置の違いが膝関節内旋・外旋モーメントへ与える影響. 理学療法学, 2014.

18) 古賀良生, ほか：縦断研究によるX線所見の変化 -大規模集団検診による疫学調査から-. Bone Joint Nerve 6(3)：481-484, 2016.
19) Gross KD, et al：Association of flat feet with knee pain and cartilage damage in older adults. Arthritis Care Res(Hoboken)63(7)：937-944, 2011.
20) Angin S, et al：Ultrasound evaluation of the foot muscle and plantar fascia in pes planus. Gait Posture, 40(1)：48-52, 2014.
21) Katsuragi J, et al：Hidden osteophyte formation on plain X-ray is the predictive factor for development of knee osteoarthritis after 48 months--data from the Osteoarthritis Initiative. Osteoarthritis cartilage 23(3)：383-390, 2015.
22) Shilnada S, et al：Effects of disease severity on response to lateral wedged shoe insole for medial compartment knee osteoarthritis. Physical MED rehabiri, 87(11)：1436-1441, 2006
23) 竹内良平, ほか：外側楔上足底板による内側型変形性膝関節症患者の膝応力分布の変化：2次元有限要素解析を用いて, 日足外会誌, 24(2)：102-107, 2003.
24) 安永雅克, ほか：変形性膝関節症における膝関節側方同様の加速度解析. 臨床整形外科29(7)：841-846, 1994.
25) Baker K, et al：A randomizend cross over trial of a wedge insole for treatment of knee osteoarthritis. Arthritis Rheum 56(4)：1198-1203, 2007.
26) Ogata K, et al：The effect of wedged insoles on the thrust of osteoarthritic knees. Int Orthop, 21(5)：308-312, 1997.
27) Barker K, et al：Relation of synovitis to knee pain using contrast-enhanced MRIs. Ann Rheum Dis, 69(10)：1779-1783, 2010.
28) 溝田丈士：下腿・足部疾患の理学療法における運動制御・運動学習理論の応用. 理学療法, 26(7)：863 - 875, 2009.
29) Friel K, et al：Ipsilateral hip abductor weakness after inversion ankle sprain. J Athl Train, 41(1)：74-78, 2006.
30) Paterson KL, et al ：Longitudinal association between foot and ankle symptoms and worsening of symptomatic radiographic knee osteoarthritis：data from the osteoarthritis initiative. Osteoarthritis Cartlage, 25(9)：1407-1413, 2017.
31) Paterson KL, et al：The relationship between foot and ankle symptom and risk of developing knee osteoarthritis：data from the osteoarthritis initiative.Osteoarthritis Cartlage, 25(5)：639-646, 2017.
32) Rene Cailliet：図説 運動器の機能解剖(荻島秀男 著訳), 247-248, 医歯薬出版, 2000.
33) 壇　順司：足関節の機能解剖-人体解剖から紐解く足関節の機能. 理学療法学, 40(4)：326-330, 2013.
34) 壇　順司：距骨下関節回内・外の切り替わりの境界について遺体解剖による検証. 第43回理学療法学術大会, 2008.
35) 壇　順司：足関節の運動学(1). 理学療法24(9)：1235－1240, 2007.
36) Mulligan EP, et al：Effect of plantar intrinsic muscle training on medial longitudinal arch morphology and dynamic function. Man Ther, 18(5)：425-430, 2013.
37) Kitaoka HB, et al ： Effect of the posterior tibial tendon on the arch of the foot during simulated weightbearing：biomechanical analysis. Foot Ankle Int, 18(1)：43-46, 1997.
38) Thordarson DB, et al：Dynamic support of the human longitudinal arch. A biomechanical evaluation. Clin Orthop Relat Res, (316)：165-172, 1995.
39) Sherman KP: The foot in sport. Br J Sports Med, 33(1)：6-13, 1999.
40) Fiolkowski P, et al：Intrinsic pedal musculature support of the medial longitudinal arch：an electromyography study. J Foot Ankle Surg, 42(6)：327-333, 2003.
41) Headlee DL, et al：Fatigue of the plantar intrinsic foot muscles increases navicular drop. J Electromyogr Kinesiol, 18(3)：420-425, 2008.
42) Jam B：Evaluation and Retraining of the Intrinsic Foot Muscles for Pain Syndromes Related to Abnormal Control of Pronation. Advanced Physical Therapy Education Institute, 2006.
43) 城下貴司：足趾エクササイズが足内側縦アーチに及ぼす影響について. 理学療法科学, 27(4)：397-400, 2012.
44) Ohi H, et al：Association of frontal plane knee alignment with foot posture in patients with medial knee osteoarthritis. BMC Musculoskeletal Disord, 18(1): 246, 2017.
45) Brody DM: Techniques in the evaluation and treatment of the injured runner. Orthop Clin North Am, 13(3)：541-558, 1982.
46) Loudon JK, et al：The relationship between static posture and ACL injury in female athletes. J Orthop Sports Phys Ther, 24(2)：91-97, 1996.
47) Woodford-Rogers B, et al：Risk factors for anterior cruciate ligament injury in high school and college athletes. J Athl Train, 29(4)：343-346, 1994.

| III 機能障害別マネジメント | B 他部位からの影響の評価と理学療法
－影響発生源をどのように特定するか－ |

2 股関節機能からの影響の評価と理学療法

Abstract

- 膝関節は股関節との協調的な作用により大腿骨を制御し，足関節との協調的な作用により脛骨を制御している。さまざまな運動や動作において，下肢機能としての役割を遂行するためには，股関節，膝関節，足関節はそれぞれ特有の機能を果たすだけではなく，各関節が協調しながら外部環境に適応し適切に制御できることが重要となる。
- 膝関節機能が適切に発揮されるためには，その近位に位置する股関節機能の影響が大きく，股関節と膝関節の関連性について，運動学，運動力学的視点から理解する必要がある。
- 股関節と膝関節の相互の関連性を認識しながら評価を行うことで，膝関節の症状および障害の原因がどこからの影響を根強く受けているのかについて的確に把握し，膝関節機能と隣接関節機能に応じた理学療法アプローチが重要である。

はじめに

　膝関節は大腿骨と脛骨，膝蓋骨によって構成される関節であり，隣接関節として近位に股関節，遠位に足関節が位置する。膝関節の主な運動は屈曲・伸展運動であり，その働きは歩行や起立・着座といった上下方向への運動を伴う動作に欠かせない。しかし，膝関節の働きはそれだけにとどまらず，さまざまな動作において股関節との協調的な作用により大腿骨を制御し，さらに足関節との協調的な作用により脛骨を制御している。つまり，合目的な運動や動作において，下肢機能としてそれらの役割を遂行するためには，股関節，膝関節，足関節はそれぞれ特有の機能を果たすだけではなく，各関節が時々刻々と変化する下肢環境や外部環境に対して協調的に適応できることが重要となる。

　すなわち，膝関節をマネジメントするためには運動学・運動力学的視点から，膝関節の症状および障害の原因がどこからの影響を強く受けているのかについて的確に評価し，膝関節機能と隣接関節機能に応じた理学療法アプローチが重要となる。つまり，膝関節の症状および障害を引き起こしていると考えられるあらゆる要因を導き出し，それらの要因を時系列あるいは影響力の大きさを考慮して整理していくことにより，根本的な原因にたどり着くのである。その原因に対する理学療法アプローチにより，膝関節の症状や障害がどのように変化するのかを判断しながら評価と理学療法を進めていくべきである。

　ここでは，特に股関節機能と膝関節との関連性について，解剖学的，運動学・運動力学的な知見を踏まえて解説するとともに，股関節機能と膝関節機能との相互の関連性について報告した研究について触れる。そして，実際に臨床現場で行う具体的な評価方法や手順およびその解釈，さらに，具体的な理学療法アプローチの内容について解説する。

股関節機能と膝関節の関連性

▶股関節機能と膝関節の解剖学的な関連性

　膝関節は屈曲・伸展運動において大きな可動性を，歩行などの立位動作においては安定性を求められる。すなわち，あらゆる場面に適応するためには可動性と安定性という相反する性質を協調的に機能させることが，安全で最適な動作遂行のために重要となる。

　それでは，膝関節の可動性および安定性に，隣接関節である股関節はどのように関与しているのだろうか？　膝関節の可動性は大腿骨と脛骨との相対的な運動の結果生じる。開放運動連鎖（OKC，足底部が床に固定されていない状態）では大腿骨上を脛骨が動き，閉鎖運動連鎖（CKC，足底部が床に固定された状態）では，脛骨上を大腿骨が動く。OKC，CKCどちらの場合も共通して重要になってくるのは股関節機能である。なぜならば，膝関節の運動に作用する膝関節周囲筋が骨盤や大腿骨に起始をもつため，膝関節の正常な運動を保障するためには膝関節よりも中枢に位置する股関節の安定性が絶対条件となるからである。

　また，動作時に膝関節が過度なメカニカルストレスを受けることなく動作に必要な可動性を発揮するためには，膝関節の安定性が確保されなければならない。膝関節の安定性は，骨構造や靱帯，関節包などの受動的組織が担う静的安定性と能動的組織である筋が担う動的安定性がある。この静的・動的安定化機構が正常に機能して初めて，膝関節の正常な可動性が発揮されることになる。

●膝関節の静的安定性

　膝関節の静的安定性において，膝関節の構成要素である骨や靱帯，関節包，半月板などの関節周囲組織が中心的役割を担う。静的安定性に関連の深いものとして，前十字靱帯（ACL），後十字靱帯（PCL）といった中心靱帯系による安定化機構が挙げられる。ACL，PCLはそれぞれ単独でも膝関節の矢状面上の安定性に関与するが，それらが交差することにより膝関節の前額面上の安定性にも寄与する。

　2つの靱帯は，膝関節屈曲0～60°の間において大腿骨に対して脛骨が内旋することで，互いに捻じれ合い，関節面の適合性を高め膝関節を安定化させる（**図1**）。この中心靱帯系の安定化機構は，歩行時の初期接地（IC）から荷重応答期（LR）における膝関節の安定化に大きく貢献する。ICからLRにかけて，大殿筋の求心性収縮により大腿は外旋位で固定されるのに対して，下腿は前脛骨筋の遠心性収縮により踵を支点として前方へ回転しながら内旋へと導かれる。結果として，膝関節は屈曲・内旋し，中心靱帯系による安定化機構が働くことで膝関節は安定し，荷重の受け入れが可能となる。

●膝関節の動的安定性

　次に，膝関節の動的安定性において，股関節の果たす役割を考えたい。動的安定性は筋の作用により成し遂げられる。動的安定性の破綻による膝関節のマ

OKC：
open kinetic chain

CKC：
closed kinetic chain

ACL：
anterior cruciate ligament

PCL：
posterior cruciate ligament

IC：
initial contact

LR：
loading response

図1　中心靭帯安定化機構

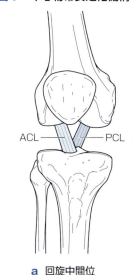
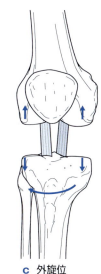

a　回旋中間位　　　　b　内旋位　　　　　　　　c　外旋位
　　　　　　　　　　ACLとPCLが互いに捻じれ　ACLとPCLの捻じれはほ
　　　　　　　　　　合うことで関節面の適合性を　ぐれ，膝関節の安定性が低
　　　　　　　　　　高め膝関節を安定化させる。　下する。

＊イラストはACLとPCLの関係性を理解しやすくするために関節を解離させている。

FT：
femorotibial

ALL：
anterolateral
ligament

ルアライメントとして臨床上問題となるものの一つが，膝関節の内反・外反アライメントである。内反・外反マルアライメントを呈すると大腿脛骨(FT)関節の内外側への荷重分配が偏り，過荷重となる部位へのメカニカルストレスが増大することは想像に難くない。膝関節には直接的に前額面上の動きを司る筋が存在しないため，膝関節内外反の制御は他機能に依存せざるをえない。その役割として特に重要なものが股関節機能である。股関節外転筋である大腿筋膜張筋，中殿筋，大殿筋は腸脛靭帯を介して膝関節前外側部にまで至り，膝関節の外側部の動的安定性の一端を担っている。

　しかし，腸脛靭帯は膝関節の安定性にそれほど貢献していないとの報告もある。Noyes[1]らは，新鮮凍結遺体膝を用いて，ACL，前外側靭帯(ALL)，腸脛靭帯が膝関節の回旋安定性に貢献しているかを検討した。その結果，正常膝に対してACL欠損膝は脛骨の前方および内旋不安定性が増加したが，ALLおよび腸脛靭帯の切除を追加しても前方および内旋不安定性は有意に増加しなかった。これによりALLや腸脛靭帯は脛骨の前方や内旋への主要な制限因子になりえないと結論付けた。

　また，臨床においては腸脛靭帯が張力の増加に伴い膝関節の安定性に貢献しているというよりも，むしろ膝関節の運動学的な問題を生じさせることが多いという印象を筆者は受ける。Kwakら[2]は，遺体膝を用いて膝関節を0°から90°まで屈曲させたときの腸脛靭帯とハムストリングスの張力変化と，大腿骨に対する脛骨や膝蓋骨の変位を調査した。その結果，腸脛靭帯の張力の増加により，脛骨は後方，外旋，外反方向へ変位した。特に，脛骨の後方変位や外旋に対する影響力はハムストリングスよりも腸脛靭帯で大きかったと報告している。

　すなわち，腸脛靭帯は膝関節内反に抗する作用だけでなく，過度の張力増加

は膝関節を外旋へと導くこととなり，静的安定性として重要な中心靱帯系の安定化機構の破綻を引き起こす可能性がある．したがって，前額面上における膝関節の動的安定性は膝関節の内外側に位置する筋によって成し遂げられるわけではなく，脛骨に対して大腿骨の接合力を高めることにより確保されていると推察される．脛骨内外側関節面に対して大腿骨内外側顆部を均等にかつ十分な接合力を供給するためには，特に大殿筋と大内転筋の働きが重要と考えられる（**図2**）．大殿筋は股関節伸展・外旋・外転作用があり，大内転筋は股関節伸展・内旋・内転作用があり，大腿骨に対して一種のフォースカップル（**Memo**参照）を形成していると考えられる．これらの筋の協調的な作用により大腿骨を介して膝関節の動的安定化が担われている．

▶股関節機能と膝関節の運動学・運動力学的な関連性

股関節と膝関節の運動学・運動力学的な関連性を理解するためには，下肢における多関節運動連鎖を考慮することが重要である（p140の**Memo**参照）．加藤[3]は四肢遠位端の固定の有無（OKCとCKC）および運動に参加する関節数（単関節運動と多関節運動）から運動連鎖のとらえ方について解説している．我々

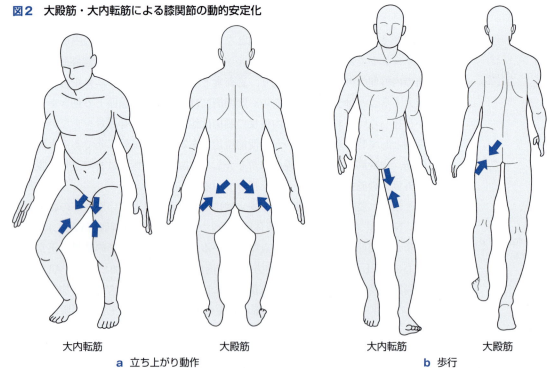

図2 大殿筋・大内転筋による膝関節の動的安定化

大内転筋　　　大殿筋　　　大内転筋　　　大殿筋

a 立ち上がり動作　　　　　　　　　　**b** 歩行

立ち上がり動作や歩行において，大殿筋は股関節を伸展・外旋・外転させ，大内転筋は股関節を伸展・内旋・内転させる．相互作用により大腿骨に対してフォースカップルを形成し，大腿骨を介して膝関節の動的安定化が担われている．

Memo　フォースカップル

動作において2つ以上の筋が協働して作用することで，効率的な動きや安定性を供給する筋の組み合わせのことである．

ADL：
activities of daily living

　が頻繁に行う歩行や日常生活活動（ADL）のほとんどは多関節運動が主体であるため，多関節運動連鎖の視点から姿勢や動作を考えることは非常に有用である．
　多関節運動連鎖として，骨盤の運動が下行性に足部まで波及する連鎖や，足部の運動が上行性に波及する連鎖がある．建内[4]は骨盤・足部からの運動連鎖を各体節の動きとしてとらえ，それらの相対的な位置関係から関節の肢位を推定することを推奨している．正常において骨盤前傾運動により股関節は屈曲・内転・内旋，膝関節は伸展・外反・外旋，距骨下関節は回内する．一方，骨盤後傾運動により股関節は伸展・外転・外旋，膝関節は屈曲・内反・内旋，距骨下関節は回外する（図3）．矢状面における骨盤運動が各肢節において前額面あるいは水平面の運動に変換されていることは着目すべきポイントである．
　このように近位での運動は遠位へと運動の形を変えながら伝わっていくが，何らかの原因により偏った運動連鎖を多用せざるをえなかったり，正常な運動連鎖から逸脱した場合に，病態や症状発生の要因になりやすい．例えば，構造的に大腿骨前捻角が大きい場合，大腿骨頭がより前方を向くことで大腿骨頭に対する寛骨臼の被覆率は低下する．そのため，適合性を高めるための反応として骨盤は前傾し，股関節は屈曲・内転・内旋位をとりやすくなる．そのため，運動連鎖として膝関節は伸展・外反・外旋，距骨下関節は回内位となる．この肢位がさまざまな姿勢や動作で多用され次第に固定化されると，特定の部分にメカニカルストレスが繰り返し加わり，組織にはそのストレスに対する生理学

図3　骨盤からの運動連鎖

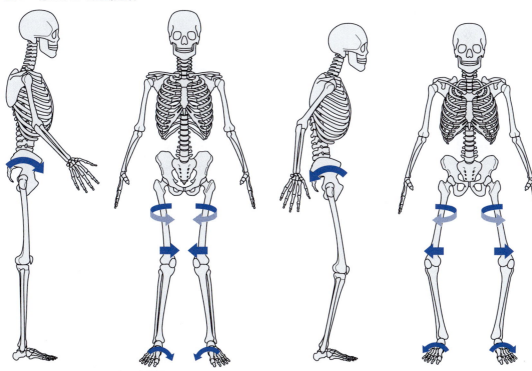

a　骨盤前傾運動
骨盤前傾運動により股関節は屈曲・内転・内旋，膝関節は伸展・外反・外旋，距骨下関節は回内する．

b　骨盤後傾運動
骨盤後傾運動により股関節は伸展・外転・外旋，膝関節は屈曲・内反・内旋，距骨下関節は回外する．

的反応が生じる。その結果，組織の可塑的変化をもたらし，一定のマルアライメントが形成され，股関節のみならず膝関節や足関節の機能障害が表面化する。

変形性股関節症診療ガイドライン[5]では，grade Bとして変形性股関節症（股OA）では歩行時の膝関節への負荷が増大し膝関節痛を伴いやすく，特に対側の膝関節において変形性膝関節症（膝OA）の発症や進行リスクが高くなりやすいとしている。また，股OAによる下肢短縮が大きいとき，患側下肢の膝関節はアライメントの異常をきたしやすい。

股OA：
hip osteoarthritis

膝OA：
knee osteoarthritis

> **Memo** 運動連鎖(kinetic chain)
> 　Steindlerが初めてこの運動連鎖という概念を提唱したと考えられており，ある関節で運動が起きるとその運動の影響が隣接関節へと波及するとしている。その運動の波及は一定ではなく，動きの起点から近いほどその動きは大きく，離れるほどその動きは減弱すると考えられる。

研究報告の紹介

近年，歩行時の筋の質的評価に着目した研究がなされるようになってきた。その1つとして，加藤ら[6]はwavelet変換を歩行時の表面筋電図（EMG）解析に応用した新たな周波数解析評価の可能性を報告した。著者ら[7]は，加藤らの方法を参考にして膝OA患者の椅子からの立ち上がり動作時の下肢筋の量的・質的筋活動特性について検討した。

EMG：
surface electromyogram

その結果，膝OA患者の立ち上がり動作の殿部離床以降の大腿二頭筋の筋活動は健常者よりも有意に高く，大殿筋や内側広筋の活動に対しても有意に高い結果であった。また，大殿筋および内側広筋に対する大腿二頭筋の活動比率は，膝OA患者が健常者と比較して有意に高いことが明らかとなった。さらに，膝OA患者は立ち上がり動作時の下肢筋において速筋線維を動員することが困難であることが示唆された。以上のことから，膝OA患者は二関節筋である大腿二頭筋を過剰に作用させて殿部離床以降の股関節伸展・膝関節伸展運動を同時に行っていることが示唆された。また，膝OA患者の下肢筋は速筋線維の動員が困難であることから，瞬発的な活動が要求されるような動作は困難であることが示唆された。本研究の結論として，膝OA患者に対して股関節周囲筋群へのアプローチの必要性や，筋機能改善エクササイズでは速筋線維をより賦活させるような運動を選択する必要性が示された。

膝OA患者における歩行時の膝関節内側コンパートメントへの圧縮応力を反映するメカニカルストレスの指標として，外部膝関節内転モーメント（KAM）が注目されている[8-10]。KAMは膝OAの病態進行の危険因子の1つとして一定のコンセンサスが得られるようになってきた。臨床において，歩き始め動作時に疼痛や不安定感などの症状を訴える膝OA患者は少なくないため，筆者らは歩き始め動作時のKAMと胸椎および骨盤の回旋角度を定量化し，KAMとの関連性について調査した[11]。その結果，膝OA患者のKAMは健常者よりも有意に高値であり，膝OA患者の胸椎や骨盤の回旋運動は健常者よりも有意に低

KAM：
external knee adduction moment

値であることがわかった（図4）。また，胸椎および骨盤の回旋運動の低下はKAMを増大させる一要因になる可能性が示唆された。

さらなる調査として，膝OA患者の歩き始め動作において，下肢体節間での

図4 膝OA患者の歩き始め動作時のKAM，胸椎回旋，骨盤回旋の推移

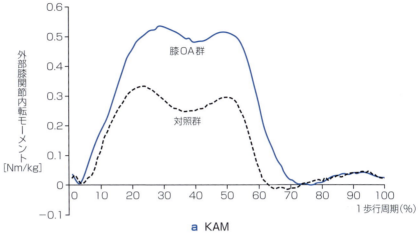

a KAM

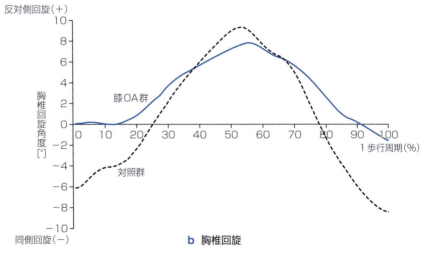

b 胸椎回旋

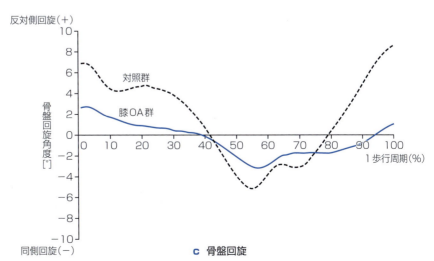

c 骨盤回旋

力学的エネルギーの流れについて検討した[12]（**Memo**参照）。その結果，ICからLRにかけて健常者は骨盤から大腿へと力学的エネルギーの流れが生じることで，大腿を後方(伸展)へ回転させる力を供給していることが示された。それに対して，膝OA患者は大腿から骨盤へと力学的エネルギーの流れが生じており，骨盤を後方(後傾)へと回転させる力を供給していることが示された。すなわち，膝OA患者は股関節による大腿の制御が困難であることが示唆され，股関節機能改善に着目した運動療法の必要性が示された。以上のことから，膝OA患者に対する理学療法を行うためには膝関節の局所的な評価に加え，隣接関節の力学的特性を踏まえた評価も重要と考えられる。それでは次に，実際の臨床における評価方法について述べる。

> **Memo** セグメントトルクパワー
> 　隣接する体節(セグメント)間でのエネルギーの発生，吸収，伝達は，セグメントを回転させようとする力に角速度を乗じることにより明らかにすることができる。それをセグメントトルクパワーといい，各体節にどのような力学的エネルギーが流れて，どのような身体運動が表出されたのかがわかる。例えば，投球動作で最終的にボールに力が伝わるまでに，下肢・体幹でどの程度のセグメントトルクパワーが発生し，どのような力学的エネルギーの流れを経由したのかを理解するためのパラメータの一つである。

評価方法の実際と解釈

▶画像所見を確認する

　膝OAの場合は他部位からの影響を受けることもあり，腰椎変性疾患の既往のある症例も少なくない。腰椎，骨盤の単純X線画像を撮影している場合は，アライメントや腰椎の可動性(過剰運動，過小運動の部位)，大腰筋の左右差などについて確認する。骨盤の正面像で股関節まで含まれている場合は，股関節の評価が可能となる。股関節外旋が増大すると大腿骨頸部が描出されにくくなるため，左右の小転子や大転子のみえ方が同じで大腿骨頸部が描出されていなければ前捻角が大きい可能性がある。また，近年注目されている大腿骨寛骨臼インピンジメント(FAI)の画像所見として，大腿骨骨頭と頸部間のくびれ(offset)の減少や寛骨臼のcross-over signなどがある。そのような所見が認められる場合は，股関節90°屈曲位での内旋運動の制限や股関節前面痛などの症状の可能性が示唆される(次ページの**Memo**参照)。

FAI：
femoroacetabular impingement

理学療法評価

▶疼痛

　膝関節周囲の組織は疼痛を感じやすい部位とそうでない部位があり，疼痛の閾値が異なる部位が混在している。また，疼痛の程度は客観性に乏しく，患者個々によって疼痛の感じ方は異なる。そのため，疼痛の程度を客観的に評価するための評価法が必要となる。疼痛の客観的評価法はいくつもあるが，そのな

> **Memo** 大腿骨寛骨臼インピンジメント(FAI)とは？
>
> 　FAIは大腿骨側および寛骨臼側，あるいは両側の骨形態異常を主体とする．動作時に骨頭頸部移行部と寛骨臼縁が繰り返し接触・衝突し，メカニカルストレスが加わることで，関節軟骨や関節唇に損傷が生じる病態とされている[5]．FAIに特徴的な骨形態異常として，大腿骨頭頸部移行部のくびれの減少あるいは平坦化を呈するcamタイプと寛骨臼の過度な骨性被覆や後方開きを呈するpincerタイプがある(図5)．
>
> **図5　FAIの分類**
>
>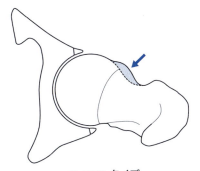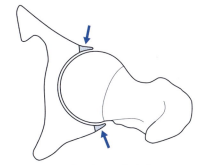
>
> 　　　a　cam タイプ　　　　　　　　　　b　pincer タイプ
> 　大腿骨頭頸部移行部のくびれの減少　　寛骨臼の過度な骨性被覆や後方
> 　あるいは平坦化を呈する．　　　　　　開きを呈する．

かでも当院はVASやNRSを用いている．疼痛の程度の数値化も重要であるが，特に問診にて疼痛の評価をできるだけ詳細に行うことを重要視している．具体的には，疼痛の部位(finger sign, palm signなど)，疼痛の種類・性質(安静時痛・運動時痛・動作時痛・夜間痛の有無，鋭痛，鈍痛など)，圧痛部位などを聴取する．また，どのような姿勢や動作にて疼痛が増悪または軽減するのかを評価する．

▶下肢アライメント

　事前にX線所見などにて膝関節内外反のアライメント，大腿骨・脛骨の弯曲の程度や左右差，膝関節内外旋のアライメント，膝蓋骨のアライメントを確認する．可能な限り膝蓋骨を真正面に向けた膝関節伸展位にて下肢をそろえてもらう．正面から見て両膝関節内側部の間隙の距離が3横指以上開いていれば内反膝，両膝関節内側部の間隙がなく，両足関節内果の間隙の距離が開いていれば外反膝と判断する．

　また，大腿骨，脛骨は骨形態そのものが前額面，矢状面上において弯曲を呈している．大腿骨は前額面上で近位2/3は外側へ弯曲し，遠位1/3は内側へ弯曲し，矢状面上で前方へ弯曲する．一方，脛骨は前額面上で中央の1/2は外側へ弯曲し，矢状面上で前方へ弯曲する．この弯曲はそれらが受ける応力を反映していると考えられる．

　また，骨への応力が繰り返し加わることにより，その応力に応じて骨の弯曲も変化する．膝OA患者では，大腿骨近位部の外側への弯曲(外弯)や脛骨近位部に対する脛骨遠位部の内側への弯曲(内弯)の増大が認められることがある．

Mochizukiら[13]は，CTを用いて脛骨の3次元的骨モデルを作成し，脛骨近位部と脛骨遠位部の相対的な捻転および脛骨骨幹部に対する脛骨近位部，遠位部それぞれの捻転について，健常者と膝OA患者で比較した。その結果，脛骨骨幹部に対する脛骨近位部の相対的な捻転は膝OA群が健常群よりも有意に外捻を示し，脛骨骨幹部に対する脛骨遠位部の相対的な捻転は膝OA患者が健常者よりも有意に内捻を示したと報告している。

　実際，大腿骨の外弯は画像所見でないと確認が困難であるが，脛骨の内弯および捻転は体表からでも確認が可能である。脛骨の内弯の確認は，膝蓋骨を真正面に向けて両下肢をそろえた肢位で，脛骨粗面から内果に向かって遠位へと脛骨を触診しながら左右で比較する。膝OA患者の場合，患側あるいは変形が重篤な側の内弯が強い傾向にある（図6）。脛骨の捻転は，脛骨内弯評価時と同様の肢位で脛骨骨幹部に対して，内果と外果を結ぶ線がどの程度捻じれているかを左右で比較する（図7）。

図6　脛骨内弯の評価

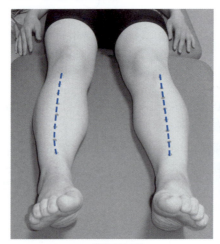
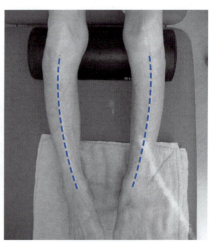

a　健常若年者　　　　　　　　　b　両膝OA（左TKA）

図7　脛骨捻転の評価

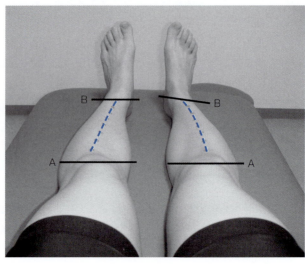

線A（脛骨内側顆と外側顆を結ぶ線）と線B（内果と外果を結ぶ線）を見比べて，捻れの程度を評価する。

股関節機能との関連性が強く,臨床においてしばしば認められる形態異常として,大腿骨近位部の前捻角の増大が挙げられる。前述したように前捻角は単純X線画像にて確認することができるが,整形外科的検査であるCraig testにて評価可能である(図8)。前捻角が大きいとき(過度の前捻),正常時と比較して寛骨臼に対し骨頭が前方を向くことになる。それは,骨頭の被覆率の低下を招き,関節の適合性の低下につながる。そのため,股関節を内旋させて寛骨臼に対し骨頭を求心位へ保持させ関節の適合性を高める代償運動が生じる。前捻角の増大は股関節の内旋可動域の増加および外旋可動域の低下を招きやすい。歩行や立位動作時に大腿骨の内旋に連動して脛骨も内旋するが,大腿骨の内旋の程度が大きいため相対的に膝関節は外旋することとなる。その結果,膝関節の内旋が困難となり中心靱帯安定化機構が破綻し,膝関節の不安定性につながる。

図8 Craig test

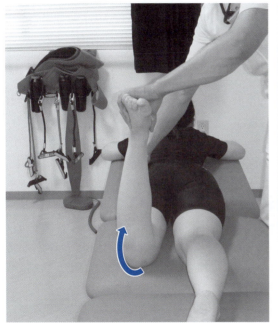
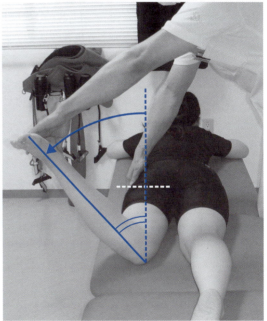
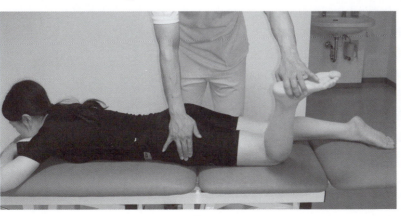

患者を腹臥位にして膝関節を90°屈曲させる(a)。検者は一方の手で足部を把持し股関節を内旋させ,もう一方の手で大転子を外側より触知しながら,大転子が最も外側へ突出してきたとき(大腿骨頸部がベッドと平行になったとき)の内旋角度を計測する(b,c)。その角度が大腿骨前捻角度と等しくなる。

下腿において脛骨には約90％程度の荷重がかかり，腓骨には約10％程度の荷重がかかるが，膝OA患者で膝関節内反変形が著明で下腿の外側傾斜が大きいとき，腓骨への荷重量が増加し腓骨が下方変位する場合がある。その際は，腓骨頭に付着する大腿二頭筋が過緊張を呈し膝関節の伸展制限が生じることもある。また，腓骨の挙上が困難となることで，足関節の背屈制限が生じることもある。腓骨のマルアライメントは，外果と内果の高さの違いを左右で比較することで確認できる。

▶可動性

膝関節は屈曲，伸展の大きな可動域を有する。その動きは矢状面上における単一的な運動ではなく回旋運動を伴い，屈曲する際には内旋，伸展する際には外旋が伴う。この運動は膝関節の構造や靱帯により決定されている。すなわち，可動性を評価する場合は構造的特性を理解したうえで，併せて各靱帯の不安定性を評価する必要もある（不安定性の評価については，「Ⅲ章-A-3　膝関節の不安定性」の項（p80〜）参照）。靱帯の不安定性評価では，できるだけ筋緊張を高めないよう患者にリラックスしてもらうことで正確な判別を可能にする。

▶筋機能

骨格筋は身体で唯一随意的な活動（収縮）による力源となるため，その役割の重要性はいうまでもない。望月[14]は，骨格筋の機能として，筋張力，筋持久力，筋の伸張性・粘弾性，熱の産生，生体物質の代謝などさまざまな機能があり，理学療法ではそのすべての機能を対象にする必要があると述べている。よって，骨格筋の評価は筋張力をみることだけにとどまらないため，本項で筋の働きを総合的にとらえる場合は筋機能として表記する。

骨格筋の主要な機能は筋張力であり，客観的な評価として臨床では徒手筋力検査法（MMT）などを用いることが多い。しかし，MMTは筋張力の量的な側面をとらえているにすぎないため，この検査だけでは筋機能の評価としては不十分である。また，MMTは単関節運動でOKCでの評価であり，さらに筋収縮形態としては等尺性収縮であるため，非常に限定された評価である。我々が日常的に頻繁に行う歩行やADLは，多関節運動でCKCが主体であり，合目的的な動作や外力の制御のために，その時々で求心性収縮，等尺性収縮，遠心性収縮を瞬時に切り替えていることを考慮すれば，量的側面だけでなく質的側面を踏まえ，より詳細な筋機能評価が必要である。よって，ここでは筋機能の量的評価，質的評価に大別しその概要について述べる。

●量的評価の実際

前述したようにMMTは量的評価の代表であるが，さらに客観的に数値化した評価として徒手筋力計などを用いて計測することも有用である。計測は簡易的でありながら，測定精度は設置式の大型筋力計の測定値との間に有意な正の相関が認められており信頼性は高いことが示されている。

MMT：
manual muscle testing

● 質的評価の実際

　膝関節の主たる動きは矢状面上の運動であるため，その動きを制御するために屈筋と伸筋が存在する。屈筋としてハムストリングス，伸筋として大腿四頭筋が代表的である。ハムストリングスは大腿二頭筋，半腱様筋，半膜様筋から構成され，大腿四頭筋は大腿直筋，内側広筋，外側広筋，中間広筋から構成される。それゆえに，客観的に膝関節屈筋，伸筋の筋力を計測するだけではなく，触診によりそれぞれの筋の収縮の程度を確認することも重要である。また，筋の収縮の程度を個別に評価するために，なるべく他の共同筋の筋活動を抑制させて，対象筋が単独で活動する肢位や関節角度，筋線維の走行などを考慮した肢位や運動方向を調整することも大切である。

　例えば，ハムストリングスの筋収縮を評価する場合は，腹臥位で膝関節を45°程度屈曲させた肢位から，内側ハムストリングスでは他動的に下腿を外旋させて被検者には内旋運動を行わせ（図9a），外側ハムストリングスでは他動的に下腿を内旋させて被検者には外旋運動を行わせる（図9b）と内外側を分けた評価が可能である。さらに，外側ハムストリングスである大腿二頭筋長頭と短頭を分けて評価する場合は，二関節筋である大腿二頭筋長頭を緩めてその関与を最小限にするために，膝関節を90°程度屈曲させ，股関節を伸展位にした状態で膝関節屈曲運動を行うことで大腿二頭筋短頭の収縮の程度を確認する（図9c）。

　また，運動に関与する主動作筋が適切に発揮されるためには，近位部の安定化が確保されていることが条件となる。例えば，膝伸展の主動作筋である大腿四頭筋の筋収縮が十分に発揮されるためには近位の大腿が安定している必要がある。大腿四頭筋のうち大腿直筋は股関節屈曲にも作用するため，それに拮抗する力の供給が必要となる。すなわち，大腿を伸展させる主動作筋である大殿筋の作用が必要となる。さらに，大殿筋が適切な筋収縮を発揮できるためにはその近位に位置する骨盤が安定している必要がある。このように，四肢末端の運動にて適切な筋収縮が発揮されるためには，身体の中枢部へ向かって機能的な安定化が連鎖して生じる必要があり，それを順次評価していくことも重要である。

▶姿勢観察のポイント

　身体は常に重力と床反力という外力の影響を受けている。重力は身体に鉛直下向きに作用する力であり，床反力は支持面から身体へ作用する力である。重力環境下では床反力の大きさや方向，作用点などを変化させることで姿勢を制御している。重力は常に一定で不変的であるので，身体は床反力に対して筋活動などの生体内の力を発生させ運動として表出することにより適応している。安定した姿勢を保持するためには，支持基底面内に重心が収められていること，重力と床反力の向きが一致し，床反力と重力が逆向きで大きさが等しくなるという条件を満たす必要がある[15]。個々での姿勢の違いは，外力を制御するために，身体内部で力を発生させながら適応するための表れ方の違いなのである。その違いを評価するために姿勢分析を行う。姿勢の連続的な変化が動作に結び

図9 内外側ハムストリングス，大腿二頭筋長頭・短頭の収縮評価

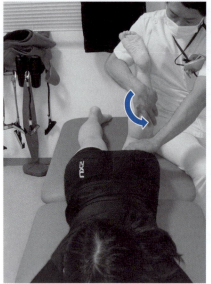
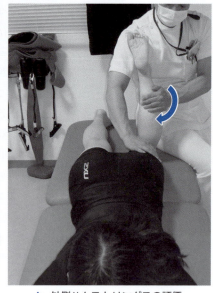

a 内側ハムストリングスの評価
他動的に下腿を外旋

b 外側ハムストリングスの評価
他動的に下腿を内旋

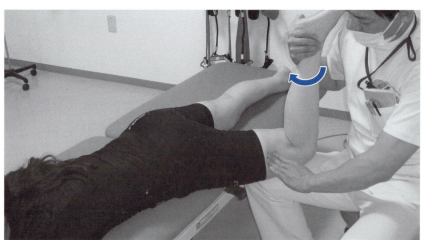

c 大腿二頭筋長頭・短頭の評価

つくため，姿勢分析は動作分析への一助ともなる．したがって，その姿勢は外部環境に対して力学的・合理的に適応しているのか否か，遂行しようとしている動作に対して効率的な姿勢を呈しているのかを判断することが重要である（**Clinical Hint**）．

　立位における姿勢観察のポイントは，
　①前額面，矢状面上の上半身質量中心位置
　②両腸骨稜，両上前腸骨棘，両上後腸骨棘を指標とした骨盤アライメント（骨盤傾斜，骨盤回旋）
　③脊柱棘突起を指標とした腰椎前弯，胸椎後弯の程度
　④両肩峰の位置や肩甲骨アライメント
　⑤両最下肋骨の位置や胸郭の形状，胸骨下角の開き具合

⑥触診による肩甲帯周囲筋から腰背部，股関節・大腿周囲の筋緊張の程度・左右差
⑦大転子位置の左右差(高さ，前後)
⑧膝蓋骨位置の左右差(高さ，側方)，腓骨位置の左右差(高さ，前後)，足関節内外果位置の左右差(前後)

などである[16]（図10）。

患者によっては疼痛が強く立位保持が困難であることも少なくないため，そのときは臥位や座位の姿勢を評価する。臥位(背臥位)は身体各体節が支持面を有しているため，重力を取り除いた状態での身体各分節の関係性をみるために

図10 姿勢観察のポイント

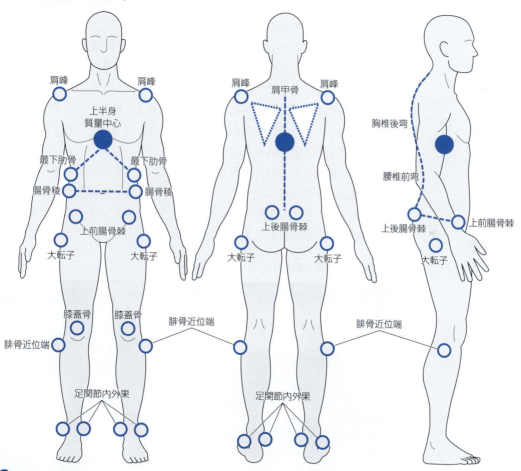

Clinical Hint

姿勢観察の意義

身体質量のうち体幹の占める割合は半分以上と非常に大きいため，体幹のアライメントの変位が，体幹を支える下肢に与える影響は大きい。すなわち，姿勢を評価することの重要性は，上肢を含めた体幹の質量変位が荷重関節に加わるメカニカルストレスに大きな影響を及ぼしていることに起因する。福井[17]は上半身質量中心の位置により下肢関節の関節モーメントは決定されると述べている。特に下肢関節疾患における姿勢評価は，その姿勢が機能障害の原因なのか，あるいは結果なのかを判断するための重要な評価法の一つである。

有用である．立位や座位における水平面のアライメントを臥位で確認することも重要である．身体各体節がどのように捻じれていて，どの部位で捻じれが逆転するかなど，あるいは肩甲骨の下に手を入れて前後・左右に揺らすことで動きが波及しない部位や過剰に動く部位などを確認する（図11）．

▶歩行観察のポイント

姿勢や歩行，動作をみて理学療法を行うプロフェッショナルとして，姿勢分析や歩行・動作分析は理学療法評価のなかでイニシアチブを発揮するものである．3次元動作解析装置などを用いれば定量的かつ客観的で詳細な分析が可能であるが，非常に高価であること，計測から結果までに時間がかかること，患者に多少の身体的負担を強いることなどを考慮すると一般的な医療機関にはほとんどないのが現状であろう．

臨床においては，歩行や動作を視覚的に評価する歩行・動作分析が一般的である．歩行であれば1歩行周期が約1秒間と短時間であるため，観察すべきポイントが明確でないと非常に重要な現象を見過ごしてしまう．建内[18]は，動作分析では観察するポイントを明確にして，目に見える現象からその原因を推察し，評価と理学療法の過程のなかで動作分析を繰り返し行うことで仮説の検証作業を行うことが重要であると述べている．

ある一部の現象にとらわれすぎて全体としての動きの関連性が曖昧になってしまい，適切な歩行分析に至らないこともある．また，疾患特有の歩行や動作の特徴を踏まえたうえで歩行・動作分析を行うことも大切であるが，先入観から目の前の患者の動作における重要な現象を見過ごしてしまうことには注意が

図11　背臥位姿勢の観察

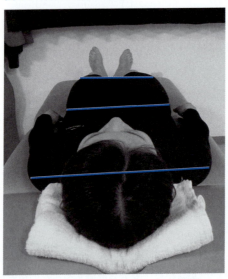
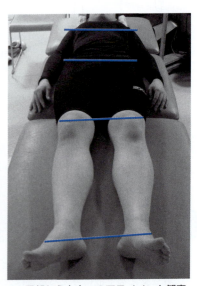

a 頭部から下方へのアライメント観察　　**b** 足部から上方へのアライメント観察

水平面のアライメント変位やどの体節で回旋が逆転しているかなどを確認する．また，身体後面が広い支持面を形成するため，全体的に筋はリラクセーションしているはずであるが，一定の部位の筋が過緊張していたり，過剰にベッドを押すような反応を呈する部位を確認する．さらに，肩甲骨の下に手を入れて前後・左右に揺らすことで動きが波及しない部位や過剰に動く部位を確認する．

必要である。

　まず，歩行観察において大切なことは，正常歩行を知ることである。正常歩行を基準として，歩行の各相における運動学的・運動力学的な役割について理解しておく必要がある。詳細については成書を参照していただきたい。

　歩行観察において股関節の動きの特性を把握するためには，骨盤の動きも併せて把握する必要がある。前額面では，初期接地（IC）からLRにかけての骨盤前方回旋の程度と股関節回旋の程度，立脚中期（MSt）にかけての股関節内転運動に伴う骨盤側方運動の有無や骨盤側方傾斜の程度を確認する。矢状面では，ICからLRにおける骨盤前後傾の程度と股関節屈曲の程度，立脚終期（TSt）における骨盤前後傾の程度と股関節伸展の程度を確認する。

TSt：
terminal stance

　また，立脚側股関節および膝関節周囲筋の活動を予測するために，上半身質量中心と股関節・膝関節中心との距離を確認する。例えば，前額面において上半身質量中心が股関節中心や膝関節中心からより反対側へ位置していれば，内部股関節外転モーメントの増大，内部膝関節外反モーメントの増大が考えられ，大腿筋膜張筋の活動が高くなっていることが推測される。矢状面において，ICからLR時に上半身質量中心が股関節中心や膝関節中心からより後方へ位置していれば，内部股関節屈曲モーメントの増大，内部膝関節伸展モーメントの増大が考えられ，大腿直筋の活動が高くなっていることが推測される。

理学療法

　さまざまな検査・測定から導き出された結果に対して理学療法を行うわけであるが，まず重要なことは，理学療法を施行することにより，病態が悪化しないか，症状が増悪しないかなどという判断ができるかどうかである。わが国ではまず医師の診察を受けることが前提であり，医師の指示のもとで理学療法を施行するため，セラピストはある程度の安全性が保障されているといえるが，それが絶対ではないことを常に念頭に置いておかなくてはならない。理学療法を行うことにより患者に不利益が生じることが推察された場合は，医師や看護師へ患者の状態を説明し患者にとって必要な検査や適切な治療を提案するような働きかけも必要となる。また，理学療法により改善が可能か否かを判断することも重要である。理学療法が介入可能で改善が期待できると判断できれば，受傷後であれば病態部位の保護，術後であれば術部の保護を優先しながら理学療法を行う。以下に，具体的な理学療法の内容について提示する。

▶疼痛の改善

　股関節を含めて膝関節以外の部位の機能が影響を及ぼしているか否かについては，まず膝関節の急性症状が落ち着いてからの判断となる。受傷直後や術直後で疼痛，腫脹，熱感が著明な場合は急性炎症症状と判断する。この時期は，患部の安静や良肢位を保つことに留意し当該関節への積極的な理学療法は避ける。急性炎症症状に対してアイシングなどの寒冷療法を実施することもあるが，最近では寒冷療法のエビデンスが低く，その効果の有用性について明らかにし

ROM：
range of motion

た報告が少ないのが現状である。

ACL損傷診療ガイドライン[19]において，ACL再建術後の寒冷療法の効果はgrade Bであり，術後の疼痛軽減には有用であるが，ROM改善や術後出血の減少に対する効果はないとしている。また，理学療法診療ガイドライン[20]では，ACL再建術後の寒冷療法は，疼痛，鎮痛薬使用量，出血量，ROM，在院日数には効果がないとする報告が多く推奨grade Cである。総じて，受傷後あるいは術後2～3日間を急性炎症期と判断して，急性の炎症症状を長引かせないためにアイシングなどの寒冷療法を実施することに関して，エビデンスは不十分であるが実施する意義はあると思われる。それ以降は漫然とした長期的な寒冷療法は行わないようにする。

病態部や術部の周囲の状態が落ち着き，急性炎症期から脱したと判断された場合は温熱療法と徒手療法，運動療法を併用して行う。まず，疼痛の軽減や過緊張を起こしている筋の緊張緩和を目的としてホットパックを行う。その後，筋や軟部組織の柔軟性や粘弾性，滑走性の低下に伴う疼痛や正常な関節運動の逸脱による疼痛が生じている可能性が考えられた場合は徒手療法あるいは運動療法を用いて疼痛の軽減を図る。

▶関節機能改善

受傷後や術後に患部の安静や良肢位の保持を目的に，ある一定期間シーネや装具などによる外固定が必要な場合もある。その際は，固定された関節をはじめ，周囲組織に機能障害が生じてしまうことも少なくない。また，術後では手術侵襲により損傷された組織の伸張性や粘弾性などの低下が少なからず生じる。さらに，変形性関節症のような退行性変性疾患では，長期的な経過のなか，異常な関節運動が形成されてしまうことで，過小可動部位と過剰可動部位が併存していることもある。膝関節に異常な関節運動が生じているときは，隣接関節である股関節や足関節の関節機能障害が背景にあり，その影響を受けていることも少なくない。股関節や足関節の可動域制限は，膝関節の過剰可動性につながりやすい。以上のような要因により膝関節に機能障害が生じている場合は，特に膝蓋骨や脛骨に動きの制限や異常な関節運動が起こりやすい。

▶筋機能改善

膝関節をマネジメントするための理学療法として運動療法の有効性は高く，なかでも筋力増強をはじめとした筋機能改善エクササイズの推奨gradeやエビデンスレベルは高い。以下に，股関節との関連性を考慮した筋機能改善エクササイズについて示す。

●筋緊張の改善

緊張が高くなりやすい筋は大腿直筋，ハムストリングス，大腿筋膜張筋，腸脛靱帯，腓腹筋である。また，股関節外側で大転子に付着する表層筋から深層筋にかけて緊張が高く，その周囲の軟部組織の柔軟性は低下していることが多い。筋緊張が亢進している筋に対してストレッチは有効な手段の一つであるが，

強い疼痛を伴う場合はかえって緊張が高まりやすいため注意が必要である。また，緊張が高い筋と低い筋が混在している状態でストレッチを行うと，緊張が高い筋ではなく緊張が低い筋がより伸ばされることにつながり，効果的な理学療法になりにくい。そのため，緊張が高い筋・筋膜に対して滑走性や粘弾性，柔軟性の改善を促す目的で，徒手的な筋・筋膜リリースあるはモビライゼーションを行うことは有効である（図12）。

● 股関節周囲筋の筋機能改善

股関節は膝関節の隣接関節であり近位に位置するため，股関節周囲筋の筋機能改善は，膝関節疾患に対する理学療法としては非常に重要となる。膝関節の筋機能を十分に発揮するための前提条件として，股関節の筋機能が適切に発揮できる必要がある。股関節適合曲面を考慮した股関節の屈伸運動は単関節筋の筋機能改善エクササイズとして効果的である（**Memo**参照）[21]。また，股関節は両側性に機能する必要があるため，例えば，歩行時，ICからLRにかけての大殿筋の機能改善を促すために，同時に反対側の腸腰筋の機能改善を促しなが

図12 筋・筋膜リリース

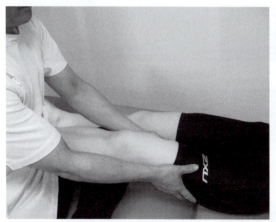

a 大腿筋膜張筋，腸脛靱帯のリリース

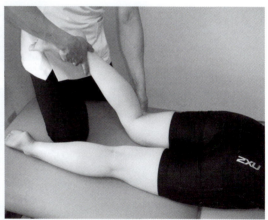

b 大腿二頭筋，腸脛靱帯遠位のモビライゼーション

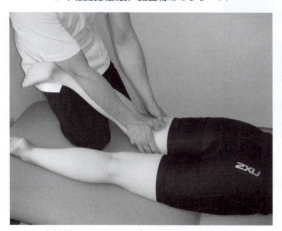

c 内外側ハムストリングスのモビライゼーション

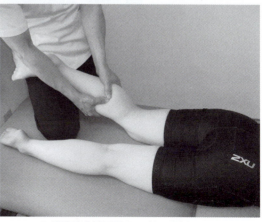

d 腓腹筋内外側頭のモビライゼーション

緊張が高い筋・筋膜に対して滑走性や粘弾性，柔軟性の改善を促す目的で，徒手的な筋・筋膜リリースを行う。

ら行うと歩行改善に結びつきやすい（図13）。スリングやボールを用いたエクササイズでは，股関節の動きが意識しやすく，適切な筋収縮を得る場合や股関節と膝関節の協調的な運動を改善させる場合に有用である（図14, 15）。また，スリングを用いて筋の収縮形態を変化させながらエクササイズを行うことで，

図13　股関節適合曲面を意識した股関節屈曲伸展運動，股関節両側性運動

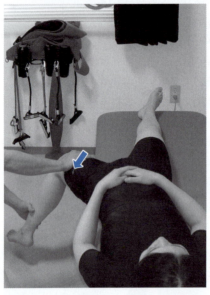
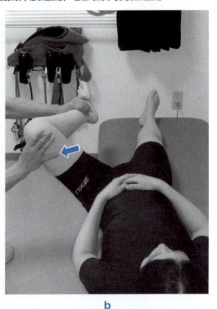
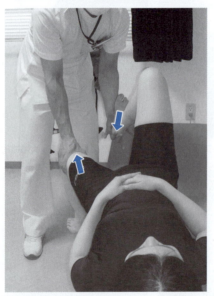

患者をベッドの端によせて下肢をベッドから下ろし，股関節伸展・外転・内旋位から屈曲・外転・外旋方向の運動を誘導しながら行う（a→b）。また，股関節屈曲・外転・外旋位から伸展・外転・内旋方向の運動を誘導しながら行う（b→a）。動きが適切にできるようになったら，少しずつ抵抗を加えながら行う。さらに，股関節は両側性に機能する必要があるため，歩行時，ICからLRにかけての大殿筋の機能改善を促すために，同時に反対側の腸腰筋の機能改善を促しながら行うと効果的である（c）。

> **Memo　股関節の適合曲面**
> 　　股関節の適合曲面とは，臼蓋と骨頭との適合性が高い肢位を求めたときに描く運動の軌跡のことであり，股関節屈曲・外転・外旋，股関節伸展・外転・内旋の複合運動を伴う円錐形の曲面となる。

図14 ボールを用いた両股関節の協調運動改善エクササイズ

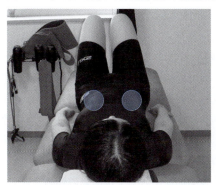 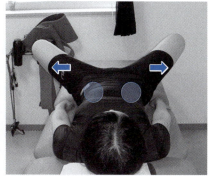

a 股関節外転運動

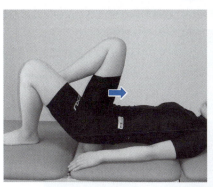 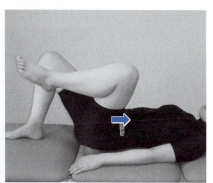

b 股関節屈曲運動

図15 スリングを用いた両股関節の協調運動改善エクササイズ

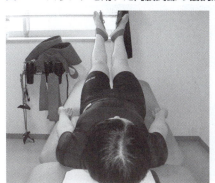 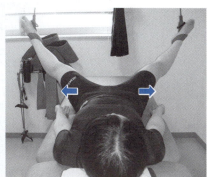

a 股関節外転運動

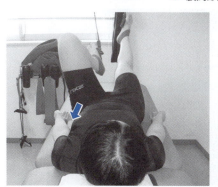 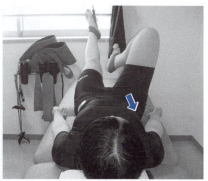

b 股関節屈曲運動

どの収縮形態が困難であるのか，どの可動範囲で筋出力の低下が著しいかなどの判断も可能となる（図16）。

● 膝関節周囲筋の筋機能改善

大腿四頭筋およびハムストリングスは，単関節筋と多関節筋が集合して一つのユニットを形成している。そのため，膝関節伸筋，屈筋としてグローバルな作用だけでなく，それぞれが分離して作用することも重要である。臨床にて膝関節疾患患者は，単関節筋の収縮は不足し，多関節筋は過剰収縮している場合が多い。そのため，それぞれの筋機能を適正化するために，単関節筋に対しては活動の促通を，多関節筋に対しては活動の抑制を目的としたエクササイズを

図16 スリングを用いた収縮形態を変化させた中殿筋機能改善エクササイズ

スリングを用いて筋の収縮形態を変化させながらエクササイズを行うことで，どの収縮形態が困難であるのか，どの可動範囲で筋出力の低下が著しいかなどの判断も可能となる。

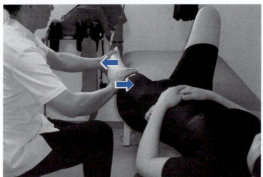

a 股関節外転筋の等尺性収縮

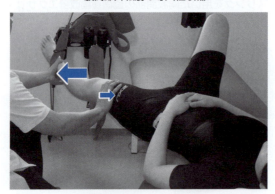

b 股関節外転筋の求心性収縮

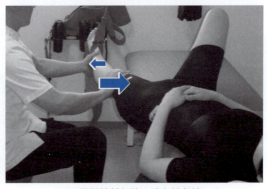

c 股関節外転筋の遠心性収縮

行うことが多い．ここでは，多関節筋の筋活動を抑制しながら単関節筋の筋活動を促通させるためのエクササイズの一例を示す（図17）．

▶歩行能力改善

Perry[22]は，歩行において身体を機能的にパッセンジャーとロコモーターの2つのユニットに分け，それらの機能的な特徴を述べている．パッセンジャーユニットは頭頸部・体幹・骨盤・上肢からなり，ロコモーターユニットは骨盤・下肢からなる．パッセンジャーユニットの重さは身体重量の70％に相当するため，そのアライメントはロコモーターユニットの機能に大きく影響する．し

図17　膝関節周囲筋の筋機能改善エクササイズ

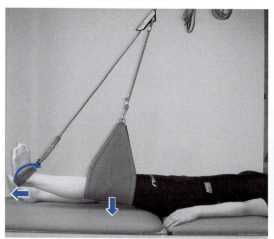

a　スリングを用いたOKCによる大腿広筋群筋機能改善エクササイズ

スリングにて踵部と膝関節を支える．膝関節は軽度屈曲位にしてスリングには弾力ロープを設置する．股関節と足関節を結んだ線上に沿って踵を動かすようにしながら膝関節伸展運動を行う．その際，足趾屈曲位で足関節を背屈しながら行うと，より大腿広筋群の収縮が促される．

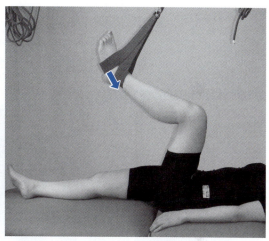

b　スリングを用いたOKCによる膝窩筋機能改善エクササイズ

股関節・膝関節屈曲位で踵部は弾力ロープを設置したスリングで支える．大腿部は固定して，踵部を殿部に近づけるようにして膝関節を内旋させながら屈曲させる．

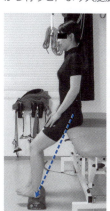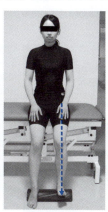

c　CKCによる大腿広筋群筋機能改善エクササイズ

骨盤前後傾中間位にした端座位にて，股関節と足関節を結んだ線上に沿って踵を床に押し付けるようにしながら膝関節伸展運動を行う．

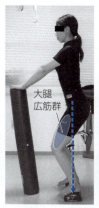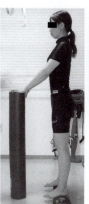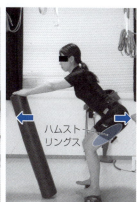

d　CKCによる大腿広筋群・ハムストリングス筋機能改善エクササイズ

ハーフストレッチポール上に立位保持して，体幹前傾を伴わないように股関節を足関節に近づけるようにしながらスクワット動作を行うと大腿広筋群の収縮が促される．一方，両上肢を最大限前方へ伸ばし，殿部を最大限後方に引くようにしながらスクワット動作を行うとハムストリングスの収縮が促される．

たがって，歩行能力の改善のために，体幹の可動性や安定性を改善させるためのエクササイズも重要となる。以下に，歩行改善につながるエクササイズの具体的な方法について述べる。

●体幹の可動性改善エクササイズ（図18）

体幹の可動性は全体的に均等に制限されることはまれであり，制限されている部位と過剰に動く部位が混在していることが多い。脊柱の変形や関節拘縮が重篤でなければ，ある程度の改善が望める。端座位にて両坐骨結節を支点として骨盤の前後傾運動にて脊柱で制限されている部位と過剰に動く部位を特定しながら行う。スリングなどで上半身を支えた状態やストレッチポールを両上肢で支持しながら行うと適切な骨盤運動が促されて可動性が改善されやすい。骨盤前傾運動の際は，殿部から両足部への体重移動を意識し，両下肢のアライメントが崩れないようにしながら行うと股関節の機能改善につながる。骨盤前後傾運動にて骨盤中間保持が可能となれば，左右への坐骨結節上へ体重を乗せる

図18　体幹の可動性改善エクササイズ

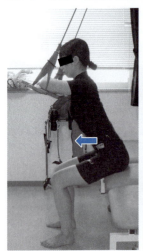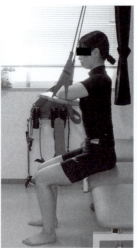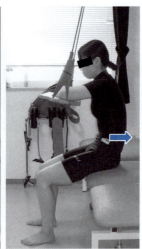

両足底部を肩幅程度に開いてきちんと床に接地させた端座位をとる。両坐骨への荷重を意識させる。両坐骨を支点として骨盤を前方へ回転させるようにして骨盤前傾運動を行い，骨盤後方へ回転させるようにして骨盤後傾運動を行う。体幹全体が一塊となって動かないように注意し，骨盤運動を分離して行う。

a　骨盤前後傾運動

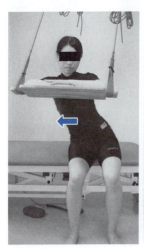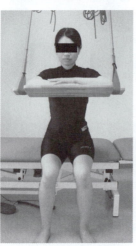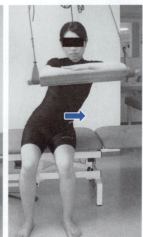

骨盤前後傾中間位を保持したまま，移動側の坐骨での荷重を意識しながら行う。骨盤運動に追従して体幹運動は上行性に運動が波及するのをイメージしながら行う。動きが生じにくい部位はセラピストが徒手的に介助しながら行う。

b　側方への骨盤傾斜運動

ようにしながら左右への骨盤傾斜運動を行う。動作中はできる限り上半身を正中位に保持するようにする。

●体幹の安定性改善エクササイズ（図19）

骨盤前後傾運動や骨盤傾斜運動ができるようになったら，体幹の安定性改善を図る。体幹の安定化には腹直筋や脊柱起立筋などの外在筋の収縮を抑制し，腹横筋や多裂筋，腸腰筋などの内在筋の収縮を促通することが重要となる。そのためには，セラピストは収縮を促したい内在筋に相当する部位を触診して患者が意識しやすいように工夫し，収縮状態などを患者へフィードバックしながら行う。あるいは，患者自身で内在筋の収縮を感じやすい部位を触ってもらいながら行う。また，体幹前傾運動に伴い内在筋の収縮を促す場合は，頭部と殿部を鉛直線上に引っ張り合うように意識したり，ストレッチポール上に置いた両手を下方に押さえるようにしながら運動を行うと内在筋の活動が促されやすい。さらに，体幹前傾姿勢を保持させた状態で，足関節底屈運動に伴う股関節屈曲運動や交互に股関節屈曲運動を行うことで腸腰筋の収縮を促す。エアスタビライザーなどの上に座って行うとさらに難易度が増し，より体幹の安定性の改善につながりやすい。

●立位重心移動改善エクササイズ（図20）

立位での重心移動において，股関節と足関節による制御能力を改善する目的で行う。特に，股関節制御を用いた身体重心移動ができることが重要だと考えている。骨盤を前後・左右方向へと動かすことにより身体重心の制御を行う。平行棒内での安定した立位姿勢で行うことが多いが，体幹を過剰に動かしたり，平行棒を把持している上肢で過度にコントロールしたりしないように注意する。

図19 体幹の安定性改善エクササイズ

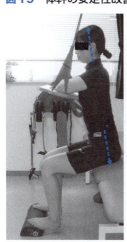 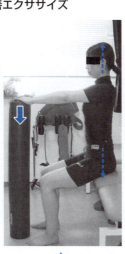 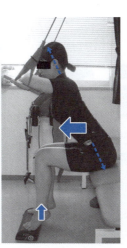 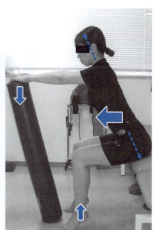

a　　　　　　　　b　　　　　　　　c　　　　　　　　d

体幹前傾運動に伴い内在筋の収縮を促す場合は，頭部と殿部を鉛直線上に引っ張り合うように意識したり（a），ストレッチポール上に置いた両手を下方に押さえるようにしながら運動を行うと内在筋の活動が促されやすい（b）。さらに，体幹前傾姿勢を保持させた状態で足関節底屈運動に伴う股関節屈曲運動（c）や交互に股関節屈曲運動を行うことで腸腰筋の収縮を促す（d）。

図20 立位での重心制御エクササイズ

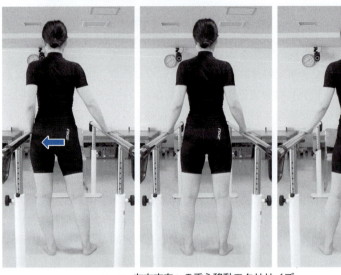
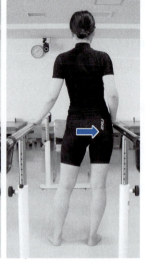

平行棒を軽く把持し，肩幅程度に下肢を開き安定した立位をとる。股関節内外転運動に伴う骨盤側方運動にて左右へと身体重心を移動する。開始肢位は両下肢で均等に荷重していることを認識させる（左右同程度の床反力を受けていることを認識させる）。移動側と対側下肢での荷重量を増加する（床を踏む）ことで，床反力の増加により身体重心が反対側へ加速する感覚を認識させる。加速した身体重心を減速させるために，移動側下肢で荷重量を増加する（床を踏む）ことで，身体重心を制御しながら支持基底面内に収める。

a 左右方向への重心移動エクササイズ

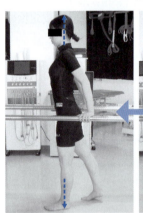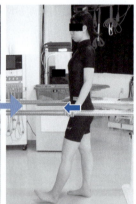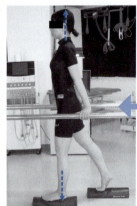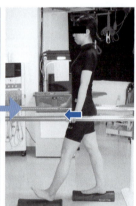

b 前後方向への重心移動エクササイズ

ハーフストレッチポール上で行うと，より股関節周囲筋の筋収縮が得られやすい。

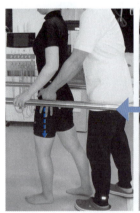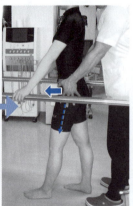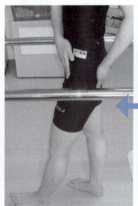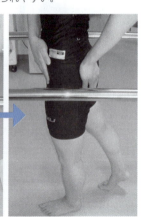

c 前後方向への重心移動エクササイズ

前方の下肢では，骨盤運動とともに股関節でしっかり支持している感覚を入力するために，セラピストは後方より骨盤を把持して股関節を介して下肢へと荷重感覚入力するようにアプローチする。あるいは，患者自身の手で股関節を前後から圧迫しながら身体重心を移動することで，股関節の位置と荷重感覚を認識しやすいように工夫する。また，前後面の筋緊張が同程度になるように調整しながら行う。

また，患者の自然立位では健側下肢へ身体重心が変位しているだけでなく，前後方向もどちらか一方へと変位していることが多い。そのため，立位での身体重心が支持基底面の中央にある状態での立位姿勢を患者に認識してもらう。股関節で適切に支持している感覚を入力するために，セラピストは股関節を前後から手で圧迫しながら身体重心を移動することにより，股関節の位置と荷重感覚を患者が認識しやすいように工夫する。また，セラピストは身体重心移動側の股関節外転筋の収縮を感じるとともに，股関節前後面の筋収縮が同程度に生じているかを感じながら行う。どちらか一方の筋の過剰収縮，あるいは前後面の筋の過剰な同時収縮が生じる場合は，筋活動の協調性が低下しており骨盤運動が適切に生じていないことを示している。

　左右方向への重心移動エクササイズ後は，前後方向への重心移動エクササイズを行う。両下肢を前後へと位置させ，前方の下肢は身体重心の受け入れを，後方の下肢は身体重心の送り出しを認識させる。前方の下肢は歩行時のICからLRを，後方の下肢はTStから前遊脚期（PSw）を想定して行う。左右への重心移動と同様に，骨盤運動に伴う身体重心の移動を意識しながら行うが，身体重心移動は前後だけでなく，側方および上下移動の3方向への運動を含めて行う。

PSw：
pre-swing

文献

1) Noyes FR, et al：Rotational knee instability in ACL-Deficient knees　Role of the anterolateral ligament and iliotibial band as defined by tibiofemoral compartment translations and rotations. J BONE Joint Surg Am, 99：305-314, 2017.
2) Kwak SD, et al：Hamstrings and iliotibial band forces affect knee kinematics and contact pattern. J Orthop Res, 18：101-108, 2000.
3) 加藤　浩：多関節運動連鎖からみた骨関節疾患の筋機能．多関節運動連鎖からみた変形性関節症の保存療法－刷新的理学療法－（井原秀俊 ほか編），p26-47, 全日本病院出版会，2008.
4) 建内宏重：運動連鎖からみたスポーツ障害［下肢運動連鎖の基礎知識］股関節と下肢運動連鎖．臨床スポーツ医学，30(3)：205-209, 2013.
5) 日本整形外科学会診療ガイドライン委員会，変形性股関節症診療ガイドライン策定委員会（編），日本整形外科学会，日本股関節学会（監）：変形性股関節症診療ガイドライン，改訂第2版，南江堂，2016.
6) 加藤　浩，ほか：歩行解析における股関節中殿筋の質的評価の試み－wavelet変換による動的周波数解析－．理学療法学，26：p179-186, 1999.
7) 羽田清貴，ほか：変形性膝関節症患者の椅子からの立ち上がり動作における量的および質的筋活動分析－wavelet変換を用いた筋電図周波数解析－．日本臨床整形外科学会雑誌，39：345-359, 2014.
8) N Kito, et al：Contribution of knee adduction moment impulse to pain and disability in Japanese women with medial knee osteoarthritis. Clinical Biomechanics, 25：914-919, 2010.
9) Hurwitz DE, et al：The knee adduction moment during gait in subjects with knee osteoarthritis is more closely correlated with static alignment than radiographic disease severity, toe out angle and pain. J Orthop Res, 20：101-107, 2002.
10) Thorp LE, et al：Knee joint loading differs in individuals with mild compared with moderate knee osteoarthritis. Arthritis & Rheumatism, 54：3842-3849, 2006.
11) 羽田清貴 ほか：変形性膝関節症患者の歩き始めにおける胸椎・骨盤回旋運動は外部膝関節内反モーメントに影響を及ぼすか？ 第51回日本理学療法学術大会抄録集，43suppl(2), 2016.
12) 羽田清貴，ほか：変形性膝関節症患者の歩き始め動作立脚期における下肢力学的エネルギー特性．第52回日本理学療法学術大会抄録集，44suppl(2), 2017.
13) T Mochizuki, et al：External torsion in a proximal tibia and internal torsion in a distal tibia occur independently in varus osteoarthritis knees compared to healthy knees. J Orthop Sci, 22：501-505, 2017.
14) 望月　久：筋機能改善の理学療法―その考え方と基本アプローチ．筋機能改善の理学療法とそのメカニズム―理学療法の科学的基礎を求めて―（望月久 ほか編集），第3版，p2-16, 有限会社ナップ，2014.
15) 石井慎一郎：姿勢制御のバイオメカニクス．動作分析 臨床活用講座 バイオメカニクスに基づく臨床推論の実践，p14-25, メジカルビュー社，2013.

16) 羽田清貴 ほか：理学療法評価と治療アプローチガイド―肩甲帯・上部体幹からのアプローチ―. 極める変形性股関節症に対する理学療法（斉藤秀之 ほか編集）, p110-126, 文光堂, 2013.
17) 福井 勉：力学的平衡理論・力学的平衡訓練. 整形外科理学療法の理論と技術,（山嵜 勉 編集）, p172-201, メジカルビュー社, 2000.
18) 建内宏重：変形性股関節症患者の観察的動作分析. 理学療法, 34(1)：10-18, 2017.
19) 日本整形外科学会診療ガイドライン委員会　前十字靭帯（ACL）損傷診療ガイドライン策定委員会：前十字靭帯（ACL）損傷診療ガイドライン, 改訂第2版：南江堂, 2012.
20) ガイドライン特別委員会 理学療法診療ガイドライン部会：理学療法診療ガイドライン　第1版. 日本理学療法士学会ホームページ, 2011.
21) 建内宏重：股関節の適合局面から展開する運動療法. ブラッシュアップ理学療法,（福井 勉 編集）p165-168, 三輪書店, 2012.
22) Perry J：Basic function. Gait Analysis, Normal and Patholgical Function, pp.19-25, SLACK, 1992.

| Ⅲ 機能障害別マネジメント | B 他部位からの影響の評価と理学療法
―影響発生源をどのように特定するか― |

3 腰椎・骨盤帯機能からの影響の評価と理学療法

Abstract
- 変形性膝関節症(膝OA)を有する患者では，変性・変形の進行により，膝関節屈曲に付随して腰椎前弯減少，骨盤後傾を呈することが多い．knee-spine syndromeという概念に代表されるように，密接な相補関係は広く知られていたが，進行過程については不明な点があった．
- 近年，spinopelvic parametersを用いた指標にて加齢・退行変性疾患の進行に伴う脊椎・骨盤帯のアライメント変化とともに膝関節との密接な関係について明らかになってきている．本項では最新の知見について紹介するとともに，理学療法における留意点について紹介する．

はじめに

膝OA：
knee osteoarthritis

　変形性膝関節症(膝OA)を主訴とする者で，腰痛を合併する例は少なくない．腰痛を伴わないまでも，膝関節を屈曲するとともに，いわゆる「腰曲がり」姿勢を呈する者も多い．

　knee-spine syndromeという概念に象徴されるように膝関節と腰椎・骨盤帯の症状との関連について疫学的な報告は散見されるが，腰椎骨盤帯のアライメントが膝関節に及ぼす影響についてはまだ不明な点が多い状況であった．

　しかし近年，脊椎外科領域においてspinopelvic parametersという指標を用い，脊椎・骨盤帯を中心とし，全身のアライメントに着目したパラメーターが標準化されて用いられるようになり(図1)，立位における膝関節屈曲角度は，脊椎アライメントの影響を強く受けることが示されるようになった．

図1　spinopelvic parameters

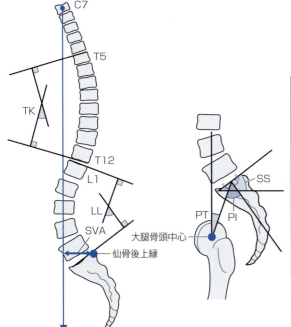

1. 脊椎アライメントのパラメーター	
・腰椎前弯角(LL)	L1-S1の角度
・胸椎後弯角(TK)	T5-T12の角度
・sagittal vertical axis(SVA)	C7椎体中央からの垂線と仙骨後上縁との前後距離
2. 骨盤パラメーター	
・仙骨前傾角(SS)	仙骨上縁と水平線との角度
・骨盤後傾角(PT)	大腿骨頭中心と仙骨上面の中点を結ぶ線と垂線との角度
・骨盤形態角(PI)	大腿骨頭中心と仙骨上面の中点を結ぶ線と仙骨上面に対する垂線との角度

LL：lumber lordosis
TK：thoracic kyphosis
SS：sacral slope
PI：pelvic incidence

本項では腰椎・骨盤帯のアライメント変化が膝関節に及ぼす影響について近年のレビューを中心にまとめ，評価から理学療法へ展開する際のポイントについて提示する。

膝痛と腰痛の疫学

LOCOMO：
The Longitudinal Cohorts of Motor System Organ

BMI：
body mass index

LOCOMOスタディにて，日本の9地域：1万2,019人（男性3,959人，女性8,060人）に対する調査にて，腰痛例は37.7％（男性34.2％，女性39.4％），膝痛例は32.7％（男性27.9％，女性35.1％）であり，膝痛・腰痛の両方について調査可能であった9,046人のうち，どちらの痛みもある人は12.2％（男性10.9％，女性12.8％）であった。高齢，女性，BMI，農村在住であることと併せて，膝痛，腰痛の存在はお互いに影響することが示されている[1]。

症候性膝OAでは57.4％に慢性腰痛を呈し，重症化した場合は66.1％まで有病率が高まるとの報告もあり[2]，隣接関節でないにもかかわらず，密接な関係を有することが示唆される。

加齢によるアライメント変化

PT：
pelvic tilt

SVA：
sagittal vertical axis

ADL：
activities of daily living

QOL：
quality of life

加齢により膝関節の屈曲・内反，股関節の外旋とともに骨盤後傾角度（PT）およびSVAの増大が認められる[3, 4]。また頸椎前弯，骨盤後傾，股関節伸展，膝関節屈曲，足関節背屈角度は年齢とともに徐々に増大するが，健常者ではC7から降ろした垂線よりも股関節が前方にある[5]（**図2a**）。

視診にて明らかな体幹前傾が強く，股関節がC7から降ろした垂線よりも後方へ存在している場合，全身の代償機構を大幅に用いている状態にあり，ADL，QOL低下が示唆される[6-8]（**図2b**）。

knee-spine syndrome

COP：
center of pressure

膝関節と脊椎のアライメントは隣接関節ではないにもかかわらず，非常に密接な補正関係がある。

膝関節痛がある場合に膝関節屈曲位をとるため，足圧中心（COP）は後方へ移動するが，これを補正するために体幹を前傾する。腰痛がある場合には体幹を前傾させ，COPは前方へ移動するが，これを補正するために膝関節を屈曲させる。

▶脊椎と膝関節の関係

腰椎の前弯が減少すると仙骨前傾角度が減少し[9]，立位時の膝関節屈曲角度が増大し，腰痛・膝関節痛を合併しやすい状態となる[10]。膝関節屈曲角度は骨盤後傾角度よりも腰椎前弯角度において強い相関を示す[9]。これらの報告は旧来から述べられているknee-spine syndromeの妥当性を示すものであるが，膝関節屈曲が腰椎前弯を減少させているのか，腰椎前弯の減少が膝関節屈曲を引

き起こすのかについては明確ではない(図3)。

当院にて人工膝関節全置換術（TKA）を施行した79例に対し，術前・術後3週での比較にて他動的膝関節伸展角度の増大後（−13.4°→−2.9°），術後3週にて仙骨前傾増大，骨盤前傾が認められた[11]。その後の調査実施はできていないが，術後12カ月で仙骨前傾は維持できていたが，骨盤は後傾角度の増大が顕著となる報告や[12]，術後の膝屈曲角度は術前のSVAに相関するとの報告[13]がある。

TKA実施後，膝関節屈曲・内反が改善され，一時的に仙骨後傾・骨盤後傾

TKA：
total knee arthroplasty

図2 立位・歩行：視診におけるチェックポイント

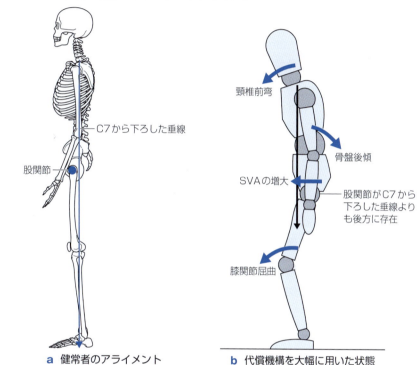

a 健常者のアライメント
股関節がC7から下ろした垂線より前方にある

b 代償機構を大幅に用いた状態

図3 knee-spine syndromeの進行過程

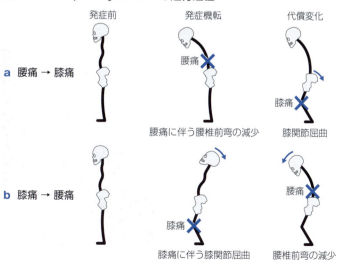

a 腰痛 → 膝痛

b 膝痛 → 腰痛

の改善が得られても経年的に骨盤後傾角度は増大してくる。したがって加齢による影響を受ける腰椎・骨盤帯アライメントは，膝関節屈曲位での荷重を引き起こす独立した因子としてとらえる必要があると思われる。

▶成人脊柱変形におけるspinopelvic parametersと膝関節

Ferello[15]，Lafage[16]，Diebo[17]らは成人脊柱変形（ASD）を有する者に対する全脊椎撮影を用いた報告にて，SVAとT1Spi（大腿骨中央とT1椎体を結ぶ線と垂線のなす角）にてforward（体幹前傾位）group，backward（体幹後傾位）group，neutral groupに3群化し，各種矢状面パラメーターの関連について，非常に興味深い報告を行っている。

forward群は他群よりも有意に高齢，能力障害は高度であり，腰椎が後弯化，骨盤後傾，膝関節屈曲，骨盤後方変位量（足関節外果〜仙骨後縁までの距離）が顕著となる。backward群では腰椎前弯は正常範囲内，骨盤前方変位とともに，股関節伸展の増大が顕著であった。特に骨盤の後方変位量は骨盤後傾角度，股関節伸展角度，膝関節屈曲角度，足関節背屈角度との相関を示した[15]。すなわちforward群は骨盤帯の後方移動が大きく，backward群では骨盤帯は前方位となる[16]（図4）。

forward群が呈する骨盤後方変位と膝関節屈曲角度の増大は脊椎矢状面アライメントにおける代償機構の最終形態であり，腰痛・下肢痛のVAS値とともに，

ASD：
adult spinal deformity

T1Spi：
T1 spinopelvic inclination

VAS：
visual analogue scale

図4 体幹・骨盤帯アライメント別の特徴

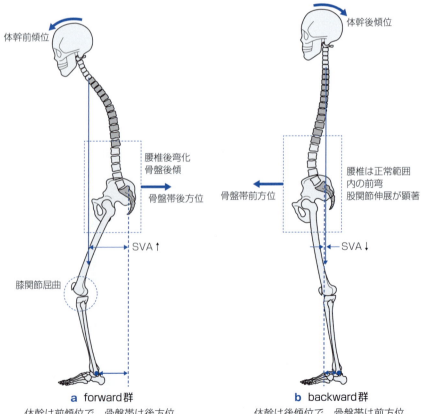

a forward群
体幹は前傾位で，骨盤帯は後方位。

b backward群
体幹は後傾位で，骨盤帯は前方位。

ODI：
Oswestry disability index

SRS-22：
scoliosis research society-22

EQ-5D：
European quality of life-5 dimentions

ODI，SRS-22，EQ-5Dなど，健康関連QOLとの相関も認められた[15, 17]。

▶脊椎アライメント：C7 plumb lineと仙骨位置

近年は腰椎骨盤矢状面アライメントが膝関節屈曲角度に影響を与える過程について，脊椎の代償機構（compensatory mechanism）の詳細が徐々に明らかになってきている。

各種脊椎アライメントの分類は諸家から報告されているが，C7から降ろした垂線（C7 plumb line）を仙骨内に留めることが最も重要である（図5）。

加齢とともにC7からの垂線は前方へ移動し，仙骨上面からの距離が増大し，

図5 C7からの垂線→仙骨までの距離の変化

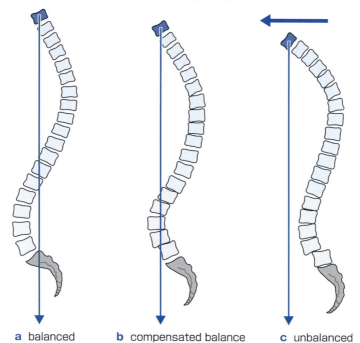

a balanced　　b compensated balance　　c unbalanced

Memo pelvic incidence（PI）
- PIは大腿骨頭中心と仙骨上面の中点を結ぶ線と仙骨上面に対する垂線との角度で，年齢・性別・姿勢変化に左右されない生体固有の形態学的角度である。
- PI＝仙骨前傾角（SS）＋骨盤後傾角（PT）
- PI値の日本人平均は48.7±9.7°である。

図6 pelvic incidence（PI）

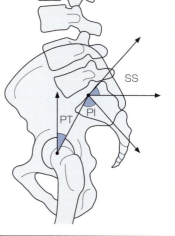

各種病態を伴ってADL障害・QOL低下と関連する。この過程において脊椎・骨盤帯の各種代償機構が働く[18]。

脊柱・骨盤帯における代償機構

近年では，できうる限りSVAを低値に収めるために用いられる脊柱・骨盤帯代償機構が着目されている。Barreyらは脊椎における主な代償機構として，three main mechanismを提唱し，骨盤後傾，胸椎後弯減少・腰椎変性すべりを挙げている[18]（図7）。

▶骨盤後傾(pelvis back tilt mechanism)

骨盤後傾は，C7を股関節軸近くへ移行させるために必要な機構であり（図7a），加齢により最も多く用いられる代償機構である。また，股関節伸展角度との関係性が高いことも特徴である。

臼蓋・大腿骨頭間にて股関節伸展位を維持したままで，大腿骨を鉛直位へ戻すと骨盤は後傾位となる。大腿骨頭周囲の骨盤後方回転は，骨運動としての股関節伸展と同様であり，hip extension capacityと表現され，脊椎の代償機構の重要な一つであると考えられている[18]（図8）。

立位にて骨盤後傾・股関節伸展角度が同一であっても，骨盤が後方に位置する場合は重心線が股関節前方，膝関節後方を通るため，脛骨前傾を伴って膝関節屈曲が強いられる（図9）。

図7 脊椎における代償機構(three main mechanism)

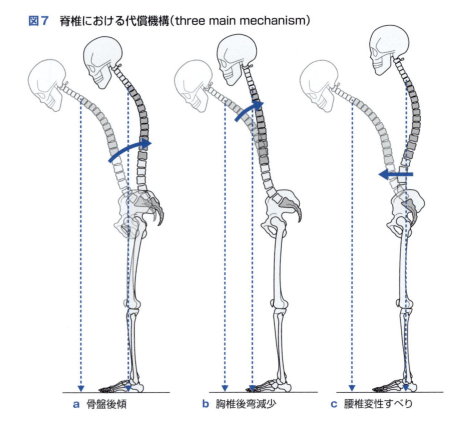

a 骨盤後傾　　b 胸椎後弯減少　　c 腰椎変性すべり

▶胸椎後弯角度の減少・腰椎変性すべり

腰椎アライメントにおいては，PIに由来する要素が大きくなる（PI＝仙骨前傾角（SS）＋骨盤後傾角（PT））（図6）。

仙骨前傾角度が同様であっても，PIが大きい者では図9に示すように骨盤を最大限に後傾し，hip extension capacityを最大限に用いることができる。しかし寛骨後傾によって骨盤を後傾できない場合，PIが小さい者では仙骨前傾・腰椎前弯角度が得られないが，PIが大きい者は，下位腰椎の前弯角度の増大を伴って，骨盤帯の前方変位を用いることが可能となる[19]（図10）。しかし，この戦略が過剰となると下位腰椎の腰椎椎間関節への伸展ストレスが増大し[20]，椎間関節性疼痛・腰椎変性すべりを伴いやすい[21-23]。

すなわちPIが大きい場合は骨盤を大きく後傾することでhip extension

図8 hip extension capacity

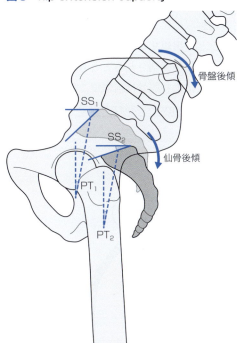

骨盤後傾に伴い，SSの低下（$SS_1 > SS_2$），PT（$PT_1 < PT_2$）の増大が生じる。

図9 骨盤後傾位でのアライメントと膝関節への影響

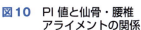

a 骨盤前方位　　b 骨盤後方位
骨盤後傾角＋股関節伸展角は同じ

図10 PI値と仙骨・腰椎アライメントの関係

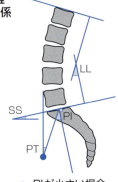 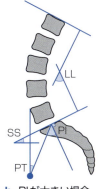

a PIが小さい場合　　b PIが大きい場合

PIが小さい場合（a），仙骨前傾角度（SS）および腰椎前弯角度（LL）ともに小さいが，PIが大きい場合（b），仙骨前傾角度（SS）および腰椎前弯角度（LL）ともに大きくなる。
なお，a，bの骨盤後傾角＋股関節伸展角の値は同じである。

capacityを最大限に用いるか，下位腰椎伸展角度の増大にて対応するかは，胸郭の配列（上半身重心の位置）ないし股関節伸展可動域に依存すると考えられる．

体幹後方位すなわち胸郭の後方変位が生じると，胸腰椎移行部の屈曲角度の増大と下位腰椎の前弯角度の増大が認められることから[24]，胸椎後弯角度の減少は腰椎前弯・骨盤後傾と同期した機構であることが示唆される．

石井らは腰部脊柱管狭窄症例の立位姿勢・歩行の特徴を報告[25]しており，前述したASD症例のbackward群における戦略と酷似していることを示した．

加齢に伴うアライメント変化において，PIが大きい者はhip strategyを最大限に利用した状態であるといえよう[25]．PIが小さい場合は，骨盤後傾・腰椎伸展角度を増大させることが難しいため，加齢に伴うSVAの増大に対し，骨盤帯後方変位とともに膝関節屈曲を用いた戦略をとる傾向にあり，SVAの増大につながりやすいと考えられ，腰椎椎間板変性・腰椎椎間板ヘルニアの発生と関係するとの報告もある[23,26]．hip strategyの利用が最大限に達すると，胸椎後弯減少の力源となる脊柱起立筋の過剰収縮による背部痛，腰椎前弯角度の増大・変性すべりに伴う腰痛・下肢痛などが出現する．最終的な代償機構として骨盤後傾角度の増大により，大腿骨の後傾が強制されるとともに膝関節屈曲角度が増大する[27,28]．hip strategyの破綻により脛骨は前傾位，結果として脛骨近位に前方への剪断力が生じ，knee strategyへの移行がなされ，膝OAの進行に寄与すると考えられる（図11）．

図11 立位アライメントとstrategy

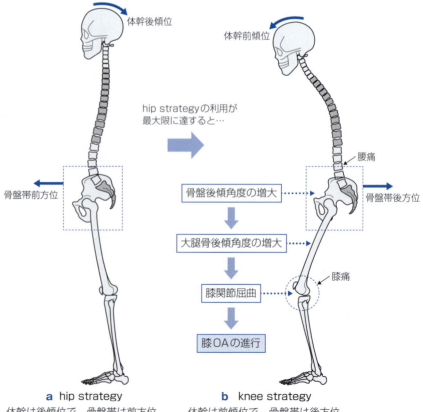

a hip strategy
体幹は後傾位で，骨盤帯は前方位．

b knee strategy
体幹は前傾位で，骨盤帯は後方位．

膝OAとspinopelvic parameters

Wangは膝OA患者のspinopelvic parametersに着目し，興味深い報告を行っている[29]。

対照群と比較して膝OA群では体幹前傾，股関節屈曲に加え，大腿骨長軸と床への垂線のなす角（大腿骨後方傾斜角：FI）の増大を示したが（図12），腰椎・骨盤帯パラメーターに差は認めなかった。FIの程度で比較すると，FI≦10°では腰椎伸展を増大させてバランスをとるのに対し，FI＞10°では膝関節屈曲が増大し，腰椎・骨盤帯で対応できなくなると，股関節屈曲・SVA増大にて補償する。

さらに，膝OAに加えて腰痛の有無にて2群化して比較すると，脊椎・股関節パラメーターに差は認められなかった。すなわち腰椎・膝関節ともに症状を有していても，体幹前傾，骨盤後傾，骨盤帯の後方位，FI増大を伴った立位アライメントはほぼ同様であることが示唆される。

FI：
femoral inclination

腰椎・骨盤帯・股関節複合体における筋活動

腰椎・骨盤帯，膝関節のどちらかに病態を有していても，代償機構の用い方には共通性がみられることについて述べてきたが，理学療法に必要なのはこのプロセスを理解したうえで，いかに進行を予防するかという視点である。

膝OAにおける腰椎・骨盤帯・股関節複合体の筋活動に着目し，過剰な活動を生じやすい部位についてまとめる。立位・歩行分析におけるチェックポイントとして，筆者は主にSVA（C7からの垂線が仙骨内にあるか，股関節後方に位置しているか），FI（図12），膝関節屈曲角度の3点に着目して分析を行っている。

図12　脊椎アライメントとfemoral inclination

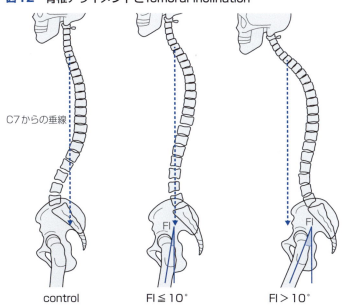

▶FIが小さい場合

　SVA増大に対して骨盤帯を前方位に保持しようと，hip extension capacityを最大限に用いる場合，骨盤後傾角度の増大を伴う[18]。骨盤後傾角度変化による下肢筋電図の計測では，健常者においても骨盤後傾角度の増大に加え，膝関節屈曲を伴った場合，大腿筋膜張筋，大腿二頭筋，内側広筋の活動が有意に上昇するとともに，膝関節内反角度の増大が認められる[30]。

　また，FIが小さいと，股関節伸展・外旋位を呈しやすい。この状態では大腿骨頭の前方への変位量が増大し[31,32]，寛骨臼と大腿骨頭の適合性（congruity）が低下した状態になる（図13）。

　すなわちSVAの増大を補正するために，股関節伸筋である大殿筋〜腸脛靭帯，ハムストリングスに加え，深層外旋六筋を過剰に用い[33]，股関節周囲筋を同時収縮させることで股関節適合性を犠牲にしている可能性が高い。立位持続にて腰痛を生じる例では大殿筋・中殿筋と脊柱起立筋の同時収縮が顕著である[34,35]。

▶FIが大きい場合

　FIが大きい状態では，腰椎屈曲とともに骨盤後傾が増大[38,39]するとともに，寛骨臼は前傾は低下・前捻は増大し[40,41]，上方を向く[42,43]。そのため閉鎖性運動連鎖（CKC）の状態では股関節外転位となり，大腿脛骨角（FTA）は増大する。

　骨盤後傾による寛骨臼の前捻の増大に対し，congruityを増すための戦略として最も適合性が高い股関節内旋・外転，FI増大に伴って膝関節屈曲位を強いられる場合（図14），股関節・膝関節周囲筋に過剰な同時収縮を要求する。

CKC：
closed kinetic chain

FTA：
femorotibial angle

図13 立位姿勢と臼蓋・大腿骨頭アライメント

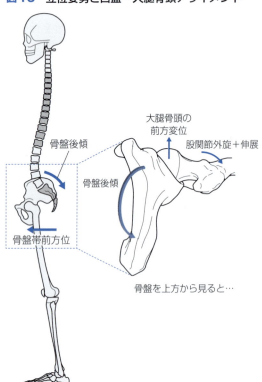

図14 立位姿勢と臼蓋・大腿骨頭アライメント

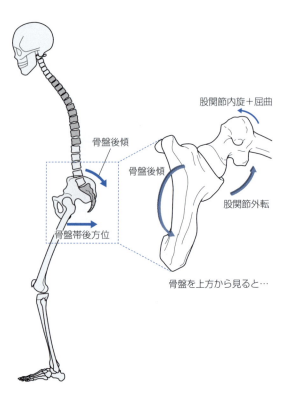

このアライメントは，重度の膝OAにて大腿四頭筋とハムストリングスの同時収縮が顕著になるとの報告[44]と合致すると考えられる。

各種検査に基づいた問題点の抽出

ここでは歩行に最も近い課題として，立位から片脚立位への移行動作を取り上げ，その着眼点についてまとめる。

まず大腿骨遠位，脛骨近位を触診し，大腿脛骨関節がどのようなアライメントを呈したときに疼痛が出現するか把握することが重要である。併せてアライメントをセラピストが腰椎・骨盤帯・股関節複合体のいずれかを修正したときに腰椎骨盤帯，大腿骨頭の動きが時系列的にどのような順序性を有し，どの方向へ動くかを確認する。

続いて各分節に各種徒手誘導を加えた際に膝関節の症状が変化するかを確認することで，より症状に関与の深い機能障害の抽出と改善への道筋を立てることが可能となる。ポイントとして筆者は，以下の3点に着目するようにしている。

①必要以上に筋活動・関節運動を要求されている部位（➡圧痛検査）
②弱化している筋（➡筋力検査）
③固定された運動パターン（➡筋力検査：代償運動の確認）

そして絞り込んだ機能障害に対し，各種徒手療法・運動療法を実施した後に再度課題として設定した動作を実践し，症状・体性感覚の変化を患者自身に認識させる。そのうえで日常生活において実践できるように，姿勢・動作指導，セルフエクササイズの指導をなるべくわかりやすく，また自己効力感の向上を伴うように患者に伝えることが大切である。

▶姿勢・動作分析と触診による関節運動の把握
●大腿骨・脛骨の回旋

静止立位の状態から，対側踵骨が離床し，股関節90°まで屈曲する際に，どのタイミングで疼痛・違和感が発生・増大するのかを確認する。それと同時に大腿骨遠位・脛骨近位の回旋量を確認する（図15）。

●hip extension capacity

まずはFIに着目する。寛骨の前後傾角度，寛骨・大腿骨頭アライメントを総合的に考察し，hip extension capacityを把握する（図16）。

立位から片脚立位への移行に伴い，股関節位置が前方に移動するか，ほぼ同一位置にあるかを確認する。

寛骨が後傾している場合は上半身重心の後方化が疑われる。大転子が前方に移動する場合は，寛骨臼・大腿骨頭間の適合性が低下している可能性がある。

●骨盤帯回旋

両側腸骨を包み込むように保持し，立位から片脚立位にかけての回旋量を把

図15 大腿骨・脛骨の回旋

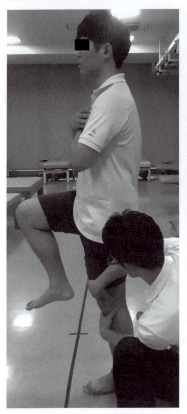
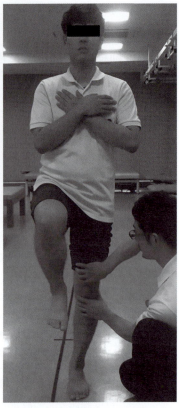

図16 femoral inclination(FI)

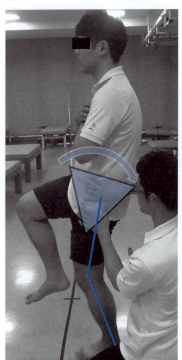
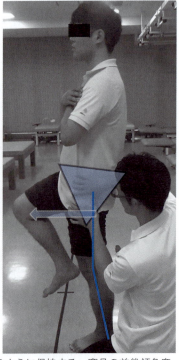

左手は大転子，右手は寛骨を大きく覆うように保持する。寛骨の前後傾角度，寛骨・大腿骨頭アライメントを総合的に考察し，FIを把握する。

握する.このとき両寛骨の前後傾が骨盤の回旋とともにどの程度変位するかを触診によって確認し,FIにかかわる寛骨の動きを把握する(図17).

▶理学検査
●股関節内旋可動域
　背臥位での股関節内転・内旋可動域,腹臥位での股関節内旋角度を計測する(図18).大腿骨前捻の低下は内旋可動域の低下と関連しており[48, 49],脛骨外

図17　骨盤帯回旋

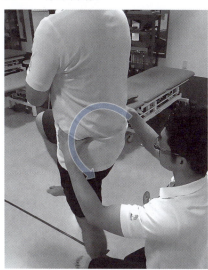
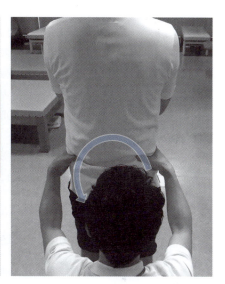

図18　股関節内旋可動域

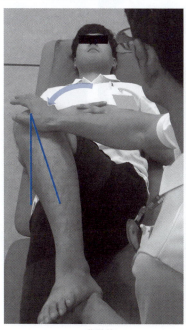
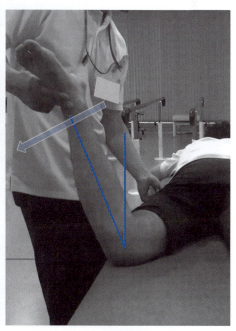

　　　　a　背臥位　　　　　　　　　　b　腹臥位

背臥位・腹臥位にて計測する.股関節内旋可動域の制限が,腹臥位に比べて背臥位で極端に大きい場合は,筋性の制限因子が関与していることが多い.

旋[50, 51]，内側顆の接触圧増大と相関する[52-54]。また股関節外旋位での荷重においても脛骨内側顆への接触圧は増大する[55]。これらの報告は膝OAの病態進行と股関節内旋角度の低下とのかかわりを示すと考えられる[56-58]。

● 股関節伸展可動域

側臥位にて股関節伸展可動域を計測する。このときは寛骨を軽度前傾位に固定し，骨盤前傾・腰椎前弯による代償を抑止し，寛骨臼・大腿骨頭間の可動性を検査する（図19）。慢性腰痛患者では股関節伸展可動域が有意に低下する[59]。

● 股関節内転可動域（Ober test）

側臥位にて膝関節90°屈曲での股関節伸展に加えて股関節内転を行い，大腿筋膜腸筋～腸脛靱帯の伸張性を検査する。骨盤下制による代償運動が認められる場合は寛骨を固定した状態にて実施し，寛骨臼・大腿骨頭間の可動性を確認する（図20）。Ober testでは大腿筋膜張筋～腸脛靱帯の伸張性低下の関与を調べる。

中・小殿筋の影響も受けるテスト[60]でもあるため，股関節内転可動域の程度を把握するためには，膝関節伸展位と90°屈曲位にて比較したほうがよい。

HBD：
heel buttock distance

● HBD

股関節前面の膝関節伸筋群の伸張性を確認する。腹臥位にて通常の膝関節屈

図19　股関節伸展可動域

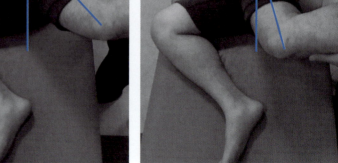

a　寛骨非固定　　　　　　　　　　b　寛骨固定

純粋な臼蓋・大腿骨頭間の伸展可動域をみる場合は，寛骨を固定することで骨盤前傾・腰椎前弯による代償を抑止する。

図20 股関節内転可動域とOber test

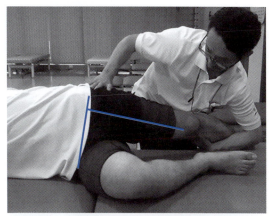

a 股関節内転可動域（寛骨非固定）

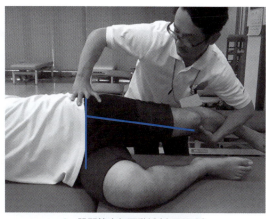

b 股関節内転可動域（寛骨固定）

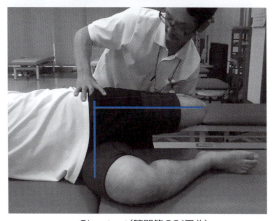

c Ober test（膝関節90°屈曲）

曲，股関節外転・内旋位での膝関節屈曲，股関節伸展位での膝関節屈曲における可動域を測定し，大腿直筋・大腿筋膜腸筋～腸脛靱帯，大腰筋の筋長検査を行う（図21）。併せて各筋の圧痛の有無を確認するとよい。

背臥位における膝OA由来の屈曲可動域制限よりも浅い角度にてend feelが変化するかを判別することが重要である。

SLR：
straight leg raising

● SLR test

背臥位にて，膝関節伸展位での挙上角度を計測するとともに，ハムストリングスの筋長を把握する（図22）。できるだけ伸張される部位を確認するとともに，圧痛所見を伴うか確認するとよい。

● 腰椎不安定性

単純X線画像の側面像から，腰椎椎間板高の低下，すべりの有無，椎間関節の変性の程度について確認する[61]。併せて屈曲・伸展位での動態撮影の比較により，不安定性を有する椎間を確認するとともに伸展に伴う各椎間における比率を確認する（**Clinical Hint**参照）。

PLE：
passive lumbar extension

理学検査として各種テストが存在するが，近年はPLE testの妥当性が報告

されている[62-65]。他の検査に比較して簡便であり，診療場面において用いやすい検査である（図23）。しかし，股関節伸展可動域の低下が腰椎に及ぼす影響を加味したものではないため，前述したテストと組み合わせて機能障害を絞り込む必要がある。

図21　heel buttock distance(HBD)

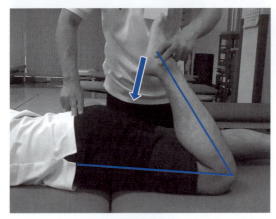

a　膝関節屈曲位

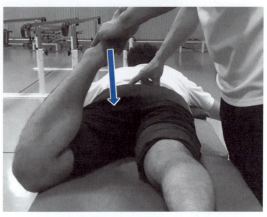

b　股関節外転・内旋での膝関節屈曲位

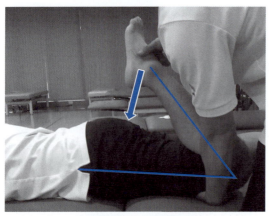

c　股関節伸展での膝関節屈曲位

図22　straight leg raising(SLR)test

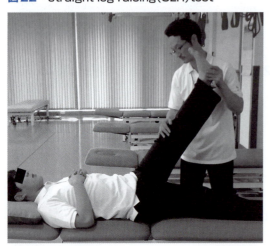

図23　passive lumbar extension(PLE)test

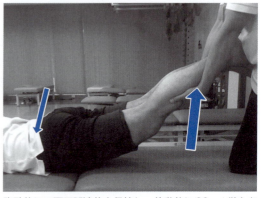

腹臥位にて両下腿遠位を保持し，他動的に30cm挙上させる。このとき腰痛ないし違和感を訴える場合に陽性とする。

Clinical Hint

腰椎単純X線画像

図24 腰椎単純X線画像

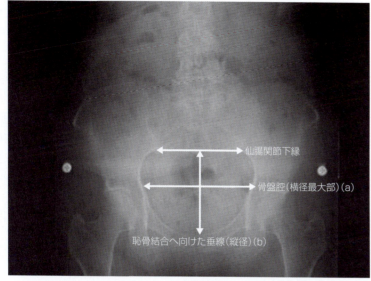

両仙腸関節下縁を結ぶ線に平行な骨盤腔の最大横径(a)と恥骨結合上縁に向けて下ろした垂線(b)を確認する。縦径が大きい場合は骨盤前傾位，横径が大きい場合は骨盤後傾位である[66]。

a 正面像

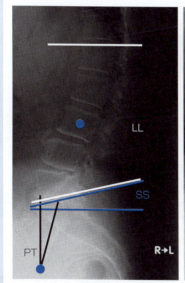
neutral

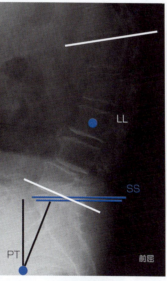
腰椎屈曲位

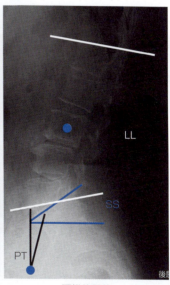
腰椎伸展位

b 側面像

- 仙骨前傾角(SS)：仙骨上縁と水平線との角度
- 腰椎前弯角(LL)：第1腰椎椎体上縁と仙骨上縁のなす角度
- 骨盤後傾角(PT)：大腿骨頭中心と仙骨上面の中点を結ぶ線と垂線のなす角度

【みるポイント】
- 腰椎の屈曲 ➡ 伸展を比較
- 最も前弯角度が増大する分節の把握
- 骨盤傾斜角の変化量
- すべり症・不安定性の有無[61]

　腰椎変性の程度は加齢とともに進行するものであり，無症候性の者も多く[67]，腰部脊柱管狭窄症ではMRIと疼痛・能力障害の程度は相関しないとの報告もあることから[68, 69]，各種理学所見と臨床症状を照らし合わせて判断することが重要である。

● 股関節伸筋検査

腹臥位にて股関節伸展筋力検査を行う。このとき主動作筋が大殿筋➡ハムストリングスの順で収縮されているか触診して確認する。また，両側の脊柱起立筋，多裂筋，胸腰筋膜など固定筋となる筋群の収縮のタイミング，強度も視診・触診にて確認する[70-72]（図25）。

腰椎不安定性を有する者では対照群と比較して股関節伸展筋力が低下しているにもかかわらず，股関節伸展自動運動時の％MVCは高値を示すとの報告もあり，前述の画像・理学検査と照らし合わせて考察すべきである[73]。

併せて片脚立位時と同様に骨盤帯の回旋が生じる場合，下位腰椎椎間関節，仙腸関節に疼痛を伴うか聴取し，同部位の圧痛所見の有無を確認する。疼痛の有無にかかわらず，検者が両側腸骨稜から軽い圧縮を加えつつ中間位に補正して再検査を行った場合に腰部の疼痛，大殿筋➡ハムストリングスの発火パターン，患者自身の主観的な挙げやすさに変化を生じるか確認する[74]（図26a）。

骨盤帯の修正にて変化が認められない場合は，大転子部分を背側・腹側から挟むように保持し，大腿骨頭の変位を修正するように臼蓋側へ軽度の圧縮を加えつつ股関節伸展運動を行い，主観的な挙げやすさ・発火パターンの変化について確認を行う[75]（図26b）。

MVC：
maximum voluntary contraction

図25 股関節伸筋検査①

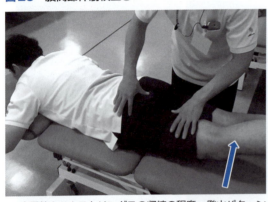
a 大殿筋とハムストリングスの収縮の程度・発火パターン

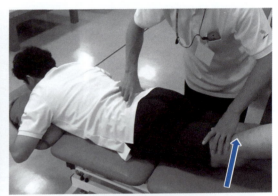
b 骨盤帯の代償運動の把握

図26 股関節伸筋検査②

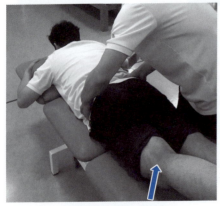
a 腸骨稜に圧縮を加える

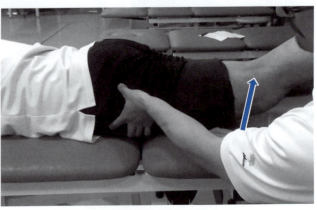
b 大腿骨頭に修正を加える

●膝関節屈筋検査

腹臥位にて膝関節屈曲90°での筋力検査を行う。内側・外側ハムストリングスを触診し，それぞれの収縮比率について把握する。同側で骨盤後傾などの代償運動が生じる場合は仙腸関節に圧迫を加え，骨盤帯の安定性を補償した状態にて再検査を行う[76]。併せて腹臥位にて，両側の上後腸骨棘，坐骨結節の位置を触診にて確認し，ハムストリングスが寛骨後傾・下制にどの程度寄与しているか考察することも必要となる（図27）。

●股関節外転・内旋筋検査

側臥位にて股関節内旋・伸展位での外転筋力検査を行う。主動作筋である中・小殿筋の収縮の程度のみでなく，大腿筋膜張筋の動員の程度，固定筋である腰椎骨盤帯の代償運動の出現の仕方についても確認する（図28）。近位となる寛骨の安定性が低下していると考えられる場合は寛骨を固定・仙腸関節を圧縮することで，股関節伸展・内旋位保持が可能であるかを確認し，弱化部位を絞り込むことが可能となる[77-79]。股関節外転筋力は膝OAにおける内反モーメントに変化を及ぼさないものの，症状緩和に貢献するとの報告がある[80]。

図27 膝関節屈筋検査

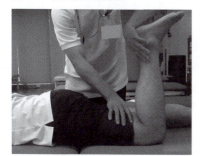 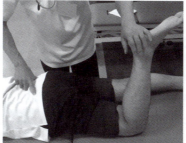 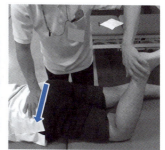

a 内側・外側ハムストリングスの収縮を確認　　b 骨盤帯の代償運動の把握　　c 仙腸関節に圧縮を加える

図28 股関節外転筋検査

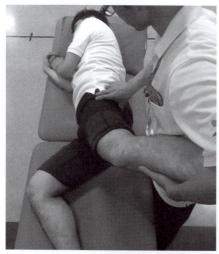 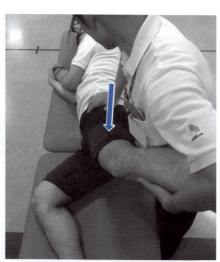

a 股関節伸展・内旋位での外転位保持　　b 寛骨の圧迫により，仙腸関節に圧縮を加える

● 胸椎伸展可動域

側臥位にて患側肘関節から肩関節伸展・肩甲骨内転とともに胸椎伸展を加えた際にヒンジとなる分節（伸展が途絶えてしまう箇所）を推定する（図29）。ヒンジとなる分節レベルでは椎間関節，肋椎関節に圧痛を伴うことが多い。

徒手療法

修正テクニックと各種理学検査にて，主要な機能障害を整理し，絞り込むことが必要である。各種徒手療法を用いてリリース，促通を適宜行った後に再度課題を実践し，最も症状に変化があった問題点について，患者に体験・実感させることが重要である。

具体的な徒手療法技術を含めた一連の流れに関しては「Ⅳ章-B-3　腰椎・骨盤帯機能からの影響の評価と理学療法」の項（p272）にて部分的に紹介する。

運動療法・セルフトレーニング

各種理学検査・徒手療法にて患者自身にどのような問題があるのかを実感させた後，日常生活での姿勢管理，セルフエクササイズを実践することが必要となる。

長く使用してきた旧来の運動プログラムを脱し，中枢神経系から再構築するためにはセルフマネージメントが必要であることを伝えるとともに，必要以上に筋活動を要求されている部位の収縮の減弱，弱化している筋の筋活動，固定された運動パターンなどを統合し，最も患者が体性感覚として理解しやすい口頭指示を与えることが大切である。

● 大腿骨外旋 ↔ 脛骨内旋

端座位にて無理のない範囲で股関節開排位をとる。足底（踵部・母趾球・小趾球）を均等に接地した状態にて，膝関節を外側に動かすことで，大腿骨外旋と脛骨内旋の相対的な運動を促す。特に内側ハムストリングスの活性化に有効である（図30）。

図29　胸椎伸展可動域

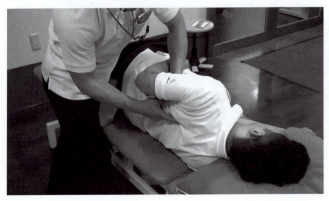

●足組み位での骨盤前傾

端座位にて患側下肢を上にして足を組み，骨盤を前傾することで，股関節外旋筋，腸脛靱帯，外側広筋の伸張運動を行う（図31）。このときに腰椎は中間位にて股関節から前傾し，全身の重量を右足底に預けるように意識する。

●膝伸展位での骨盤前傾

足関節背屈・膝関節伸展位にてハムストリングスの伸張運動を行う（図32）。このときに骨盤前傾位をとり，大腿四頭筋の収縮を伴わないように脱力して行う。

図30 大腿骨外旋 ↔ 脛骨内旋

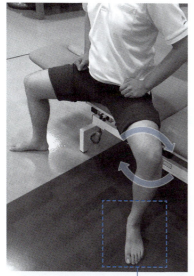

踵骨，母趾球・小趾球を均等に接地

図31 足組み位での骨盤前傾

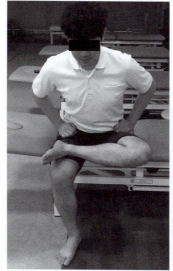
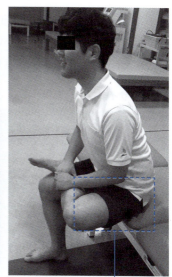

股関節外旋筋，腸脛靱帯，外側広筋を伸張する

図32 膝伸展位での骨盤前傾

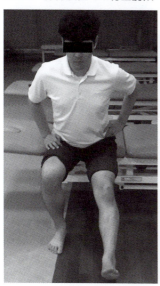
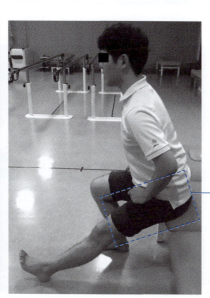

ハムストリングスを伸張する

● サイドブリッジ

側臥位・肘立て位から，膝外側を支持点として骨盤側方を挙上する。このとき片脚立位時の体幹アライメントを考慮し[81]，体幹回旋・側屈の程度を徒手的に誘導しつつ，股関節外転筋との協調を図る（図33）。

● 股関節開排位での骨盤前傾

端座位での股関節開排位から，両側足底に体重負荷しながら，高い位置に胸骨を位置するように股関節から体幹前傾を行う（図34）。

圧痛を確認できた部位の過剰な筋活動を抑えつつ，弱化を認めた筋群の収縮を知覚しながら実施することがポイントである。

● 股関節開排位：四股位での体幹回旋運動

座位ないし立位にて大きく開脚し，四股の体勢にて両肘伸展位にて両膝を保持し体重を支える。上半身を前方へ位置させつつ骨盤を下・後方とし，片側の

図33 サイドブリッジ

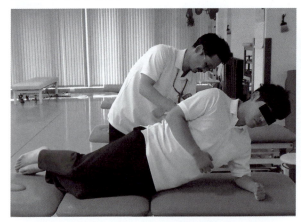
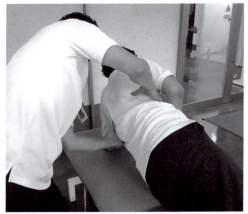

図34 股関節開排位での骨盤前傾

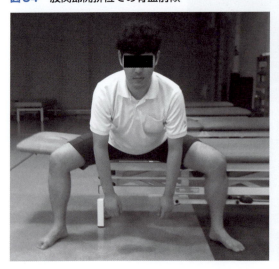
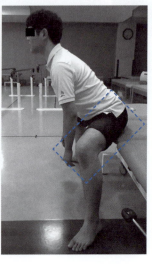

端座位での股関節開排位から体幹前傾を伴って骨盤前傾を行う。両足底に均等に体重を負荷しつつ，ゆっくりと股関節から前傾する。

肩を床面へ近づけるように脱力しながら左右交互に体幹回旋運動を行う（図35）。

● スリング

立位にて両上肢でスリングを用い、片脚立位を行う。両上肢に均等に体重負荷を行いつつ、体幹の変位を伴わないように意識させる（図36）。これにより上半身重心の制御を再学習させる。

図35　股関節開排位での体幹回旋運動

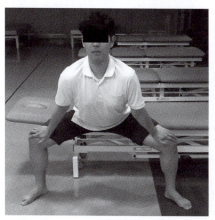
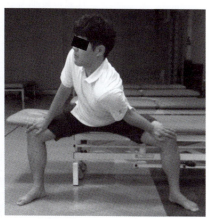

図36　スリングを用いた上半身重心の制御

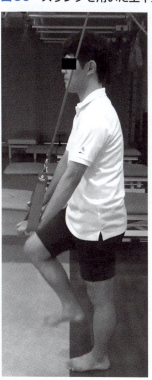
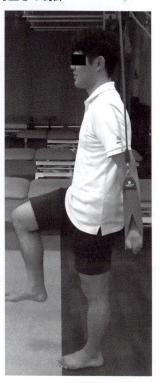

おわりに

膝OAにおける腰椎骨盤帯の影響，機序に関しては徐々に明らかになってきている．本項で述べてきたように，腰椎・骨盤帯のアライメントは膝関節にダイレクトに影響を及ぼすため，膝関節局所の病態を詳細に把握することは当然ながら，上半身重心の影響がどのように影響を及ぼしているか分析する一助となれば幸いである．

日本は世界で突出した高齢化社会に突入する．膝OA，腰椎変性疾患のお互いの相補関係を理解することで，発症予防・増悪予防といった観点から我々が社会に貢献できることを模索していかなければならない．

文献

1) N. Yoshimura, et al：Prevalence of knee pain, lumbar pain and its coexistence in Japanese men and women：The Longitudinal Cohorts of Motor System Organ (LOCOMO) study. Journal of Bone and Mineral Metabolism, 32(5)：pp524-532, 2014.
2) Suri P, et al：Low back pain and other musculoskeletal pain comorbidities in individuals with symptomatic osteoarthritis of the knee：data from the osteoarthritis initiative. Arthritis Care Res (Hoboken), 62(12)：1715-23, 2010.
3) 松村将司，ほか：骨盤・下肢アライメントの年代間の相違とその性差 —20-70代を対象とした横断研究—. 理学療法科学, 29(6)：965-971, 2014.
4) 大和 雄，ほか：成人脊柱変形の脊柱骨盤矢状面アライメントと矯正術. 脊椎脊髄, 26(6)：653-658, 2013.
5) Hasegawa K, et al：Standing sagittal alignment of the whole axial skeleton with reference to the gravity line in humans. J Anat. 230(5)：619-630, 2017.
6) Schwab FJ, et al：Radiographical spinopelvic parameters and disability in the setting of adult spinal deformity：a prospective multicenter analysis. Spine (Phila Pa 1976). 38(13)：E803-12, 2013.
7) Protopsaltis T, et al：TheT1 pelvic angle, a novel radiographic measure of global sagittal deformity, accounts for both spinal inclination and pelvic tilt and correlates with health-related quality of life. J Bone Joint Surg Am. 96(19)：1631-40, 2014.
8) Banno T, et al：The cohort study for the determination of reference values for spinopelvic parameters (T1 pelvic angle and global tilt) in elderly volunteers. Eur Spine J, 25(11)：3687-3693, 2016.
9) Obeid I, et al：Global analysis of sagittal spinal alignment in major deformities：correlation between lack of lumbar lordosis and flexion of the knee. Eur Spine J, 20(Suppl 5)：S681-S685, 2011.
10) Murata Y, et al：The knee-spine syndrome. Association between lumbar lordosis and extension of the knee. J Bone Joint Surg Br, 85(1)：95-9, 2003.
11) 志田義輝，ほか：TKA前後における腰椎・骨盤矢状面アライメントの変化について. 整形外科と災害外科 63(3)：445-458, 2014.
12) Sang-Min Lee, et al：Effect of Correction of the Contractured Flexed Osteoarthritic Knee on the Sagittal Alignment by Total Replacement. Asian Spine J, 7(3)：204-21, 2013.
13) 小山博史，ほか：TKAと脊椎・下肢sagittal balance, JOSKAS, 38(2)：286-287, 2013.
14) Ferrero E, et al：Role of pelvic translation and lower-extremity compensation to maintain gravity line position in spinal deformity. J Neurosurg Spine, 24(3)：436-446, 2016.
15) Diebo BG, et al：Global sagittal axis：a step toward full-body assessment of sagittal plane deformity in the human body. J Neurosurg Spine. 25(4)：494-499, 2016.
16) Lafage R, et al：Defining the Role of the Lower Limbs in Compensating for Sagittal Malalignment. Spine (Phila Pa 1976), 16, 2017.
17) Diebo BG, et al：Recruitment of compensatory mechanisms in sagittal spinal malalignment is age and regional deformity dependent：a full-standing axis analysis of key radiographical parameters. Spine (Phila Pa 1976), 40(9)：642-9, 2015.
18) Barrey C, et al：Compensatory mechanisms contributing to keep the sagittal balance of the spine. Eur Spine J, 22(Suppl 6)：S834-S841, 2013.
19) Barrey C, et al：Current strategies for the restoration of adequate lordosis during lumbar fusion. World J Orthop, 6(1)：117-26, 2015.
20) Jentzsch T, et al：Increased pelvic incidence may lead to arthritis and sagittal orientation of the facet joints at the lower lumbar spine. BMC Med Imaging：13-34, 2013.
21) Kalichman L, et al：Facet orientation and tropism：associations with facet joint osteoarthritis and degeneratives. Spine (Phila Pa 1976), 34(16)：E579-85, 2009.

22) Jentzsch T, et al : Hyperlordosis is Associated With Facet Joint Pathology at the Lower Lumbar Spine. Clin Spine Surg, 30(3) : 129-135, 2017.
23) Barrey C, et al : Sagittal balance of the pelvis-spine complex and lumbar degenerative diseases. A comparative study about 85 cases. Eur Spine J, 16(9) : 1459-67, 2007.
24) Harrison DE, et al : How do anterior/posterior translations of the thoracic cage affect the sagittal lumbar spine, pelvic tilt, and thoracic kyphosis? Eur Spine J, 11(3) : 287-93, 2002.
25) 石井美和子：腰部疾患に対する姿勢・動作の臨床的視点 と理学療法. ―腰部脊柱管狭窄症に対する理学療法アプローチ, PTジャーナル, 40(3) : 171-177, 2006.
26) Yang X, et al : The characteristics of spinopelvic sagittal alignment in patients with lumbar disc degenerative diseases. Eur Spine J, 23(3) : 569-75, 2014.
27) Roussouly P, et al : Sagittal plane deformity : an overview of interpretation and management. Eur Spine J, 19(11) : 1824-36, 2010.
28) Roussouly P, et al : Biomechanical analysis of the spino-pelvic organization and adaptation in pathology. Eur Spine J, 20 Suppl 5 : 609-18, 2011.
29) Wang WJ, et al : Sagittal alignment of the spine-pelvis-lower extremity axis in patients with severe knee osteoarthritis : A radiographic study. Bone Joint Res, 5(5) : 198-205, 2016.
30) 中道哲朗, ほか：立位における骨盤後傾角度変化が大腿筋膜張筋, 大腿二頭筋および内側広筋の筋電図積分値に及ぼす影響. 関西理学療法, 6 : 77-83, 2006.
31) Gilles B, et al : MRI-based assessment of hip joint translations. J Biomech, 42(9) : 1201-5, 2009.
32) Akiyama K, et al : Evaluation of translation in the normal and dysplastic hip using three-dimensional magnetic resonance imaging and voxel-based registration. Osteoarthritis Cartilage, 19(6) : 700-10, 2011.
33) Diane Lee：骨盤帯 原著第4版. 臨床の専門的技能とリサーチの統合（石井 美和子 監訳）, 医歯薬出版, 2011.
34) Nelson-Wong E, et al : Is muscle co-activation a predisposing factor for low back pain development during standing? A multifactorial approach for early identification of at-risk individuals. J Electromyogr Kinesiol, 20(2) : 256-63, 2010.
35) Nelson-Wong E, et al : Gluteus medius muscle activation patterns as a predictor of low back pain during standing. Clin Biomech (Bristol, Avon), 23(5) : 545-53, 2008.
36) Park RJ, et al : Recruitment of discrete regions of the psoas major and quadratus lumborum muscles is changed in specific sitting postures in individuals with recurrent low back pain. J Orthop Sports Phys Ther, 43(11) : 833-40, 2013.
37) Park RJ, et al : Changes in direction-specific activity of psoas major and quadratus lumborum in people with recurring back pain differ between muscle regions and patient groups. J Electromyogr Kinesiol, 23(3) : 734-40, 2013.
38) Watanabe W, et al : Posterior pelvic tilt in patients with decreased lumbar lordosis decreases acetabular femoral head covering. Orthopedics, 25(3) : 321-4, 2002.
39) Masquefa T, et al : Change in acetabular version after lumbar pedicle subtraction osteotomy to correct post-operative flat back : EOS® measurements of 38 acetabula. Orthop Traumatol Surg Res, 101(6), 655–659, 2015.
40) Lazennec JY, et al : Lumbar-pelvic-femoral balance on sitting and standing lateral radiographs. Orthop Traumatol Surg Res, 99(1 Suppl) : S87-S103, 2013.
41) Dandachli W, et al : The influence of pelvic tilt on acetabular orientation and cover : a three-dimensional computerised tomography analysis. Hip Int, 23(1) : 87-92, 2013.
42) Legaye J : Influence of the sagittal balance of the spine on the anterior pelvic plane and on the acetabular orientation. Int Orthop, 33(6) : 1695-700, 2009.
43) R Mellano C, et al : How does pelvic rotation or tilt affect radiographic measurement of acetabular component inclination angle during THA?. J Orthop, 23 ; 12(4) : 222-7, 2015.
44) Hubley-Kozey C, et al : Muscle co-activation patterns during walking in those with severe knee osteoarthritis. Clin Biomech (Bristol, Avon) : 71-80, 2008.
45) Lewek MD, et al : Control of frontal plane knee laxity during gait in patients with medial compartment knee osteoarthritis. Osteoarthritis Cartilage, 12(9) : 745-51, 2004.
46) Brandon SC, et al : Selective lateral muscle activation in moderate medial knee osteoarthritis subjects does not unload medial knee condyle. J Biomech, 47(6) : 1409-15, 2014.
47) Hodges PW, et al : Increased duration of co-contraction of medial knee muscles is associated with greater progression of knee osteoarthritis. Man Ther, 21 : 151-8, 2016.
48) 髙橋 真, ほか：股関節内旋可動域と大腿骨前捻角との関連性：～Craig testを用いて～. 日本理学療法学術大会2012, (0) : 48101546-48101546, 2013.
49) Chadayammuri V, et al : Passive Hip Range of Motion Predicts Femoral Torsion and Acetabular Version. J Bone Joint Surg Am, 98(2) : 127-34, 2016.
50) Tönnis D, et al : Diminished femoral antetorsion syndrome : a cause of pain and osteoarthritis. J Pediatr Orthop, 11(4) : 419-31, 1991.
51) Puthumanapully PK, et al : A morphometric study of normal and varus knees. Knee Surg Sports Traumatol Arthrosc, 22(12) : 2891-9, 2014.
52) Eckhoff DG, et al : Femoral anteversion and arthritis of the knee. J Pediatr Orthop, 14(5) : 608-10, 1994.
53) Papaioannou TA, et al : Femoral neck version affects medial femorotibial loading. ISRN Orthop, 2013 :

328246, 2013.
54) Kenawey M, et al : Effect of the lower limb rotational alignment on tibiofemoral contact pressure. Knee Surg Sports Traumatol Arthrosc, 19(11) : 1851-9, 2011.
55) Bretin P, et al : Influence of femoral malrotation on knee joint alignment and intra-articular contract pressures. Arch Orthop Trauma Surg, 131(8) : 1115-20, 2011.
56) 渡辺博史, ほか：変形性膝関節症に対する悪化因子の縦断的検討. 理学療法学, 30(2), 2003.
57) Holla JF, et al : Diagnostic accuracy of range of motion measurements in early symptomatic hip and/or knee osteoarthritis. Arthritis Care Res(Hoboken), 64(1) : 59-65, 2012.
58) Currier LL, et al : Development of a clinical prediction rule to identify patients with knee pain and clinical evidence of knee osteoarthritis who demonstrate a favorable short-term response to hip mobilization. Phys Ther, 87(9) : 1106-19, 2007.
59) Roach SM, et al : Passive hip range of motion is reduced in active subjects with chronic low back pain compared to controls. Int J Sports Phys Ther, 10(1) : 13-20, 2015.
60) Willett GM, et al : An Anatomic Investigation of the Ober Test. Am J Sports Med, 44(3) : 696-701, 2016.
61) Iguchi T, et al : Intimate relationship between instability and degenerative signs at L4/5 segment examined by flexion-extension radiography. Eur Spine J, 20(8) : 1349-54, 2011.
62) Kasai Y, et al : A new evaluation method for lumbar spinal instability : passive lumbar extension test. Phys Ther, 86(12) : 1661-7, 2006.
63) Rabin A, et al : The interrater reliability of physical examination tests that may predict the outcome or suggest the need for lumbar stabilization exercises. J Orthop Sports Phys Ther, 43(2) : 83-90, 2013.
64) Ferrari S, et al : A literature review of clinical tests for lumbar instability in low back pain : validity and applicability in clinical practice. Chiropr Man Therap, 23 : 14, 2015.
65) Alyazedi FM, et al : The inter-rater reliability of clinical tests that best predict the subclassification of lumbar segmental instability : structural, functional and combined instability. J Man Manip Ther, 23(4) : 197-204, 2015.
66) 土井口祐一, ほか：X線学的骨盤腔形態と骨盤傾斜角. 整形外科と災害外科, 41(2) : 641-645, 1992.
67) Brinjikji W, et al : Systematic literature review of imaging features of spinal degeneration in asymptomatic populations. AJNR Am J Neuroradiol, 36(4) : 811-6, 2015.
68) Burgstaller JM, et al : Is There an Association Between Pain and Magnetic Resonance Imaging Parameters in Patients With Lumbar Spinal Stenosis?. Spine(Phila Pa 1976), 41(17) : E1053-62, 2016.
69) Sirvanci M, et al : Degenerative lumbar spinal stenosis : correlation with Oswestry Disability Index and MR imaging. Eur Spine J, 17(5) : 679-85, 2008.
70) Suehiro T, et al : Individuals with chronic low back pain demonstrate delayed onset of the back muscle activity during prone hip extension. J Electromyogr Kinesiol, 25(4) : 675-80, 2015.
71) Kim JW, et al : Patients with low back pain demonstrate increased activity of the posterior oblique sling muscle during prone hip extension. PM R, 6(5) : 400-5, 2014.
72) Tateuchi H, et al : Pelvic instability and trunk and hip muscle recruitment patterns in patients with total hip arthroplasty. J Electromyogr Kinesiol, 23(1) : 151-8, 2013.
73) Jung HS, et al : EMG activity and force during prone hip extension in individuals with lumbar segmental instability. Man Ther, 20(3) : 440-4, 2015.
74) Takasaki H, et al : The influence of increasing sacroiliac joint force closure on the hip and lumbar spine extensor muscle firing pattern. Man Ther, 14(5) : 484-9, 2009.
75) Sahrmann SA : Diagnosis and treatment of movement impairment syndromes. Mosby, St. Louis, 2002.
76) Hides JA, et al : Screening the lumbopelvic muscles for a relationship to injury of the quadriceps, hamstrings, and adductor muscles among elite Australian Football League players. J Orthop Sports Phys Ther, 41(10) : 767-75, 2011.
77) Cynn HS, et al : Effects of lumbar stabilization using a pressure biofeedback unit on muscle activity and lateral pelvic tilt during hip abduction in sidelying. Arch Phys Med Rehabil, 87(11) : 1454-8, 2006.
78) Park KM, et al : Effects of the pelvic compression belt on gluteus medius, quadratus lumborum, and lumbar multifidus activities during side-lying hip abduction. J Electromyogr Kinesiol, 20(6) : 1141-5, 2010.
79) 多々良大輔, ほか：側臥位での股関節外転運動における主動作筋・固定筋の役割. ―寛骨固定の有無による筋電図学的検討―. 日本理学療法学術大会 2011(0) : CB0485-CB0485, 2012.
80) Bennell KL, et al : Hip strengthening reduces symptoms but not knee load in people with medial knee osteoarthritis and varus malalignment : a randomised controlled trial. Osteoarthritis Cartilage, 18(5) : 621-8, 2010.
81) Tateuchi H, et al : The effect of three-dimensional postural change on shear elastic modulus of the iliotibial band. J Electromyogr Kinesiol, 28 : 137-42, 2016.

| Ⅲ 機能障害別マネジメント | B 他部位からの影響の評価と理学療法
 －影響発生源をどのように特定するか－ |

4 胸郭からの影響の評価と理学療法

Abstract
- 重力下にて姿勢制御を行うため，体幹の一部として胸郭も機能しており，全身的にその動きは影響し合っている。
- 胸郭は筋骨格と胸腔で構成されており，内臓や血管，神経が多く含まれている。また，胸椎，椎間板，肋骨，肋軟骨，胸骨などで関節を構成し，各関節で動きをコントロールしている。
- 体幹機能と膝関節の関係性については多くの報告がなされているが，胸郭と膝関節自体の関係性を示したものは少ない。
- しかし，体幹機能の一部を胸郭が担っており，体幹筋の多くも付着していることから胸郭機能の理解は欠かせないと考える。すなわち，理学療法評価を行ううえで，姿勢や動作にて胸郭がどのように膝関節へと影響を及ぼしているのかを把握する必要がある。
- そのうえで，胸郭の機能を改善するための理学療法を行い，膝関節機能の向上へとつなげていく。

はじめに

　胸郭機能が呼吸に大きく関与していることは周知されている。呼吸器疾患患者においては，呼吸機能を向上させるため，胸郭機能に着目し評価を行い，理学療法が行われている。では，運動器疾患において，特に膝関節疾患患者において，胸郭機能がどのように影響を及ぼすのであろうか。

　膝関節疾患に対する体幹機能の関与は多く検討されている。しかし，多くの場合で体幹が一塊としてとらえられている。体幹を一塊ととらえず，各関節を詳細に把握していくことで明確になってくる問題は多く，理学療法を進めるうえでも必要であると考える。胸郭の動きはわずかであるが，姿勢や動作を通してそれは膝関節へも影響を及ぼすと筆者は実感している。そこで，ここでは胸郭の解剖や運動を示したうえ，それがどのように体幹機能や膝関節機能へと影響していくのかを述べていく。

胸郭と膝関節の関係性

　重力下で生活していくなかで，われわれは姿勢を制御しながら日常動作を行っている。前後方向の安定性には足関節制御と股関節制御が関与している。比較的支持面がしっかりしている場合は，一般的に足関節制御が用いられ，遠位の下腿三頭筋や前脛骨筋から体幹筋へと活動が波及していく。内外側の安定性に関しては，足関節と膝関節とではほとんど不可能であり，股関節が安定性を回復するために働くとされる[1]。股関節制御は体幹筋から遠位の筋へと活動が波及していく。このように，転倒せず姿勢を保持するためには全身の筋が常に協調して活動している。

　より効率的に姿勢を保持するために図1aのように各指標が鉛直線上に整列

していることが理想的といわれている[2]。このとき，脊柱は矢状面にてS字カーブを描いており，胸椎は約45°後弯位をとり[3]，第6胸椎が弯曲の頂点となる[4]。座位でも胸椎は立位とあまり変化せず，肩関節と股関節が一直線上に並ぶことが理想的といわれている[5]（図1a，b）。

　福井ら[6]は，動的な場面で身体重心位置を視覚的に観察する方法を検討し，上半身質量中心は第7～9胸椎高位，下半身質量中心は大腿部の中央と中上2/3点の間に位置し，この両点の中央位置を身体重心仮想点とし，臨床での有用性を述べている。また，この方法は，動的場面での関節モーメントの推定も容易になることからも臨床上有用である。上半身質量中心は第7～9胸椎に位置することから，胸郭のアライメントは身体重心位置に影響を及ぼす要因になることが考えられる。

　柿崎[7]は，筋連結を有する前鋸筋と外腹斜筋の協調的活動を「機能的ユニット」ととらえ，前鋸筋と外腹斜筋は第4～9肋骨レベルで連結していることから，上半身質量中心位置の前後左右の空間的位置関係を決定していると述べている。このことから，胸郭に付着する筋が重心をコントロールする要因である可能性

図1　理想的な姿勢

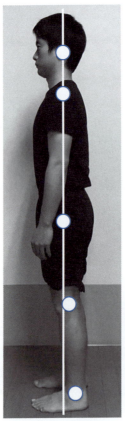
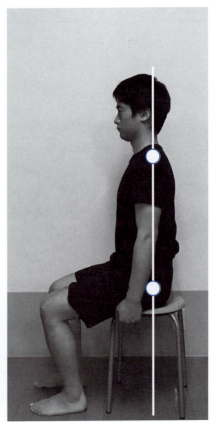

a　立位姿勢
矢状面で耳垂，肩峰，大転子，膝関節前部，外果の前方が鉛直線上に整列していることが指標とされている[2]。

b　座位姿勢
股関節が90°屈曲し，骨盤はわずかに後傾，腰椎はフラットとなるが，頸胸椎のアライメントは立位と変わらず，肩関節は股関節の真上に位置する[5]。

が示唆される。

次に運動連鎖の観点から矢状面における胸郭と膝関節の関係を考えてみる。図2に示す姿勢では，胸椎の後弯が強まり，腰椎前弯の減少，骨盤後傾位，膝関節屈曲位を呈しているととらえることができる。逆に，膝関節の伸展制限により骨盤後傾位，胸椎後弯を呈しているととらえることもできる。しかし，この姿勢であれば，身体重心は股関節，膝関節より後方に位置し外部股関節伸展モーメントと外部膝関節屈曲モーメント（KFM）が生じ，大腿直筋の緊張が高まることで膝関節への圧縮ストレスが高まる可能性がある。石井[8]は，骨盤の運動が，下肢への下行性運動連鎖と脊柱への上行性運動連鎖を同時に引き起こすと述べており，全身的に及ぼす影響を考慮する必要性を示している。水平面においても同様に，運動連鎖の観点が重要である。

図3に示すように，例えば骨盤の前方回旋（左側への回旋）が生じると，右股関節は伸展・外転・外旋し，右膝関節は屈曲・外反・外旋が生じる。胸骨部が

KFM：
external knee flexion moment

図2 運動連鎖の例
（胸椎後弯，骨盤後傾，膝関節屈曲位）

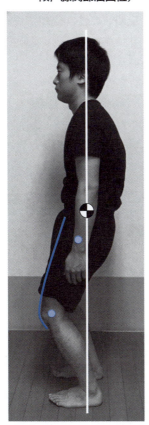

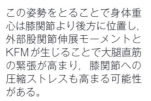

この姿勢をとることで身体重心は膝関節より後方に位置し，外部股関節伸展モーメントとKFMが生じることで大腿直筋の緊張が高まり，膝関節への圧縮ストレスも高まる可能性がある。

図3 運動連鎖の例（右の骨盤が前方回旋した場合）

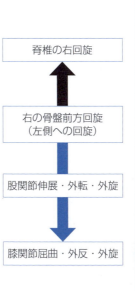

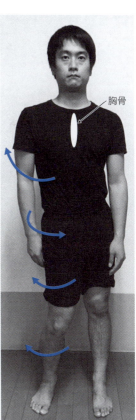

正面を向くためには脊柱での右回旋が必要となる。この際，胸郭の動きに制限があると，胸骨部を正面に向かせるために他の部位に局所的に回旋が生じる可能性が考えられる。脊柱は，分節的に動き，限局した部位に動きが集中することなく，滑らかなカーブを描くことが必要である。目的とする運動課題を遂行するために各関節の動きの詳細には個人差があるが，その中で膝関節に負担が集中しないかを観察し，その要因が胸郭のアライメントや動きの問題であれば，胸郭機能に焦点をあてることが必要となる。

胸郭の解剖と運動

胸郭とは，外部の筋骨格でできた籠と胸壁，内部の胸腔で構成されており，胸腔内には心臓や肺といった内臓や血管，神経，交感神経幹が含まれている。それらを守るために外部の筋骨格が存在し，12個の胸椎と椎間板，12対の肋骨と肋軟骨，1個の胸骨からなる[9]（図4）。胸郭内の関節は，胸骨柄体軟骨結合，胸肋関節，軟骨間関節，肋椎関節，肋横突関節，胸椎椎間関節があり，胸郭の動きを作り出している[10]。

胸椎椎間関節は滑膜関節で，上関節突起の関節面は凸状で後方やや上外側を向き，下関節突起の関節面は凹状で前方やや下内側を向いており，垂直面に対して15〜25°の角度で前傾している[3]（図5）。

胸椎に隣接する肋椎関節は，肋骨頭と上下肋骨窩，椎間板の縁と関節をなし，肋横突関節は肋骨結節の関節部と横突肋骨窩と関節をなしている[3]（図6）。すなわち，胸椎は上下に隣接する胸椎だけではなく，肋骨とも関節を形成しているわけだが，これにより安定性を増しているとの報告[11]がある。遺体を用いたこの研究では，胸椎が胸郭の構成体であることにより，胸椎のみの運動に比べて

図4　胸郭

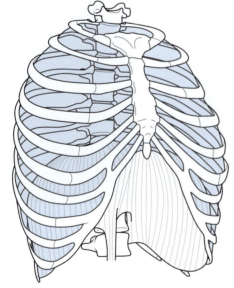

胸郭は外部の筋骨格でできた籠と胸壁，内部の胸腔で構成されている[1]。

図5　上関節突起と下関節突起の関節面

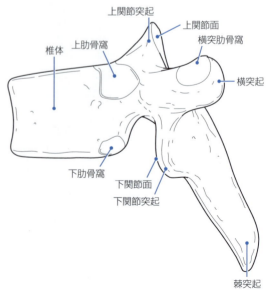

上関節突起の関節面は凸状で後方やや上外側を向き，下関節突起の関節面は凹状で前方やや下内側を向く。

屈伸で40％，側屈で35％，回旋で31％の機械的な安定性増を認めたとしている。

　胸壁固有の筋として，肋間筋，肋下筋，胸横筋，肋骨挙筋，上後鋸筋，下後鋸筋があり，それぞれの肋間を埋め，呼吸の，特に吸気に働くほか胸壁の硬さを作り出し，呼気時の胸郭の逆の動きを予防するとされている[9]（図7）。吸気の主動作筋である横隔膜は胸郭の底を形成しており，胸郭と腹部とを区切っている筋腱性のドームである。横隔膜が収縮すると，腱中心は下方へ引っ張られ胸郭の上下径が増加するといわれている。呼吸時の胸郭の動きとして，吸気では肋骨は挙上し，呼気では肋骨は下制する。この動きは主に肋椎関節と肋横突関節でなされているが，肋骨の回転軸の角度の違いにより下位肋骨は胸郭が左右に広がるような動きとなり，上位肋骨は胸郭が前後に広がるような動きとなる[12]（図8）。このように，胸郭が呼吸機能にとって重要な部位であることは周知のとおりである。

　胸椎が屈曲・伸展・側屈・回旋した場合のバイオメカニクスについて以下に

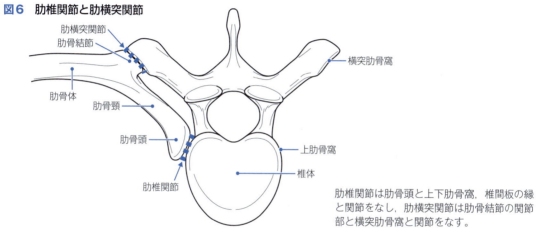

図6　肋椎関節と肋横突関節

肋椎関節は肋骨頭と上下肋骨窩，椎間板の縁と関節をなし，肋横突関節は肋骨結節の関節部と横突肋骨窩と関節をなす。

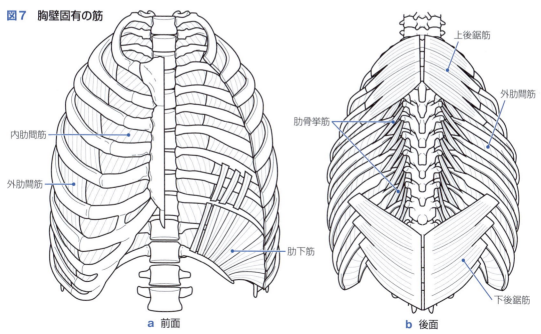

図7　胸壁固有の筋

a　前面　　　b　後面

述べる[13-15]。着目する点は，胸椎椎間関節と肋横突間関節である。

屈曲時は，胸椎椎間関節の関節面で上前方への滑りが生じ，それに伴い，肋骨が前方へ回転するため，肋横突関節では上方滑りが生じる。伸展時は胸椎椎間関節の関節面で下後方への滑りが生じ，それに伴い，肋骨が後方へ回転するため，肋横突関節では下方滑りが生じる[9]（図9）。側屈時は，右側屈を例に挙げると，胸椎椎間関節の右の関節面は下後外方に滑り，左の関節面は上前内方に滑りが生じる[9]（図10）。その際，右側の肋間は近づき，左側の肋間は離れ

図8　呼吸時の胸郭の動き

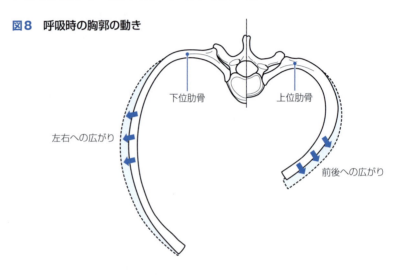

図9　胸椎屈伸時の胸郭の動き

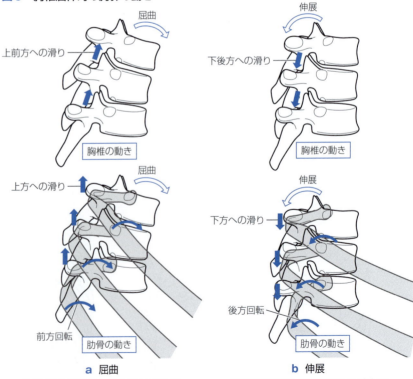

a　屈曲
胸椎椎間関節で上前方滑りが生じる。肋骨が前方回転し，肋横突関節で上方滑りが生じる。

b　伸展
胸椎椎間関節で下後方滑りが生じる。肋骨が後方回転し，肋横突関節で下方滑りが生じる。

る。回旋時は，右回旋を例に挙げると，胸椎の右回旋に伴い左へ並進運動が生じる。左の肋骨は前方へ回転し，下方の椎体の同側の横突起に対して後外方へ移動する。右の肋骨は後方へ回転し，下方の椎体の同側の横突起に対して前内方へ移動する[15]（**図11**）。

　胸椎椎間関節や肋横突関節の動きに関する研究は多くはなく，またその精度についても課題が見受けられ，結果が報告によって異なる。例えば，両上肢を挙上した際に単純X線画像を用いて第3～11胸椎までの伸展を測定した場合，平均で胸椎が12±7.6°伸展したと報告されている[16]。しかしこの研究では，皮膚上からの測定も同時に行っており，単純X線画像との値の差が2°程度生じていた。また，体幹前屈動作における胸椎全体の可動域を測定した報告はいくつかあるが[17-19]，それぞれに18～32°と報告の値に幅がある状態である。胸椎のカップリングモーションについても，下位胸椎は回旋と側屈が同側に伴うことが多く，上位胸椎は回旋と側屈が同側の場合と対側の場合があったという報告[20]や，開始肢位が屈曲位の場合は同側に生じ正中位と伸展位では対側に生じたという報告[21]など，さまざまな報告がなされている[22]。

　歩行中の胸郭の動きの研究において，若年女性を対象に歩行時の体幹の動きを測定した報告[23]では，マーカーを棘突起に8つ，左右の肩峰に2つ設置して動作分析した結果，被検者間の可変性は相対的に低く，両肩峰での回旋可動域は6.9°，体幹（骨盤から肩峰間）の回旋可動域は13°であり，歩行中の胸椎後弯

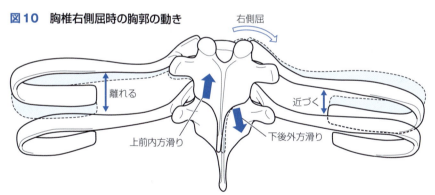

図10　胸椎右側屈時の胸郭の動き

胸椎椎間関節の右の関節面は下後外方に滑り，左の関節面は上前内方に滑る。右側の肋間が近づき，左側の肋間は離れる。

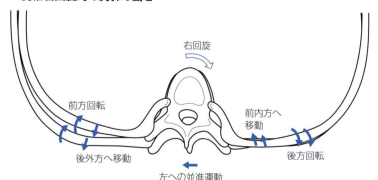

図11　胸椎右回旋時の胸郭の動き

胸椎の右回旋に伴い左への並進運動が生じる。右肋骨は後方回転，左肋骨は前方回転する。

の可動性は平均2.2°であったとされている。無症状の若年者を対象に歩行時の胸椎の動きを測定した報告[24]では，前傾を伴った胸椎の左側屈が最大で1.9°，後傾を伴った右側屈が最大で2.6°であったことが示されている。

このように胸郭で生じる動きは非常に小さい。そのため，評価においては開始肢位などの条件を一定することや，触診の精度を高めるなど，詳細な評価能力が求められる。しかし，これまでの臨床経験のなかで，その動きを改善することによる胸郭の機能改善，または症状や他部位への影響は否定できないと実感している。近年では症例報告として，胸郭のアライメントや動きの修正による姿勢の改善や呼吸機能の改善，下肢症状の軽減がそれぞれ報告されており[25-28]，胸郭の詳細な評価の必要性や理学療法への可能性が示され始めている。

研究報告の紹介

胸郭と膝関節との関係性を調査した研究は少ないが，体幹と膝関節の関係に関しては多くの報告がなされている。

例えば，変形性膝関節症（膝OA）群では外部膝関節内転モーメント（KAM）のピーク値が高く，そのKAMは膝内側部の荷重と高い相関にあると報告されている[29]。また，膝OA群の歩行時の体幹外側傾斜は，KAMに影響を与える一要因になると示されている[30]。

膝OA：
knee osteoarthris

KAM：
external knee adduction moment

KAMを軽減する手段の一つとして，体幹の側方傾斜が挙げられる[31]。例えば，膝OA群の疼痛がある側の立脚期に体幹を同側に傾斜させることで，膝内側部への荷重を減少させ，KAMの減少もみられたとの報告がある[32]。しかし，この報告では疼痛の変化はみられなかった。その要因として今回は即時的な効果をみたものであるため長期的な効果判定が必要であることや，他の要因として体幹外側傾斜が肩甲骨の下制によるものか，骨盤の傾斜によるものかが明確ではなかったことを今後の課題として考察している。

Federolfら[33]は，膝OA群が歩行での膝関節への荷重を修正するために全身的に特徴的な動きを生じており，その特徴に応じた介入が必要であると述べている。その特徴的な動きのなかには，上部体幹や肩甲帯の動揺増加や患側立脚終期（TSt）と蹴り出しでの骨盤の動きの違いも挙げている。このように体幹の傾斜や側方動揺に着目する際には，その動きが体幹のどこの部位で生じているのかを明確にする必要があると考える（図12）。胸腰部全体の側屈運動では，胸部の側屈が25°，腰部の側屈が20°と示されている。

TSt：
terminal stance

また，前十字靱帯（ACL）損傷は非接触型損傷者の割合が高いことから[34,35]，荷重下での膝関節と体幹機能の関係性に着目した報告が多くなされている[36-38]。ACLを損傷する瞬間の踵接地時とそれに類似した動作を行ったコントロール群を比較した研究では，女性のACL損傷群では踵接地にて体幹側方傾斜がコントロール群と比較して有意に大きかったと報告している[39]。また，ACL再建患者では，片脚でホップした場合，コントロール群と比較して体幹の前傾，股関節屈曲，股関節内旋が有意に大きかったという報告がある[36]。体幹前傾，股関節屈曲，股関節内旋が強まることで，膝関節外反，下腿外旋方向

ACL：
anterior cruciate ligament

図12 体幹傾斜の違い

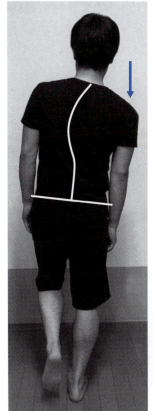
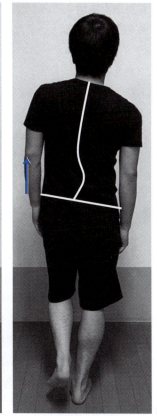

a 胸椎での側屈　　**b** 腰椎での側屈

への負担が高まり，再建ACLへの負担も増大すると考えられる．

また，ACL損傷予防においては，着地動作やカッティング動作でのハムストリングスの強い筋活動と自動での体幹前屈が必要であるといった報告もある[40]．ACL損傷の受傷機転で多い着地動作やカッティング動作には体幹の前傾と回旋の動きが混合している．別の報告にて，骨盤に対して体幹を前方へ0°，15°，30°，45°と傾けた状態で体幹を回旋すると，30°までは骨盤の回旋が主であるが，45°傾けた場合のみ胸椎の回旋の割合が高かったと述べられている[41]．このように複合した動作ではその骨関節構造や筋の走行の違いで効率的に動ける部位が変化する可能性があるため，その点を配慮する必要がある．

さらに，アスリートで膝関節に何らかの既往をもつ群ともたない群に分けて調査した報告では，体幹の側方変位がACLなど膝の靱帯損傷のリスクを高めると予測されていた[42]．これは，動作中の体幹の側方変位や過度な回旋をコントロールする体幹を安定させる能力の重要性を示唆している．他の報告でも膝関節疾患と体幹の安定性の重要性は述べられている[43]．胸郭にも体幹を安定させる筋群が付着しており，胸郭のアライメント不良により体幹筋の機能低下を引き起こす可能性が考えられる．

別の疾患でも，膝蓋大腿部痛がある群とコントロール群の片脚スクワットを比較したところ，コントロール群では，体幹や股関節，膝関節の動きに相関が

あるのに対して，膝蓋大腿部痛がある群ではどの関節にも相関がみられておらず，膝蓋大腿部痛のある患者がそれぞれに異なった動きのパターンをもつことが報告されている[44]。また阿南ら[45]は，立位動作時の膝関節屈曲運動が関節へのメカニカルストレスに対応した動作戦略ではなく，症状や身体機能に対応した動作戦略であったと述べている。これらは，疼痛に対する逃避性の反応が個人によって異なることを示しており，個々に応じた評価の必要性を示唆している。

上記のように膝関節疾患と体幹機能に関する研究がさまざまな点で報告され，その関係性が検討されている。臨床においても，膝関節にどのような力が加わっているのか，それに対して体幹がどのようにかかわっているのかを観察することは大変重要である。

胸郭への介入効果に関する報告は高齢者の胸椎後弯を対象にしたものが多くみられ，胸椎後弯の改善に伴う呼吸機能の改善や立位アライメントの改善が報告されている[25, 27]。60歳以上の膝OAを呈する対象者を調査した報告では，立位での体幹前傾と膝関節の屈曲に正の相関がみられ，体幹の前傾増加は膝OAの一要因と考えられている[46]。また，日本人の50歳以上の対象者で脊椎の弯曲を測定した場合，男女ともに体幹の前傾が加齢とともに増加しており，女性の対象者でのみ加齢に伴う腰椎の前弯減少もみられたが，胸椎の弯曲に有意な変化はみられなかった。さらに，脊柱起立筋の筋力と胸椎の後弯は腰椎前弯角度の影響を受け，可変的であったとも報告されている[47]。これらの報告より，加齢に伴い体幹の前傾が増大することで，膝関節は屈曲し，膝関節への負担を増加させる可能性が示唆される。

高齢者を対象とした動的バランスの報告では，高齢者にて胸椎伸展可動域とtimed "Up and Go" testに負の相関があり，腰椎屈曲可動域とfunctional reach testには正の相関があったと述べられている[48]。この結果より，脊柱の可動性が高齢者の動的なバランスに関与しており，転倒リスクにも関与していることが示唆される。高齢者の転倒に関する報告として，過去に転倒したことがある群と転倒したことのない群を比較すると，転倒したことがある群のほうが明らかに胸椎後弯の増加，腰椎前弯の減少，股関節と膝関節屈曲の増加がみられたと述べられている[49]。村田らによると[50]，胸椎の後弯角度が増大するほど，足把持力の低下が生じていると報告されており，この点もバランス能力の低下に関与していると考えられる。加齢に伴い脊柱の可動性は減少し，立位での体幹が前傾していく。脊柱の可動性が低下することで，重心動揺に対する身体の対応にも影響を及ぼすことがこれらの報告から考えられる。

このように胸郭の機能は，呼吸機能だけではなく，運動機能においても重要な役割をなしていることが考えられる。しかし，多くの報告で体幹は一塊としてとらえられていることが多く，脊柱を分節ごとにとらえた報告はいまだ少ない。実際には体幹は一塊ではなく，脊柱も頸椎，胸椎，腰椎とそれぞれ異なった運動学，解剖学特徴をもつため，理学療法を行う際は，その特徴をとらえたうえで評価，理学療法を進めていく必要がある。

胸郭からの影響を確認する評価

　膝関節障害を有した患者において，胸郭機能を評価するにあたり注意することを述べる。まず一つに，胸椎には隣接して交感神経幹が走行し，各肋骨には肋間神経が隣接して走行している点である（図13）。そのため，胸郭のアライメントを整えることで交感神経幹にストレスをかけると，発汗や血圧の急激な増減，めまい，頭痛などの症状を引き起こす危険性がある。Evansら[51]は，関節炎を起こしている肋椎関節では交感神経幹へ機械的刺激を加える可能性を示唆している。また肋間神経にも伸張ストレスを与えてしまうと，肋骨部の疼痛を引き起こす可能性がある。そのため，評価や理学療法を行う際はこまめに患者の体調の変化や皮膚の変化の確認を行うべきである。

　もう一つ大切なこととして，その患者にとって胸郭機能の評価がなぜ必要かを明確にすることである。筆者はLee & Leeが提唱した統合システムモデル[52]を参考に評価，理学療法を進めている。この評価で大切にされている点として，患者の主訴から意味のある運動課題を見つけることである。これを明確にするには問診が重要となってくる。

　階段の降りで症状を訴える患者に対して，階段の昇り動作の改善が図れても患者は満足しないだろう。階段の降りで症状を訴えるのであれば，階段の降り動作の姿勢・動作分析を行い，どこの関節のどのような機能が低下しているのかを判断する必要がある。その際に，胸郭のアライメント不良が観察され，それを修正することが膝関節へ何らか影響を及ぼすようであれば，さらに詳しく胸郭の評価を進めていく必要があると考える。

　例えば，階段を降りる際のTStに膝関節に痛みを生じ，非荷重下でもその角度で痛みが生じるのであれば，膝関節の問題が大きい可能性がある。しかし，

図13　胸郭に走行する神経

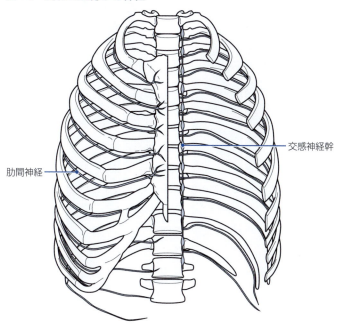

非荷重下で膝関節に疼痛はなく全可動域が獲得できており，階段の降りにて疼痛が生じ，さらに胸郭を修正するとその疼痛が緩和するのであれば，膝関節自体よりも胸郭の問題が何らか膝関節に影響を与えている可能性が高くなる。このように，胸郭の評価を行う理由を明確にすべきであり，膝関節の障害に対してなぜ胸郭の評価を行うのか患者自身にも説明し，理解を得るべきである。

　先にも述べたが，矢状面にて胸椎は第6胸椎を頂点に約45°後弯しており，肋骨は前下方を向いている。前額面では胸郭の側屈や回旋がみられないのが理想的である。これは立位でも座位でも共通している。全身的な位置関係としては，図1を指標にし，骨盤や下肢に対して胸郭がどの位置にあるかを確認する。図14のように骨盤が後傾していても，胸郭が前方に位置するか，後方に位置するかで姿勢を保つために主に腹筋群が働いているのか，背筋群が働いているのかが変化する。

　動作分析を行う際は，患者にとって意味のある運動課題を選択し，その課題に必要な胸郭の動きを分析する必要がある。例えば，右下肢の立脚中期（MSt）に症状がある場合，胸郭はまっすぐに骨盤の上で保持できているかを確認すべきであり，ランニング動作で右下肢を蹴り出す際に症状がある場合では，胸郭の左回旋が適切に行えているかを確認すべきである（図15a，b）。

　姿勢や動作における肋骨や胸椎の動きを確認する際には，Lee[14]）が定義した

MSt：
mid stance

図14　骨盤後傾姿勢の違い

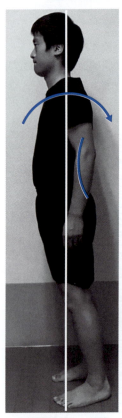 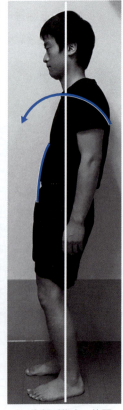

a　胸郭が前方へ位置　　b　胸郭が後方へ位置
　　背筋優位　　　　　　　腹筋優位

「隣接した2椎体とそれと関節をなす肋骨と肋軟骨，胸骨柄／胸骨，それらの骨で構成されるすべての関節」を一つの胸部リングとする概念を参考にしている。これは分節ごとのアライメントを確認する際には大変有用である。もし，第3胸椎，第4胸椎，両側の第4肋骨，胸骨で構成される第4リングに右へのシフトが確認される場合，第4リングは左回旋をしている可能性が高い。この胸部リングシフトは，前額面より腋下部の肋間を触診して確認できる(図16)。

　胸郭のバイオメカニクスについては，先に述べた動きを参考に，胸椎の棘突起や横突起，肋骨を触診し，確認している。全体的な動きを把握する場合，体幹の回旋では脊柱がS字カーブを描き，体幹の側屈では脊柱がCカーブを描いているかを確認する。滑らかなカーブが描けていない部位に動きの制限が生じていることが多い(図17a, b)。さらに肋骨下角を触診することで，胸郭の形状だけでなく，腹筋群の緊張状態を確認することができる(図18)。正常では，肋骨下角は90°の角度をなしているが，90°より開いている場合は，内腹斜筋の緊張や腹筋群の全体的な緊張減少が示唆され，90°より狭まっている場合は，外腹斜筋の緊張や腹筋群の全体的な伸張性低下が示唆される[5]。

　適切ではないアライメントや動きがみられた場合は，そのアライメントを徒手的に修正し，それが膝関節のアライメントや症状にどのように影響するかを

図15　意味のある運動課題の例

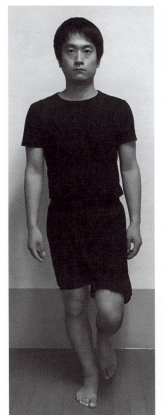
a　MSt

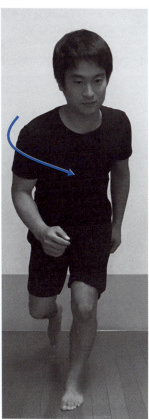
b　ランニング動作

意味のある運動課題を選択し，動作ごとに必要な胸郭の動きを確認する。

図16　骨盤に対する肋骨の位置を確認

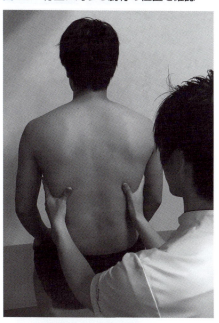

腋窩部より肋骨を触診する。

確認し，またそのアライメント不良は何が原因で起きているのかを分析する。胸郭のアライメント不良が徒手的に修正可能な場合は，胸郭に付着する筋が影響を及ぼしていることが多い。

胸郭に付着する主な筋の作用を**表1**にまとめる。これらを念頭に置くことで，胸郭のアライメントを修正する際にどの筋をターゲットとするか判断していく。

図17　体幹の側屈と回旋

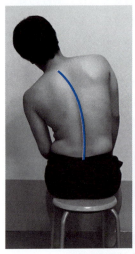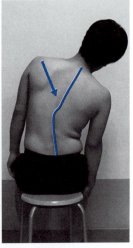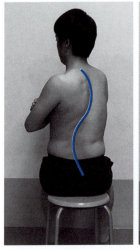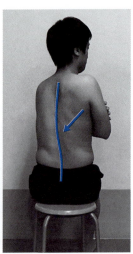

a 体幹の側屈（右側屈には制限あり）　　　**b** 体幹の回旋（右回旋には制限あり）

正常では，体幹の側屈はCカーブを描き，回旋はSカーブを描く。

図18　肋骨下角の確認

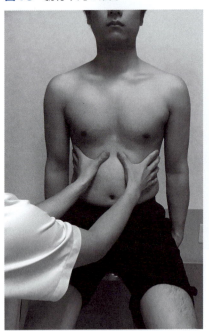

正常では，肋骨下角は90°
90°＜：内腹斜筋の緊張や腹筋群の全体的な
　　　　緊張減少
90°＞：外腹斜筋の緊張や腹筋群の全体的な
　　　　伸張性低下[5]

表1　胸郭に付着する主な筋と作用

	筋名	作用
表層の筋	外腹斜筋（右側の場合）	右の肋骨を前方へ引っ張り，胸部リングの左回旋を促す。
	腸肋筋（右側の場合）	右の肋骨を後方へ引っ張り，胸部リングの右回旋を促す。
深層の筋	外肋間筋	外肋間筋の短縮は肋間を狭め，肋骨を前方回旋させ，呼気時の胸郭の拡張を制限する。
	胸横筋	胸横筋の短縮は肋骨を前方回旋させ，呼気時の胸郭の拡張を制限する。
	上後鋸筋	第2〜4肋骨に付着するため，それらの肋骨を前方回旋させ，吸気での肋骨の挙上を制限する。
	下後鋸筋	第8〜12肋骨に付着するため，それらの肋骨を後方回旋させ，呼気での肋骨の下制を制限する。

関与する可能性のある筋を触診し，筋緊張や筋長を確認する。

しかし，徒手的な修正が困難な場合は関節性の問題が示唆されるため，関節の動きを確認する必要がある。胸椎椎間関節や肋横突関節の動きをそれぞれ徒手的に検査する（図19）。高齢者の場合は，加齢や圧迫骨折の既往などで骨性の形状変化を生じている場合があり，徒手的な修正ではアライメントや動きの改善が困難な場合もあることも把握しておくべきである。また，鳩胸や漏斗胸などの形状変化においても修正が困難な場合がある。鳩胸では呼気での胸骨や肋骨の下制が生じにくく，漏斗胸では吸気での胸骨や肋骨の挙上が生じにくいことは考慮すべきである[5]。

姿勢・動作分析における徒手的な修正

姿勢や動作を観察するにあたり，アライメント不良を呈した部位に徒手的な修正を加えると，他部位にどのような影響を及ぼしているのかを予測しやすい。胸郭の動きは小さく，触診も難しい部位であるが，運動学を意識し的確に修正を行うと，胸郭機能が問題となっている場合，その変化は明確である。

胸郭の影響に対する理学療法

評価にて胸郭の機能低下が膝関節の機能や症状に影響を与えている可能性がある場合は，胸郭へも理学療法を行っていく。注意する点として，胸郭のアライメントや動きを徒手的に修正して，もしも他部位で異なる代償を行うのであれば，胸郭に対して最初に介入を行うべきではない可能性がある。その場合は，その他の部位へも徒手的修正を行い，どの部位に対しても適切な影響を与える部位から介入を開始していく。

胸郭の徒手的修正が最も適切な修正を与える場合は，適切ではないアライメントや動きを制限している原因に対して介入を行っていく。筋性の制限の場合，その筋に対して直接的にリラクゼーションやストレッチを行う。評価で述べた

図19 徒手的検査

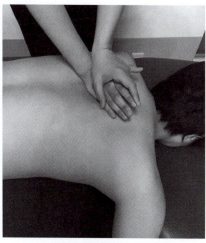
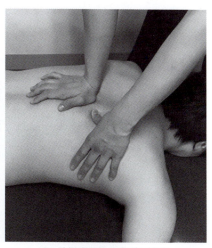

a 胸椎椎間関節の遊びを確認　　　b 肋横突関節の遊びを確認

ように，右の外腹斜筋が緊張し，右の肋骨を前方へ引っ張っていれば，右の外腹斜筋の緊張軽減を図る。右の腸肋筋が緊張し，右の肋骨を後方へ引っ張っていれば，右の腸肋筋の緊張軽減を図る。

体幹周囲の筋は下肢や上肢を走行する筋とは異なり，関節を動かして目的とする筋を伸ばすことが難しい場合もある。そこで，筆者はLeeら[53]が提唱した「気づきを用いたリリース」を用いている。これは，直接的に筋の起始と停止を近づけることで，筋からの入力を変化させ，錘外筋への出力を減少させることで筋緊張の低下を図る方法である。それに加え，患者自身に筋がリラックスする感覚を実感させ，筋緊張をコントロールする[52]（図20）。この要素が学習と記憶を司る脳内の多重ネットワークを活性化させると考えられている。

筋に対する介入は，表層の筋の緊張軽減を図った後に深層の筋へと進んだほうが，その原因が明確になりやすく，効果的であると臨床経験上実感している。肋間筋や胸横筋など胸郭の深層筋に対してストレッチを行うことは難しい。そこで，アライメント不良を起こしている胸部リングを修正し，深呼吸を用いることで筋緊張の軽減を図る（図21）。また，肋骨下角の評価から，腹筋群の全体的な伸張性の低下により肋骨下角の狭小化がみられる場合や，常に胸椎が後弯し，大胸筋など胸郭の前面筋が全体的に伸張性を低下している場合は，吸気の胸郭の挙上や胸椎の伸展を制限する可能性がある。この場合は上肢の挙上や肩甲骨の動きを用いて，より動的に胸郭前面のストレッチを行う。筆者はより動的に筋のストレッチを行う必要がある場合，Franklinが提唱する方法を参考に行っている[54,55]（図22）。目的とする筋が緩むイメージや適切な動きのイメージ，またボールを用いて筋緊張を患者自身に感じてもらうことで，患者が自分の身体の変化を実感しながら運動ができると考えている。

評価の際に徒手的な修正が困難な場合や筋の緊張を軽減しても胸部リングのアライメント不良が持続している場合は，関節性の問題が関与している可能性がある。そこで，胸椎椎間関節や肋横突関節の動きを確認し，その動きの改善を図る必要がある。しかし，関節モビライゼーションや関節マニュピレーションに関しては，適切な触診能力と的確な関節の方向を把握する高度な技術を要し，それに必要な特別な訓練を実施したうえでこれの手技は行うべきであると考える。先にも述べたが，胸郭内には内臓や血管，神経が，さらに胸椎には交

図20　内腹斜筋の気づきを用いたリリース

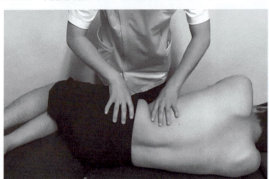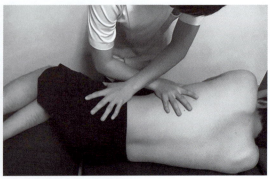

起始と停止を近づけた際に筋が緩んでいることを患者本人にも自覚してもらう。

感神経幹が隣接しているため，関節への介入にあたって十分に注意する必要がある。

胸郭のアライメント不良や動きの改善が図れたら，それをコントロールする必要がある。胸郭を骨盤の上に位置させるためには，適切な腹腔内圧と腹筋群と背筋群のバランスが必要となる。適切な腹腔内圧を高めるため，横隔膜，腹横筋，骨盤底筋群，多裂筋が働いている。柿崎ら[56]は，「腹腔内圧の上昇は，脊柱の頭尾方向への伸展力を生み出し，体幹を伸展位に保持し，恒常的な体幹姿勢の維持に働く」と述べている。腹腔内圧の低下は，胸椎の後弯や肋骨の下制を引き起こし，これは横隔膜の伸張性低下を招いてしまう。横隔膜自体の伸張性が低下している場合は，まず横隔膜の伸張性を改善したうえで収縮を促していく。横隔膜の伸張性改善のためには，柿崎が示している呼気に合わせて横隔膜の肋骨部を内上方に介助する方法を用いている[57]（図23a，b）。

適切な腹腔内圧を保つための腹横筋や骨盤底筋群の収縮を促す際には，腹横

図21 深層筋のリリース

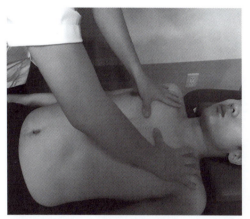

胸郭のアライメントを徒手的に修正し，深呼吸を行ってもらう。

図22 ボールを用いた胸部前面，後面筋の動的なストレッチ例

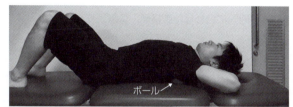
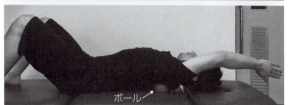

肩甲骨の内側にボールを置き，胸椎を伸展位にすることで，胸部前面筋はより伸張位となり，患者は筋緊張を実感しやすい。また，ボールが当たっている胸部後面筋の緊張も実感しやすい。

図23 横隔膜のリリース

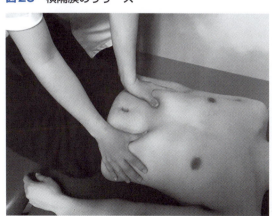
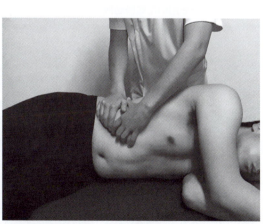

a 背臥位　　　　　　　　　　　　　　b 側臥位

呼気に合わせて，横隔膜の肋骨部を内上方に介助する。

筋であれば上前腸骨棘の2横指内下方を触診し，骨盤底筋群であれば尾骨を触診し収縮の観察を行う（図24a, b）。呼気に横隔膜の収縮と同時に両筋が働いているかを確認する。胸郭のアライメント不良が残存していると，横隔膜や腹横筋などの収縮が促しにくい場合があるため，できる限りアライメントを整えたうえ収縮を促すことが望ましいと考える。石井[58]は，下位胸部のアライメントを修正することで腹部筋の低緊張に改善がみられると述べており，双方の関係性を確認しつつ筋収縮を促すことが効果的と考える。患者自身が腹横筋の収縮が実感できないような場合は，エコーを用いて視覚的フィードバックを用いることもある（図25）。エコーによる腹横筋の収縮学習効果については多数報告されている[57]。

　適切な腹腔内圧が高められ，適切な胸郭のアライメントを保持できるようになった後は，それを保持しながらの上下肢運動を加えていく。Hodgesら[59,60]によると，上下肢の動きに先行して腹横筋や多裂筋が収縮することで体幹の動揺を軽減させているという報告があり，これは胸郭を骨盤の上に保持するためにも重要と考える。さらに腹横筋や多裂筋といった深層の筋のみでは動的なア

図24 呼吸に合わせた腹横筋，骨盤底筋群の収縮

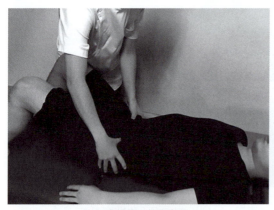

a 腹横筋の収縮確認
上前腸骨棘の2横指内下方

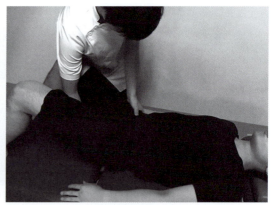

b 骨盤底筋群の収縮確認
尾骨を触診

図25 エコーを用いた腹横筋機能向上運動

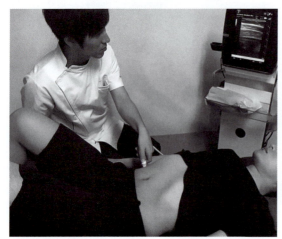

ライメントを保持することは難しいため，動きに応じて適切な筋が働いているかを確認する．その指標として，動きに応じて再度胸郭のアライメント不良や膝関節アライメント不良，他部位での代償が生じていないかを動作のなかで観察する．

体幹筋での安定性を例に挙げると，半棘筋群や多裂筋，回旋筋群などの内在筋が分節的に正確に脊椎を制御することで安定性を高めており，腹直筋や脊柱起立筋，大殿筋などの外在筋が体幹内部や体幹と下肢との間の連結を調整することで安定性を高めていると述べられている[61]．このように深層にある筋群，表層にある筋群の役割がそれぞれ適切に行われているかを確認しながら，動きの練習を進めていく．非荷重下での自動伸展挙上（active SLR）や股関節外旋運動などから開始し，立ち上がりや片脚立位，さらにはカッティング動作へ動作をより複雑にしていく（**図26a～c**）．荷重下の運動を開始する際には，再度胸郭と膝関節の関係性を確認し，適切な動きが獲得できているかを評価する．最終的には，患者にとっての意味のある運動課題を適切なアライメントで行えるよう理学療法を発展させていく必要がある．

SLR：
straight leg raising

図26 段階的な体幹機能向上運動

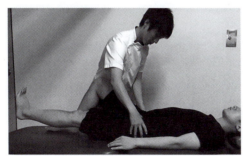

a active SLR

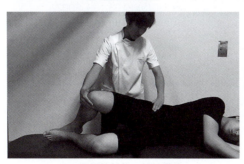

b 股関節外旋・外転運動

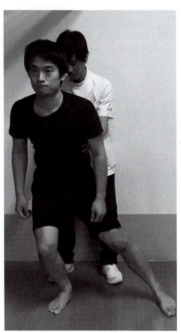

c カッティング動作

腹横筋の収縮を維持したまま下肢の運動が可能であるか，触診しながら運動を行う．

Clinical Hint

腹部筋機能と胸郭のアライメント

腹部筋機能を高めようと収縮を繰り返すことも大切であるが，その筋が付着している胸郭のアライメントが崩れていれば，その収縮は得られにくい場合があるため，確認が重要である．運動課題を発展させるたびにそのアライメントを確認することで，段階的な腹部筋機能の向上が図れる．

文献

1) A.S.Cook, ほか：モーターコントロール 原著第2版. 運動制御の理論と臨床応用（田中　繋, ほか 監訳）：p179, p184-191, 医歯薬出版, 2004.
2) 中村隆一, ほか：姿勢. 重心. 基礎運動学 第5版：p309-313, 医歯薬出版, 2000.
3) Donald A. Neumann：体軸骨格：骨と関節構造. 筋骨格系のキネシオロジー, 原著第2版（嶋田智明, ほか監修）：p379-385, 医歯薬出版, 2012.
4) Blandine Calais-Germain：Anatomy of Movement. revised ed：p75, Eastland press, 1991.
5) Spitznagle T, et al：Movement System Syndromes of the Thoracic Spine. Movement System Impairment Syndromes of the Extremities, Cervical and Thoracic Spines, Sahrmann SA, ed：p103-123, Mosby, 2010.
6) 福井　勉：体幹から全身へ. 体幹からみた動きと理学療法の展開, 結果の出せる整形外科理学療法：運動連鎖から全身をみる（山口光國, ほか）：p96-99, メジカルビュー社, 2009.
7) 柿崎藤泰：前鋸筋と外腹斜筋. 機能解剖学的視点からの胸郭と体幹筋の関係, 胸郭運動システムの再建法：呼吸運動再構築理論に基づく評価と治療：p108, 三輪書店, 2016.
8) 石井慎一郎：骨盤帯を中心とした運動連鎖の理解, 理学療法, 32(11), 2015.
9) Susan Standring, et al：GRAY'S Anatomy the anatomical Basis of Clinical Practice 40th edition：p909-914, Churchill-Livingstone. 2008.
10) Donald A. Neumann：咀嚼と換気の運動学. 筋骨格系のキネシオロジー, 原著第2版（嶋田智明 ほか監修）：p487-497, 医歯薬出版, 2012.
11) Watkins R 4th, et al：Stability provided by the sternum and rib cage in the thoracic spine. Spine（Phila Pa 1976）, 30(11)：1283-1286, 2005.
12) Kapandji IA：カパンディ 関節の生理学 Ⅲ. 体幹・脊柱, （萩島秀男 監修, 嶋田智明 訳）, 医歯薬出版, 1986.
13) Diane Lee：Biomechanics of the thorax-A Clinical Model of in Vivo Function. journal of Manual & Manipulative Therapy, 1(1)：13-21, 1993.
14) Diane Gail Lee：Biomechanics of the thorax-research evidence and clinical expertise. Journal of Manual and Manipulative Therapy, 23(3)：128-138, 2015.
15) Diane Lee：Biomechanics of the thorax. The Thorax：An Integrated Approach：p42-57, Diane G Lee Physiotherapist Corporation, White Rock, 2003.
16) Edmondston SJ, et al：Clinical and Radiological Investigation of Thoracic Spine Extension Motion During Bilateral Arm Elevation. J Orthop Sports Phys Ther, 42(10)：861-869, 2012.
17) Hajibozorgi M, et al：Sagittal range of motion of the thoracic spine using inertial tracking device and effect of measurement errors on model predictions. J Biomech, 49(6)：913-918, 2016.
18) Ignasiak D, et al：Thoracolumbar spine model with articulated ribcage for the prediction of dynamic spinal loading. J Biomech, 49(6)：959-966, 2016.
19) Masharawi Y, et al：Facet orientation in the thoracolumbar spine：three-dimensional anatomic and biomechanical analysis, Spine, 29(16)：1755-1763, 2004.
20) Willems JM, et al：An in viva study of the primary and coupled rotations of the thoracic spine. Clin Biomech (Bristol, Avon), 11(6)：311-316, 1996.
21) Stephen J. Edmondston, et al：Influence of posture on the range of axial rotation and coupled lateral flexion of the thoracic spine, J Manipulative Physiol Ther, 30(3)：193-199, 2007.
22) Sizer PS Jr, et al：Coupling behavior of the thoracic spine：a systematic review of the literature. J Manipulative Physiol Ther, 30(5)：390-399, 2007.
23) Frigo C, et al：The upper body segmental movements during walking by young females. Clin Biomech (Bristol, Avon), 18(5)：419-425, 2003.
24) Begon M, et al：Effects of frontal and sagittal thorax attitudes in gait on trunk and pelvis three-dimensional kinematics. Med Eng Phy, 37(10)：1032-6, 2015.
25) Hyun-jeong jJang HJ, et al：Effect of thorax correction exercises on flexed posture and chest function in older women with age-related hyperkyphosis. J Phys Ther Sci, 27(4)：1161-1164, 2015.
26) 國廣哲也, ほか：鼠径部痛に対し胸郭・骨盤帯へのアプローチによる改善が認められた症例. 徒手理学療法 14(2)：p59-65, 2014.
27) Senthil P, et al：Effect of Thoracic Correction Exercises in Upper Body Dysfunction of 94-Year-old Male Participant-A Case Report. J Clin Diagn Res , 10(12)：YD01-YD02, 2016.
28) Masaracchio M, et al：An intervention-based clinical reasoning framework to guide the management of thoracic pain in a dancer：a case report. Int J Sports Phys Ther, 11(7)：1135-1149, 2016.
29) Ogaya S, et al：Knee adduction moment and medial knee contact force during gait in older people. Gait Posture, 40(3)：341-345, 2014.
30) Foroughi N, et al：The association of external knee adduction moment with biomechanical variables in osteoarthritis：a systematic review. Knee, 16(5)：303-309, 2009.
31) Hunt MA, et al：Lateral trunk lean explains variation in dynamic knee joint load in patients with medial compartment knee osteoarthritis. Osteoarthritis Cartilage 16(5)：591-599, 2008.
32) Simic M, et al：Trunk lean gait modification and knee Joint Load in People With medial knee Osteoarthritis：the effect of varying trunk lean angles. Arthritis Care Res, 64(10)：1545-1553, 2012.
33) Federolf PA, et al：Application of principal component analysis in clinical gait research：identification of systematic differences between healthy and medial knee-osteoarthritic gait. J Biomech 46(13)：2173-2178,

2013.
34) Agel J, et al : Anterior cruciate ligament injury in national collegiate athletic association basketball and soccer : a 13-year review. Am J Sports Med, 33(4) : 524-530, 2005.
35) McNair PJ, et al : Important features associated with acute anterior cruciate ligament injury. N Z Med J, 103 (901) : 537-539, 1990.
36) Markström JL, et al : ACL-reconstructed and ACL-deficient individuals show differentiated trunk, hip, and knee kinematics during vertical hops more than 20 years post-injury. Knee Surg Sports Traumatol Arthrosc, 23 : 1-10, 2017.
37) Fältström A, et al : Functional Performance Among Active Female Soccer Players After Unilateral Primary Anterior Cruciate Ligament Reconstruction Compared With Knee-Healthy Controls. Am J Sports Med, 45(2) : 377-385, 2017.
38) Lessi GC, et al : Effects of fatigue on lower limb, pelvis and trunk kinematics and muscle activation : Gender differences. J Flectromyogr Kinesiol 32 : 9-14, 2017.
39) Hewett TE, et al : Video analysis of trunk and knee motion during non-contact anterior cruciate ligament injury in female athletes : lateral trunk and knee abduction motion are combined components of the injury mechanism. Br J Sports Med, 43(6) : 417-422, 2009.
40) Hughes G : A review of recent perspectives on biomechanical risk factors associated with anterior cruciate ligament injury. Res Sports Med, 22(2), : pp193-212, 2014.
41) Elias M. Delphinus, et al : The interrelationship of the thorax and pelvis under varying task constraints. Ergonomics, 56(4) : 659-666, 2012.
42) Zazulak BT, et al : Deficits in neuromuscular control of the trunk predict knee injury risk : a prospective biomechanical-epidemiologic study. Am J Sports Med, 35(7) : 1123-1130, 2007.
43) Weltin E, et al : Effect of gender on trunk and pelvis control during lateral movements with perturbed landing. Eur J Sport Sci, 16(2) : 182-189, 2016.
44) Nakagawa TH, et al : Trunk biomechanics and its association with hip and knee kinematics in patients with and without patellofemoral pain. Man Ther 20(1) : 189-193, 2015.
45) 阿南雅也, ほか：歩行立脚時の膝関節屈曲運動の減少は変形性膝関節症患者にいかなる影響を及ぼすか. 第52回日本理学療法学術大会, 2017.
46) Tauchi R, et al : Influence of spinal imbalance on knee osteoarthritis in community-living elderly adults. Nagoya J Med Sci, 77(3) : 329-337, 2015.
47) Kasukawa Y, et al : Age-related changes in muscle strength and spinal kyphosis angles in an elderly Japanese population. Clin Interv Aging, 12 : 413-420, 2017.
48) Takuchi Y : Saggital plane spinal mobility is associated with dynamic balance ability of community-dwelling elderly people. J Phys Ther Sci, 29(1) : 112-114, 2017.
49) Ishikawa Y, et al : Relationships among spinal mobility and sagittal alignment of spine and lower extremity to quality of life and risk of falls. Gait Posture, 53 : 98-103, 2017
50) 村田　伸, ほか：地域在住高齢者の足把持力と胸椎後彎角との関係. 理学療法科学, 23(5) : 601-607, 2008.
51) Philip Evans : The T4 Syndrome : Some Basic Science Aspects. Physiotherapy, 83(4) : 186-189, 1997
52) Diane Lee, et al : 臨床の実践-臨床家にとっての本質. 骨盤帯　臨床の専門的技能とリサーチの統合　原著第4版（石井美和子　監訳）：p143-167, 医歯薬出版, 2013.
53) Diane Lee, et al : 腰椎骨盤股関節複合体の障害に対する手技と手段. 骨盤帯 臨床の専門的技能とリサーチの統合 原著第4版（石井美和子 監訳）：p280-282, 医歯薬出版, 2013.
54) Eric Franklin : Conditioning for Dance : Training for peak performance in all dance forms : 109-115, Human Kinetics, United States, 2004.
55) Eric Franklin : The Spine Dynamic Aligment Through Imagery : 187-214, Human Kinetics, United States, 2004
56) 石塚達也：インナーユニット. 機能解剖学的視点からの胸郭と体幹筋の関係, 胸郭運動システムの再建法－呼吸運動再構築理論に基づく評価と治療（柿崎藤泰　編）：p58-68, 三輪書店, 2016
57) 石井美和子：月経随伴症状への取り組み. その他の女性の健康サポートに対する取り組み, ウィメンズヘルスと理学療法, 理学療法MOOK：p201-205, 三輪書店, 2016.
58) Vasseljen O, et al : Abdominal muscle contraction thickness and function after specific and general exercises: a randomized controlled trial in chronic low back pain patients. Man Ther, 15(5) : 482-489, 2010.
59) Hughes G : A review of recent perspectives on biomechanical risk factors associated with anterior cruciate ligament injury. Res Sports Med, 22(2) : 193-212, 2014.
60) Hodges PW, et al : Delayed postural contraction of transversus abdominis in low back pain associated with movement of the lower limb. J Spinal Disord, 11(1) : 46-56, 1998.
61) Donald A. Neumann, et al : 体軸骨格：筋と関節の相互作用. 筋骨格系のキネシオロジー　原著第2版（嶋田智明, ほか監修）：p419-467, 医歯薬出版, 2012.

IV 機能障害別ケーススタディ

A 局所を中心とした評価と理学療法

B 他部位からの影響の評価と理学療法

Ⅳ 機能障害別ケーススタディ　　A 局所を中心とした評価と理学療法

1 膝関節の疼痛

Abstract

- 本症例の状態について，各種のスクリーニングツールを用いて初期評価を行った結果，日常生活における活動性は維持できているものの，動作時痛があることで，趣味である山登りに行けないということが自己効力感を低くしている要因であると考えられた。

- 荷重下での左膝関節屈曲時に膝関節内側部に疼痛を認めたため，meaningful task（意味のある課題動作）をスクワットに設定して分析を行った。その結果，スクワット時の左脛骨の外旋が膝関節の痛みを誘発しているメカニカルストレスであることがわかった。さらに，スクワット時の左脛骨の外旋を引き起こしている主な要因として右鎖骨の挙上・前方突出が認められた。

- 膝関節の疼痛を引き起こしているメカニカルストレスに対して，局所・全身的に徒手的な介入を行った。また，本症例は運動時痛に伴う自己効力感の低下が問題となっていたため，疼痛の減弱に伴い患者自身が遂行できる運動の種類や量を漸次増加した。これにより，自己効力感が向上し，最終的には趣味である山登りができるまで改善がみられた。

症例紹介

膝OA：
knee osteoarthritis

BMI：
body mass index

▶基礎情報
年齢：75歳　　性別：女性　　趣味：山登り

▶医学的情報
診断名：左変形性膝関節症（膝OA）　　既往歴：なし
Kellgren-Lawrence分類：gradeⅡ
身長：158.0cm　　体重：49.0kg　　BMI：19.6
関節注射・関節穿刺：なし　　投薬：なし

▶現病歴
　約20年前より両膝関節に痛みがあるものの，治療をするほどではなく病院受診歴はなかった。2016年11月に趣味である山登りをしている際に，知人の勧めで下山時にいつもとは違うルートを通ったところ，足を取られ転倒した。いつもは感じない痛みと違和感を左膝に覚えたが，道を紹介してくれた知人も見ていたため，そのまま我慢していつも通りに下山した。
　下山後には左膝が腫れており，平地を歩くのもままならないほどであった。すぐに近医を受診したところ，関節内の損傷が疑われMRIを撮像し左膝関節内側半月板損傷と診断される。その後，近医にて治療を行うも症状の改善がみられず，知人の紹介により2017年2月に当院受診。同年4月より理学療法が開始となった。

評価の流れと解釈

▶初期評価：問診を中心としたスクリーニングテスト

　本症例はもともと活動性が高く，趣味である山登りは近場の山にほぼ毎日行っていた。また，年に数回日本各地の名所や，海外でトレッキングをするほど本格的に山登りをしていた。それが受傷後は階段昇降や立ちしゃがみでも痛みを感じるほどで，近場の山どころか，今後もう二度と山登りには行けないと訴えていた。

　初期評価時に実施した各種スクリーニングテストの結果を示す（**表1**）。安静時痛はなく左膝の内外側に運動時痛を認めた。特に，降段時や椅子への着座の際に同部に痛みを認めていた。しかし，能力障害の指標であるOKSは高く，痛みの破局化を表すPCSも低い傾向にあった。OKSは痛みによる活動制限を表す指標であり，点数が高いほど活動性が高いことを意味する。本症例は初期値が「36」であり，痛みがあるなかでも日常生活の活動性は維持できていることがうかがえた。また，PCSは痛みに対する破局的思考を表す尺度であり，30点がカットオフ値とされている[1]。本症例は合計点が「12」と低く，痛みを過度に拡大してとらえたり，ネガティブにとらえる傾向は低いことがうかがえた。しかしながら，PSEQの値が低く，FreKAQの値も同疾患の平均値よりも高い傾向にあった[2]。PSEQは痛みがあるなかでも，ある課題に対して自分にはこれだけのことができるという主観的な判断を問うものである。本症例は痛みがあることで，日常生活や余暇に支障をきたしていると自己判断している傾向が強いことがうかがえた。また，FreKAQは身体知覚異常を表す指標であり，本症例は膝関節の固有感覚や身体イメージに何かしらの変調をきたしているこ

OKS：
Oxford knee score

PCS：
pain catastrophizing scale

PSEQ：
pain self efficacy questionnaire

FreKAQ：
the Fremantle knee awareness questionnaire

表1　初期評価時のスクリーニング結果

	RNRS	MNRS	FLEX	EXT	OKS	PCS	PSEQ	FreKAQ
初期評価時	0	5	145	−5	36	12	28	15

RNRS：安静時痛，MNRS：運動時痛，FLEX：膝屈曲，EXT：膝伸展，OKS：能力障害，PCS：痛みの破局的思考，PSEQ：痛みに関連した自己効力感，FreKAQ：膝関節身体知覚異常

本症例の初期評価時のスクリーニング結果の特徴として，痛みによる活動制限は比較的少なく，破局的思考も強くないという点である。一方，自己効力感が低く，身体知覚異常がやや高いという結果がみられた。本結果より，運動時痛を軽減するだけでなく，それによる活動性の増加や山登りの再開など，自己効力感を高める働きかけが必要であることが考えられた。

 Clinical Hint

スクリーニングツールの活用

　各種スクリーニングツールは，初期評価時から積極的に用いたほうがよい。ただし，初期評価時からの導入が難しい場合には，理学療法を進めるなかで問題になっていると考えられる要素に特化したツールを用いることを推奨する。

　仮に，初期評価時にPCSの値が高い場合には，痛みを破局的にとらえる傾向が強いことが伺えるため，痛みを理解してもらうための患者教育や，患者が不安に感じていることをより細かに問診で聴取することが必要となる。また，自己効力感の低下がみられる場合には，患者の達成したい項目を可視化し，その達成に向けた取り組みを実施することが望ましい。スクリーニングツールは，あくまで傾向を把握するための指標であるため，結果として出ている点数の要因については詳細に把握していく必要がある。

とがうかがえた。

　スクリーニング結果より，本症例の日常生活における活動性は維持できているものの，動作時痛があることで，趣味である山登りに行けないということが，自己効力感を低くしている要因になっているのではないかと考えられた。また，身体知覚異常が高い傾向にあったが，われわれの調査において初期評価時に身体知覚異常が強い，また自己効力感が低い者は5カ月後の能力障害の改善が低い傾向にあることがわかっている[3]。このことからも，動作時痛の要因となっているメカニカルストレスの軽減を優先的に図り，その上で自己効力感を高めていく働きかけが必要であることがうかがえた。また，身体知覚異常の要因については，細かな検査が必要であることが示唆された。

▶機能評価
●疼痛検査
・疼痛部位

　疼痛部位は膝内外側部で，内側部は鵞足部に，外側部は外側広筋の膝蓋骨付着部に圧痛所見を認めた。

・疼痛の再現性

OKC：
open kinetic chain

　疼痛は荷重下での膝屈曲60°付近でみられた。OKCでの膝屈伸時には伸張痛を認めたが，普段感じる荷重下の痛みとは相違がみられた。特に，スクワット動作時，降段時の左膝関節の屈曲時に痛みを認めた。

●膝関節の機能評価
・ROM，MMT

ROM：
range of motion

MMT：
manual muscle testing

　ROMは患側において制限を認めた。左膝関節の屈曲最終域（145°），伸展最終域（-5°）での制限と伸張痛を認めた。MMTは両側ともに股関節周囲筋に筋出力の低下を認めた。また，左膝関節においてはMMTによる目立った筋出力の低下は認めなかったものの，左大腿四頭筋の遠心性収縮時にコントロール不良を認めた。

・mobility test／ベクトル分析

　左膝関節において，内側関節面の前方への滑り，外側関節面の後方への滑りの低下が認められた。ベクトル分析により，薄筋の筋腹部，半腱様筋の筋腹部

Clinical Hint

ベクトル分析

　膝関節においては前後，側方，回旋のmobility（可動性）を確認する必要がある。そのなかでも，内側関節面と外側関節面に分けて可動性を確認する。可動性の制限がある関節面において，「どの方向（ベクトル）からの制限を強く感じるか？」に加え，ベクトルの長短についても確認する。短いベクトルとして制限が感じられる場合には，単関節筋などの短い筋肉や靱帯・関節包が制限となっていることが多い。また，長いベクトルとして制限が感じられる場合には，二関節筋などの長い筋肉が問題となっていることが多い。

の触知により内側関節面の前方への滑りに改善を認めた．また，外側の関節面の後方への滑りは外側広筋の触知により改善を認めた．

左膝関節のOKCにおける伸展時にはscrew home movementがみられず，伸展に伴い脛骨近位部の内旋がみられた．近位脛腓関節の動きは維持されていた．

• 身体知覚

患側膝関節の位置覚・運動覚の検査は正常であった．しかし，臥床時・立位時ともに左膝関節が軽度屈曲位にあるにもかかわらず，本人の自覚としては健側と同等に左膝は伸展しているという表現がみられた．周径には左右差は認めなかった．

> **Clinical Hint**
>
> **因果と相関の確認**
> 機能評価で得られた初見は，それぞれが独立した因子であることは珍しく，何かしらの因果，相関関係を有していることが多い．一方を変化させたときに，他方が変化するかという視点を常にもちながら，それを一つずつ確認していく作業が重要である．

● meaningful taskの分析（図1）

本症例は，荷重下でのスクワット時，降段時の膝屈曲60°付近で左膝の内側に痛みを認めたことから，スクワット動作をmeaningful taskとして分析を行った．その結果，左膝関節の屈曲時には大腿骨に対する脛骨の外旋，伸展時に大

図1　meaningful task（スクワット：膝屈曲相）の分析

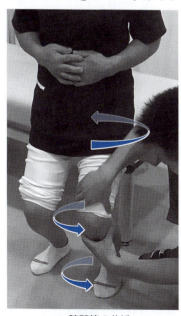
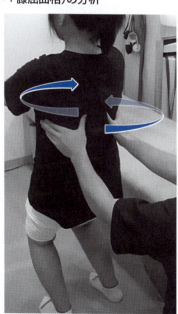
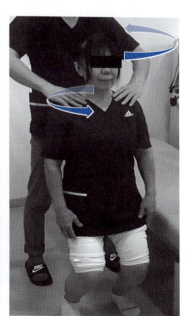

　a　膝関節の分析　　　　　　　b　胸郭の分析　　　　　　　c　上位胸郭，頸椎の分析

a：膝関節屈曲時に大腿骨に対する脛骨の外旋を認めた．また，脛骨が外旋するタイミングで距骨の外転がみられていた．同様に，左寛骨の後傾・後方回旋がみられた．
b：膝関節屈曲時に，第7リングの右へのシフト（左回旋）と第4リングの左へのシフト（右回旋）がみられた．
c：膝関節屈曲時に，右鎖骨の挙上と前方変位，頭部の左回旋・右側屈がみられた．

腿骨に対する脛骨の内旋を認め，OKCと同様に荷重下でも逆screw home movementがみられた．また，この際に大腿骨の動きはあまりみられず，遠位部である下腿骨のほうが動きの量が多くみられた．同様の動きが降段時にも認められた．

その他の部位としては，脛骨の動きに距骨の動きが連動していた．左膝関節の屈曲時に距骨は外転しており，伸展時に距骨は内転していた．つまり，膝関節の屈曲時には足関節の背屈が生じるため，距骨下関節では回内（距骨の底屈・内転）の動きが必要となるが，本症例においては回外の動きが生じていたことになる．また，骨盤帯は空間上で左回旋しており，スクワット時には左回旋がより強くなっていた．さらに，立位において右側の寛骨の挙上がみられたが，スクワット時には右寛骨の挙上がより強くみられた．胸郭においては，静止立位で第7リング（左右の第7肋骨と第7胸椎，胸骨によって形成）の右シフト，第4リングの左シフト，第1リングの右シフトが観察された．これは，それぞれ第7リングの左回旋，第4リングの右回旋，第1リングの左回旋を意味する．静止立位で変位していたそれぞれのリングはスクワット時にはよりその変位が強くなる傾向がみられたが，特に第7リングの左回旋がより顕著に認められた．

上位の部位では，静止立位における右鎖骨の挙上と前方変位，第7頸椎と第2頸椎の右回旋，頭位の空間上の左回旋と右側屈が認められた．スクワット時にはこれらの変位がより顕著になっていた．

Clinical Hint

meaningful taskの絞り込み
　meaningful taskを選択する際には，できるだけシンプルかつ対象者と訴えを共有できる課題が望ましい．理学療法士の視点としては，動作を視覚的な分析だけでなく，触診しながら確認することが重要であるため，そのような課題を選択するとよい．

● 修正による動きと症状の変化の確認（図2）

　スクワットの屈曲相で生じていた大腿骨に対する脛骨の外旋を徒手的に制動することで痛みの軽減が認められた．また，この際に距骨の動きを同時に確認すると，距骨は足関節の背屈に伴い外転したままであった．次に，膝関節屈曲時に生じる距骨の外転を徒手的に制動すると，脛骨の外旋も制動され左膝の痛みの軽減が認められた．これより，膝屈曲時の脛骨の外旋は距骨の外転に伴って生じていると考えられた．

　次に，膝屈曲時の距骨の外転に関連する因子について修正を図って確認したところ，骨盤帯の修正では変化は認めなかったが，第7リングの左回旋を修正することで左膝屈曲時の左距骨の内転と左脛骨の内旋がみられるようになった．距骨の修正に伴う第7リングの変化は認められなかった．第7リングの修正により，第1・4リングの修正も認められたが，第1・4リングの修正による第7リングの変化はみられなかった．

　さらに，第7リングに影響する因子を確認したところ，右鎖骨の挙上・前方突出を修正することで第7リングの変位の改善がみられた．第7リングの修正

図2 修正による症状と動きの変化

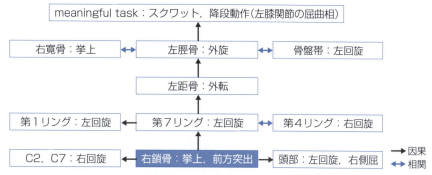

meaningful taskにおいて，左脛骨の外旋を制動すると，左膝関節の屈曲時の疼痛に軽減がみられた．また，左脛骨の外旋を制動することにより骨盤帯の左回旋と右寛骨の挙上も修正された．骨盤帯の左回旋，また右寛骨の挙上を修正することでも左脛骨の外旋が修正された．しかし，左距骨の外転を制動したときのみ，左脛骨の外旋が修正された．同様に，第7リングの修正により，左距骨，左脛骨の動きに修正がみられた．最終的には，右鎖骨の動きを修正することで，第7リング，左距骨，左脛骨の動きに修正が認められた．

による鎖骨の動きの変化はみられなかった．また，鎖骨の修正により頸椎と頭部の変位にも改善がみられた．これらより，左膝屈曲時に生じている脛骨の外旋ストレスを引き起こしている主要な要素として右鎖骨の挙上・前方挙上が考えられた．また，右鎖骨の修正に加え，左距骨の外転を修正することが，本症例の疼痛を最も軽減させる動きの戦略であることが確認できた．

 Clinical Hint

分節の動きの修正による反応の確認

　各分節の動きを修正していく際には，まずは単純に反対方向へ誘導した際に痛みや動きやすさがどのように変わるかを確認するとよい．それでも変化が得られない場合には，生じている動きをさらに誘導するような修正を加えたほうがよい場合もある．対象者の訴えに応えるためには，既存の運動学の知識をもとに分析するのはもちろんであるが，必ずしも正常な運動学を目指すことが理学療法の方向性とは一致しないこともある．どのような修正を加えても症状に変化が得られない場合には，組織損傷の可能性や心理社会的側面の要因が関与していることが疑われる．

● **理学療法の方向性**

　各種のスクリーニングツールを用いたテストの結果より，本症例は運動時痛により自己効力感が低下していることが考えられた．また，膝関節局所の評価より，薄筋，半腱様筋，外側広筋へ過度に負荷を強いていることで，関節可動域や筋出力にも低下がみられていると考えられた．さらに，その状態が持続していることで身体イメージにも変調をきたしていることが予測された．

　したがって，理学療法の方向性としては，スクワットや降段時における膝屈曲時の疼痛を軽減し，運動による自己効力感を高めることを優先的な課題として挙げた．その実現のためにも，左膝屈曲時の局所のメカニカルストレスを強いている各種要因を改善していくことが必要である．特に，右鎖骨の挙上・前方突出の修正により，その他の要因の修正が自動的に図れたため，他部位へ影響を及ぼす最も強い因子であることがうかがえた．また，二次的な要因として

左距骨の外転が考えられたため，その部位に対しては鎖骨への修正に加え，インソールを用いた介入を検討した。

また，徒手的な介入については徐々に減じていき，本症例自身が運動を行うことで症状の改善に寄与していることを実感してもらうことで，自己効力感を高めていきたいと考えた。さらに，それにより更なる活動性の増加と山登りへの参加できるようになることを目標に理学療法を行っていくこととした。

理学療法の内容と結果

▶理学療法プログラム内容

① インソール（左距骨下関節の回内誘導）
② 薄筋・半腱様筋に対する strain-counter-strain
③ 左膝関節 screw home movement の active assistive motion
④ 左内側広筋の選択的収縮を用いた膝関節による能動的探索課題
⑤ 右胸鎖乳突筋のリリースによる頭位と鎖骨の変位の修正
⑥ 左最長筋のリリースによる第7リングの変位の修正
⑦ 胸郭回旋運動：④と⑤を組み合わせたセルフエクササイズ

▶理学療法の結果（表2）

早期からインソールを挿入することで，左膝関節の運動時痛の軽減に伴う日常生活の活動性が上がり，自己効力感の改善が認められた。本症例は痛みがあるなかでも活動性は維持できていたため，インソールを早期から利用することで活動時の痛みの軽減に寄与できると考えた。その結果，距骨下関節の回内誘導を中心に，入谷式足底板の概念[4]に基づいたインソールを着用することで，痛みの軽減と活動性の増加が認められた。

インソールと並行して，左膝関節の運動時痛に関与しているその他の因子に対して，徒手的な介入，セルフエクササイズを行った。meaningful task であるスクワットや降段動作をアウトカムとしながら，セルフエクササイズによる効果を実感してもらうことで，自己効力感も徐々に改善が認められた。治療から2カ月が経過した時点でウォーキングの開始，3カ月が経過した時点で，本人の意向により近所の山登りを開始した（標高：約600m，時間：往復約1時間）。

表2 理学療法の結果の推移

	RNRS	MNRS	FLEX	EXT	OKS	PCS	PSEQ	FreKAQ
初期評価時	0	5	145	−5	36	12	28	15
1カ月経過	0	3	145	−5	40	8	40	12
3カ月経過	0	1	155	0	42	6	52	8
5カ月経過	0	0	155	0	46	3	58	5

RNRS：安静時痛，MNRS：運動時痛，FLEX：膝屈曲，EXT：膝伸展，OKS：能力障害，PCS：痛みの破局的思考，PSEQ：痛みに関連した自己効力感，FreKAQ：膝関節身体知覚異常

初期評価時から1カ月が経過した時点で，自己効力感に大きな改善が認められた。また，2カ月が経過した時点からウォーキング，3カ月時から山登りを再開したことで3カ月経過時の自己効力感はさらに改善が認められた。身体知覚異常については，3カ月が経過した時点で初期評価時から半分程度にまで改善がみられた。

山登りを再開した初期には消極的な発言がみられたものの，登山回数を重ね，できなかったことができるようになることで自信にもつながり，山登りの頻度も徐々に多くなっていった．最終的に，5カ月の時点では，雨の日以外はほぼ毎日山登りをする程度まで改善がみられ，近々海外でのトレッキングにもまた行きたいという発言がみられるようになった．

まとめ

　本症例は趣味である山登りの際に受傷し，その後1年半近く治療をしていたが，痛みが軽減されず，自己効力感の低下がみられていた．膝OA患者では，繰り返し痛みの刺激が入力されることで，痛み強度が徐々に増大していくことが知られている[5]．これは中枢性感作にも影響するとされ，精神心理社会的側面へも影響が及ぶことが予測される．これらの負のサイクルを断ち切るためにも，メカニカルストレスを早期から減じることは非常に重要である．また，他動的な介入のみならず，患者自身の自己効力感を高めるうえでも，対象者にとって最適なセルフエクササイズをhands offで導入することは非常に有益である．これらが本症例において痛みを減じ，自己効力感を高めるきっかけとなり，活動性の向上につながったと考えられる．

文献

1) Sullivan MJ : The Pain Catastrophising Scale User Manual [Online]. Montreal, 6-7, 2009, Available from: http://sullivan-painresearch.mcgill.ca/pdf/pcs/PCSManual_English.pdf.
2) Nishigami T, et al : Development and psychometric properties of knee-specific body-perception questionnaire in people with knee osteoarthritis : The Fremantle Knee Awareness Questionnaire. PLoS One, 12(6) : e0179225, 2017.
3) 田中　創, ほか：変形性膝関節症保存例の能力障害の改善に影響する因子の検討〜痛み関連因子の経時的変化に着目して〜. 第10回日本運動器疼痛学会, 2017.
4) 入谷　誠：ランニングと下肢運動連鎖. 臨床スポーツ医学, 30(3) : 211-213, 2013.
5) Arendt-Nielsen L, et al : Altered Central Sensitization and Pain Modulation in the CNS in Chronic Joint Pain. Curr Osteoporos Rep, 13(4) : 225-234, 2015.

Ⅳ 機能障害別ケーススタディ
A 局所を中心とした評価と理学療法

2 膝関節の可動性障害

Abstract
- 膝関節屈曲制限に伴うしゃがみ込みや正座の動作制限および疼痛が生じている症例を担当した。膝関節屈曲制限を評価するポイントは，膝蓋大腿（PF）関節，大腿脛骨（FT）関節の可動性をそれぞれ評価し，可動域制限の要因となる組織の部位と各関節の運動方向を特定することである。
- PF関節の可動域制限は，大腿直筋，膝蓋上嚢の柔軟性低下により膝蓋骨の下方移動が制限され，膝蓋下脂肪体の柔軟性低下により膝蓋骨の上方移動が制限されていた。大腿筋膜張筋の柔軟性低下に伴う腸脛靱帯，外側膝蓋支帯の過緊張により膝蓋骨の内方移動が制限されていた。
- FT関節の可動域制限は，外側ハムストリングスと腸脛靱帯の柔軟性低下に伴い外側FT関節の前方移動が制限され，腓腹筋内側頭の過緊張により内側FT関節の後方移動が制限されることで下腿の内旋運動が制限されていた。
- 各関節の可動性低下の制限因子に対し理学療法を展開した結果，膝関節屈曲可動域が改善し，しゃがみ込み動作と正座が可能となった。膝関節の可動性障害に対する理学療法は，各関節の可動性の詳細な評価に基づき，制限となる組織を特定し，アプローチすることが肝要となる。

PF：
patellofemoral

FT：
femorotibial

症例紹介

▶基本情報

年齢：60歳代　性別：女性　趣味：散歩，書道，謡曲

▶医学的情報

診断名：左膝内側半月板損傷

▶現病歴

病歴は，山を歩いて転倒し，左脛骨粗面の外側部を強打。1カ月半後から床からの立ち上がり動作で膝関節に疼痛が生じ始め，その1週間後よりゴミ捨ての際に膝折れと左膝に刺すような激痛が出現する。1カ月間は自宅で様子観察を行うが，症状が改善しないため理学療法開始となる。職業は，主婦で畑仕事を行うことが多い。

主訴：膝関節内側前方部・膝窩部痛，膝関節内側前方部の引っかかり感
Demand：散歩や畑仕事をしたい。畑仕事での疼痛の改善。正座がしたい。

初期評価

NRS：
numeric rating scale

ROM：
range of motion

疼痛は，NRSにて評価した。安静時痛と夜間時痛はなかった。歩行時に膝関節内側前方部，膝窩部（NRS：2〜3/10）。しゃがみ込み時に膝関節内側前方部，膝窩部（NRS：4/10）。McMurray testは，膝関節45°屈曲位でクリック音（**Memo**参照），疼痛あり。膝蓋跳動は陽性。他動的なROM（Rt/Lt）：膝関節屈曲＝160°/145°。自動的なROM（Rt/Lt）：脛骨外旋＝34°/32°，脛骨内旋＝

膝関節の可動性障害

> **Memo**
>
> **クリック音**
>
> 膝半月板損傷の際に，断裂部分がこすれあって関節内で生じる音のことをいう。

42°/36°。脛骨内旋運動時の左膝窩筋，内側ハムストリングスの脛骨内旋機能に低下あり。左膝蓋骨滑動性評価は上方，下方，内方移動に制限あり。筋・軟部組織の緊張は，左大腿直筋，左大腿筋膜張筋，左腸脛靱帯，左腓腹筋内側頭の過緊張があり，左膝蓋骨周囲の軟部組織の柔軟性は，膝蓋下脂肪体，膝蓋上嚢の柔軟性低下，外側膝蓋支帯に過緊張が確認された。左FT関節の可動性は，大腿骨に対する脛骨の運動として，内側FT関節が後方に制限があり，外側FT関節が前方に制限があった。左膝関節屈曲時の脛骨回旋運動は，膝関節屈曲に伴い脛骨の外旋運動が生じていた。

しゃがみ込み動作は，前額面において左大腿の外転・外旋，左脛骨の過外旋にて左膝関節は内反し，矢状面では膝関節の屈曲が制限されていた（図1）。正座は，膝関節可動域制限と膝関節屈曲時の疼痛により不可能であった。

評価の解釈

症例は，膝関節屈曲制限に伴うしゃがみ込み動作の制限および疼痛が生じていた。膝関節屈曲制限に伴い，畑仕事でしゃがみ込みが困難となり，書道の際に正座ができず，社会参加レベルにおいても制限が生じている状態であった。膝関節の受傷から疼痛が出現し始めて，2カ月半以上経過しており，安静時痛や夜間時痛はないため急性期の炎症の可能性は低く，また，重篤な疾患が疑われる病態（例えば，骨折や骨壊死など）による荷重や歩行時の激痛などの症状の訴えはないため，理学療法が適応であると判断した。主に，膝関節の屈曲制限により動作制限を生じていたため，膝関節屈曲可動域制限の要因について，評価の解釈を展開していく。

▶しゃがみ込み動作の膝関節屈曲制限の解釈（図2）

症例は，PF関節とFT関節の可動性低下により，膝関節屈曲制限が生じていると推察し，以下にその過程の詳細を述べる。

図1　しゃがみ込み動作（初期評価時）

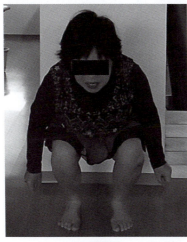
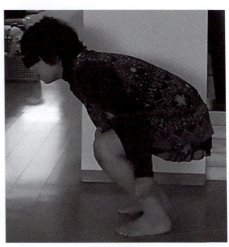

a　前額面　　　　　　　　　　b　矢状面

図2 しゃがみ込み動作の膝関節屈曲制限の解釈

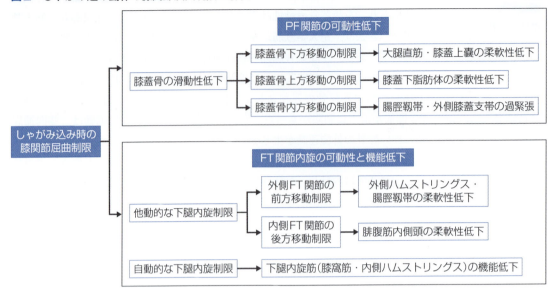

● PF関節の可動性

　膝蓋骨の下方移動の制限は，大腿直筋，膝蓋上囊の柔軟性低下が要因と考えられ，膝蓋骨の上方移動の制限は，膝蓋下脂肪体の柔軟性低下によるものと推察した。また，膝蓋骨の内方移動が制限されており，大腿筋膜張筋の伸張性低下に伴う腸脛靱帯，外側膝蓋支帯の過緊張が要因と推察した。

● FT関節の可動性

　脛骨の内旋制限は，外側ハムストリングスと腸脛靱帯の柔軟性低下に伴い外側FT関節の前方移動が制限され，腓腹筋内側頭の過緊張により内側FT関節の後方移動が制限されていると推察した。そのため，他動運動による脛骨内旋運動が低下し，膝関節屈曲時に脛骨内旋運動が消失し，脛骨外旋運動が生じていると推察した。脛骨内旋の自動運動では，他動運動の影響に加えて脛骨内旋に働く筋（膝窩筋，内側ハムストリングス）による脛骨内旋機能が低下していた。

▶ 膝関節屈曲制限に伴う疼痛に関する解釈

　症例は，歩行時やしゃがみ込み時に膝関節内側前方部，膝窩部に疼痛が生じていた。安静時や夜間時に疼痛はないため急性期の疼痛ではなく，動作時に疼痛が生じており，疼痛は関節の可動性制限が起因していると考えられる。以下に，各疼痛部位における関節の可動性制限が疼痛に及ぼす影響についての解釈について述べる。

● 膝窩部痛

　自動および他動運動における脛骨内旋運動が低下し，膝関節運動に伴い大腿骨に対して脛骨が相対的に過外旋位となり，膝窩筋が伸張位となることで伸張痛が生じていると考えられた。

●膝関節内側前方部痛

左膝蓋骨周囲の軟部組織の柔軟性は，大腿直筋，膝蓋下脂肪体，膝蓋上嚢に柔軟性低下，外側膝蓋支帯に過緊張が確認され，PF関節の滑走不全により膝関節屈曲時に膝蓋下脂肪体の十分な柔軟性を獲得できず，疼痛の感度が高い膝蓋下脂肪体に疼痛[1]が出現したと考えられた（Memo参照）。

> **Memo　膝蓋下脂肪体の疼痛**
> 膝関節周囲の組織の疼痛は，膝蓋下脂肪体が最も疼痛を強く感じる組織であり，次いで，前十字靱帯の付着部，膝蓋上嚢である[1]。膝蓋下脂肪体は，疼痛を強く感じる部位であり，膝半月板損傷後の関節鏡術後では，手術侵襲による膝蓋下脂肪体の柔軟性低下が生じ，動作時に膝蓋下脂肪体の疼痛を生じる例を多く経験する。

理学療法

前述の評価結果の解釈より，膝関節屈曲の可動域制限に関する機能的な問題点に対して，以下の理学療法を実施した。

- 膝蓋上嚢の柔軟性改善（**図3**）
- 膝蓋下脂肪体の柔軟性改善（**図4**）
- 大腿直筋のダイレクトストレッチ（次ページの**Clinical Hint**参照）（**図5**）
- 大腿直筋の短縮に対するストレッチ（**図6**）
- 大腿筋膜張筋のダイレクトストレッチ（**図7**）
- 腸脛靱帯の柔軟性改善（**図8**）

図3　膝蓋上嚢の柔軟性改善アプローチ

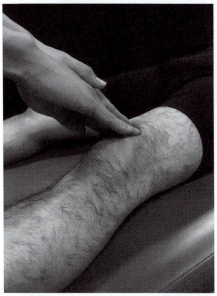

膝蓋骨上部の膝蓋上嚢を触診し，柔軟性が低下している部分を評価しながら徒手的に柔軟性改善を促していく。

- 外側ハムストリングスのダイレクトストレッチ(図9)
- 内側ハムストリングスの収縮練習(図10)
- 脛骨内旋運動の誘導(図11)
- 膝関節屈曲に伴う脛骨内旋運動の誘導(図12)

図4 膝蓋下脂肪体の柔軟性改善アプローチ

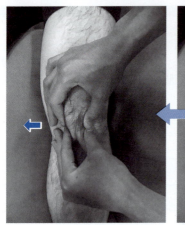
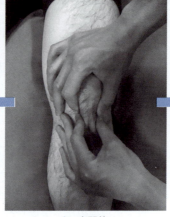
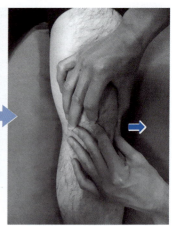

a 外側方向　　　　　　　　b 中間位　　　　　　　　c 内側方向

膝蓋骨下部に位置する膝蓋下脂肪体を両側から把持し，外側および内側方向へと柔軟性改善を促す。

図5 大腿直筋のダイレクトストレッチ

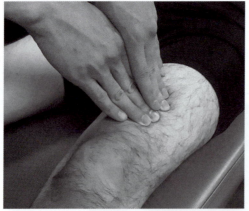

大腿直筋の走行に合わせて，大腿直筋の近位側と遠位側を触診し，筋の柔軟性が低下している部分に対してダイレクトストレッチを行う。

Clinical Hint

ダイレクトストレッチ

　ダイレクトストレッチとは，筋や軟部組織を徒手的に直接触れ，ストレッチを行う方法である。例えば，大腿直筋の遠位側に比べて近位側が，部分的に伸張性が低下している場合，膝関節を屈曲させて大腿直筋を伸張させると，伸張されやすい大腿直筋の遠位側は伸張され，最も伸張性を改善したい大腿直筋の近位側は伸張されない例がある。そのため，同じ筋や軟部組織であっても，どの部位に伸張性が低下しているかを明確にし，ダイレクトストレッチを行うことで，関節運動を制限する部位を特定してアプローチすることができる。

膝関節の可動性障害

図6　大腿直筋の短縮に対するストレッチ

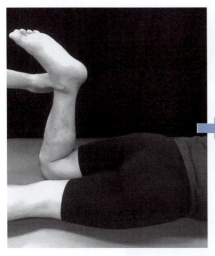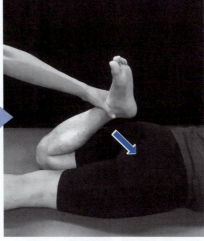

腹臥位にて足関節背面を把持し，踵を殿部に近づけるようにストレッチを行う。最終域にて，30秒ほど保持したり，膝関節伸展方向に軽く力を加え脱力するなどのホールドアンドリラックスを利用したりすることで，筋の短縮を改善していく。大腿直筋の短縮が認められる場合は骨盤前傾運動がみられることがあり，腹部と骨盤の間に枕などを置くことで骨盤前傾を防ぐことができる。

図7　大腿筋膜張筋のダイレクトストレッチ

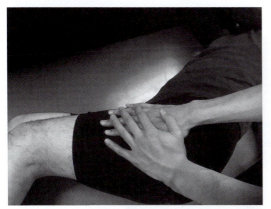

側臥位にて，上前腸骨棘の下方に位置する大腿筋膜張筋に対して側方からダイレクトストレッチを行う。

図8　腸脛靱帯の柔軟性改善

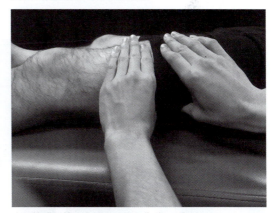

大腿筋膜張筋から連なる腸脛靱帯のダイレクトストレッチを行う。外側ハムストリングスと腸脛靱帯の間に，親指をかけ腸脛靱帯を側方から把持し，前後方向に滑走させるように柔軟性改善を促す。大腿筋膜張筋の伸張性改善後に，腸脛靱帯の柔軟性改善を促すと，より腸脛靱帯の柔軟性の改善が獲得されやすくなる。

図9　外側ハムストリングスのダイレクトストレッチ

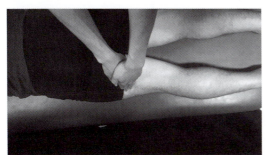

外側ハムストリングスの走行に合わせて，外側ハムストリングスの近位側と遠位側を触診し，筋の伸張性が低下している部分に対してダイレクトストレッチを行う。

図10　内側ハムストリングスの収縮練習

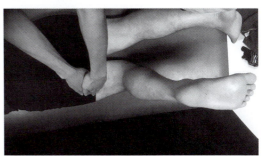

膝関節屈曲時に，徒手的に外側ハムストリングスの収縮が生じないように抑制を図りながら，内側ハムストリングスの収縮を促す。膝関節屈曲運動時に，外側ハムストリングスが優位に働かないようにすることで，膝関節屈曲に伴う脛骨内旋運動を促すことができる。

図11　脛骨内旋運動の誘導

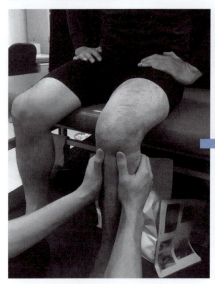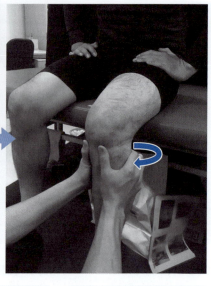

端座位にて足底を床から浮かした状態で，膝関節屈曲90°の位置で大腿四頭筋やハムストリングスの過緊張が入らないように注意し，脛骨内旋運動の誘導を行う。

図12　膝関節屈曲に伴う脛骨内旋運動の誘導

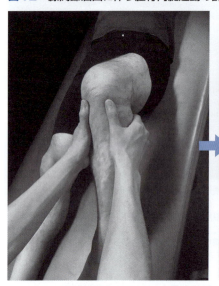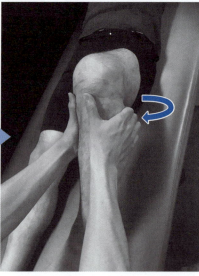

脛骨を両手で把持し，膝関節屈曲運動時に脛骨内旋運動を促す。その際に，膝窩筋の収縮を意識しながら行う。

結果（1カ月後）

　　歩行時の疼痛は消失し，しゃがみ込み時の膝関節内側前方部の疼痛は減少し（NRS：1/10），膝窩部の疼痛は消失した。McMurray testは，クリック音はあるが疼痛は消失した。他動的なROM（Rt/Lt）：膝関節屈曲＝160°/160°。自動的なROM（Rt/Lt）：脛骨外旋＝41°/39°，脛骨内旋＝41°/41°。脛骨内旋運動時の内側ハムストリングスと膝窩筋の筋機能が改善した。左膝蓋骨滑動性評価は上方に軽度制限があるが初期時に比べて改善がみられ，下方，内方移動は制限が消失した。筋・軟部組織の緊張は，左大腿直筋，左大腿筋膜張筋，左腸脛靱帯，左腓腹筋内側頭の過緊張が緩和し，左膝蓋骨周囲の軟部組織の柔軟性は，

膝蓋上嚢の柔軟性が改善し，外側膝蓋支帯の過緊張は緩和したが，膝蓋下脂肪体内側部に軽度柔軟性低下が残存した。左FT関節の可動性は，内側FT関節と外側FT関節の可動域制限が消失した。左膝関節屈曲時の脛骨回旋運動は，膝関節屈曲に伴う脛骨の内旋運動が出現するようになった。

　しゃがみ込み動作は，大腿の外旋および脛骨の過外旋が軽減し，膝関節屈曲時の脛骨の内旋運動がみられるようになり，膝関節屈曲可動域改善に伴い，しゃがみ込み姿勢が可能となった(図13)。初期評価時には膝関節屈曲制限と疼痛のため不可能であった正座が，可能となった(図14)。

図13　しゃがみ込み動作（初期評価時と1カ月後）

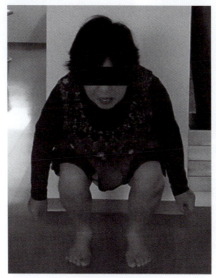

a　前額面(初期評価時)

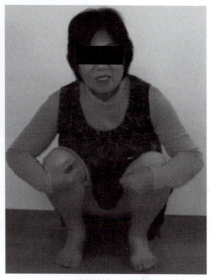

b　前額面(1カ月後)

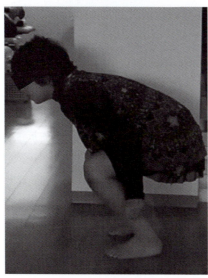

c　矢状面(初期評価時)

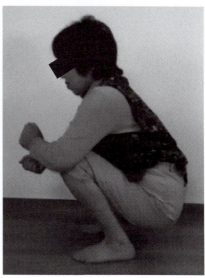

d　矢状面(1カ月後)

図14 正座（1カ月後）

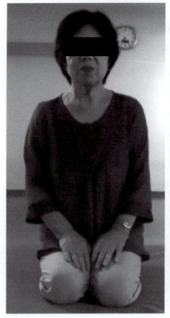
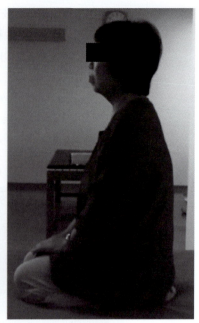

a 前額面 　　　　　　　　　b 矢状面

理学療法の結果の解釈

　症例は，膝関節屈曲制限により，しゃがみ込みや正座に至る動作ができず，社会参加レベルにおいても制限が生じていたため，膝関節の屈曲可動域改善のためのアプローチを中心に実施した。理学療法介入開始から1カ月後に膝関節屈曲制限は改善し，しゃがみ込み動作と正座が可能になった。以下に，膝関節の屈曲制限をPF関節とFT関節の可動性のそれぞれの因子について，理学療法の結果の解釈を述べる。

▶PF関節の可動性

　大腿直筋，膝蓋上囊，膝蓋下脂肪体の柔軟性改善に伴い，膝蓋骨の上下方向の移動制限が初期評価時よりも改善したが，膝蓋下脂肪体の内側部に軽度の柔軟性低下が残存しているため，膝蓋骨の上方移動が軽度制限されていると考えられた。しゃがみ込み動作は可能となったが，NRSで1/10と軽度の疼痛が膝関節内側部に生じており，膝蓋下脂肪体の内側部の軽度柔軟性低下が疼痛に関連していると考えられた。また，大腿筋膜張筋の柔軟性改善ならびに腸脛靱帯からつながる外側膝蓋支帯[2]の過緊張が緩和することで，膝蓋骨の内方移動の制限が改善した。

▶FT関節の可動性

　他動運動においては，外側ハムストリングス，腸脛靱帯の柔軟性が改善することで外側FT関節の前方移動制限，腓腹筋内側頭の柔軟性改善による内側FT関節の後方移動制限が改善することで，脛骨内旋方向の可動性が改善した

と考えられる。自動運動では，他動運動の可動性改善に加えて，脛骨内旋に作用する膝窩筋，内側ハムストリングスの筋機能改善によって脛骨内旋機能が改善したと考えられる。

まとめ

　膝関節可動域制限によりしゃがみ込み動作が困難となり，正座が不可能となった症例について述べた。症例は，PF関節，FT関節の可動性低下により，膝関節屈曲制限を生じていたため，各関節の可動性低下の制限因子を特定し，理学療法を展開した。理学療法開始1カ月後，膝関節屈曲可動域が改善し，しゃがみ込み動作と正座が可能となった。

　膝関節の可動性障害に対する理学療法は，各関節の可動性の詳細な評価に基づき，制限となる組織を特定し，アプローチすることが重要となる。

文献

1) Dye SF, et al：Conscious neurosensory mapping of the internal structures of the human knee without intraarticular anesthesia. Am J Sports Med, 26(6): 773-777, 1998.
2) 林　典雄：運動療法のための機能解剖学的触診技術 下肢・体幹，改訂第2版（青木隆明 監修），p180-226, メジカルビュー社, 2014.

IV 機能障害別ケーススタディ　A 局所を中心とした評価と理学療法

3 膝関節の不安定性

Abstract
- 膝関節前方不安定性を認める変形性膝関節症患者の異常な歩行動態として立脚期の膝関節屈伸運動と膝関節伸展モーメントの低下を認めた。
- 本症例の問題点を膝関節前方不安定性の観点から膝関節伸展モーメントの低下に起因する膝関節外反モーメントの一峰化に着目した。
- 膝関節伸展モーメントの低下は，股関節，膝関節の内外旋運動の低下に伴う膝関節屈伸運動低下と体幹前屈による代償が関与していると推測し，理学療法を行った。
- 正常な膝関節屈伸運動を促通するとともに，体幹直立化による代償軽減を図った結果，膝関節外反モーメントが一峰化から二峰化となり，メカニカルストレスの軽減につながったと考える。

症例紹介

膝OA：
knee osteoarthritis

MM：
medial meniscus

BMI：
body mass index

FTA：
femorotibial angle

ACL：
anterior cruciate ligament

▶基礎情報
年齢：67歳　性別：女性

▶医学的情報
診断名：右変形性膝関節症（膝OA）
既往歴：右膝関節内側半月板（MM）部分切除術（4年前）
身長：150 cm　体重：60 kg　BMI：26.7（正常値：18.5～25.0）
主訴：長時間（10分以上）の歩行で右膝関節の内側部に疼痛が出現する。

●画像情報（図1）
　左端のRosenberg撮影にてKellgren-Lawrence分類grade Ⅳの膝OA像を認める。大腿脛骨角（FTA）は180°（正常値：177°）である。MRIではMM切除後であること，前十字靱帯（ACL）の存在が確認できる。

●現病歴
　4年前，右膝関節はOA（grade Ⅲ）の診断を受けていたが，主症状が右膝MMの刺激症状であったことから部分切除術が施行された。術後，膝関節不安定感や歩行時痛は認めず，術後3カ月で半月板刺激症状も消失し，独歩自立，膝関節の可動性もほぼ正常可動域まで改善していた。しかし，その後2年経過し，長距離や長時間を歩くと右膝関節の内側に疼痛が出現するようになった。当科受診の結果，今度は膝OA（grade Ⅳ）の診断を受け，湿布などの外用や非ステロイド性抗炎症薬での保存加療が開始となった。しかし，活動性や膝機能が徐々に低下し，理学療法が開始となった。

膝関節の不安定性

図1 症例画像

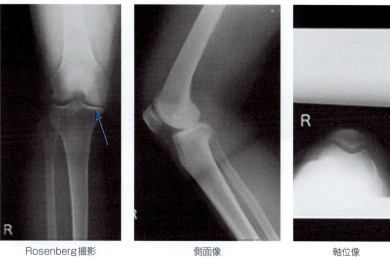

Rosenberg撮影　　　側面像　　　軸位像
a 単純X線画像

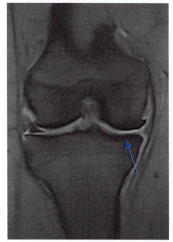
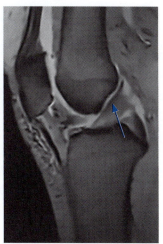

冠状断像　　　矢状断像
b MRI

理学療法評価の流れおよび解釈

▶視診・触診
軽度の内反変形を認める。下腿はやや外旋位である。

▶疼痛
短時間の歩行では膝関節痛は生じないが，10分程度の歩行で右膝関節内側部に疼痛が出現し，休息により軽減する。

▶関節可動域(図2)
● 膝関節：-10°/145°(伸展/屈曲)

図2 理学療法実施前の膝関節伸展可動域

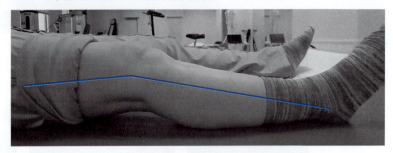

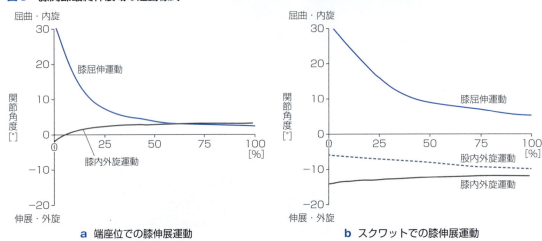

図3 膝関節最終伸展域の運動様式

a 端座位での膝伸展運動　　b スクワットでの膝伸展運動

● 膝関節最終伸展域の運動

端座位での膝関節伸展運動（非荷重時）では最終伸展に伴い，内旋方向（逆 screw home movement）の運動が生じている。スクワットでの膝関節伸展運動（荷重時）では股関節が外旋方向，膝関節は内旋方向に運動が生じており（逆 screw home movement），端座位での膝関節伸展運動よりも完全伸展が行えていない（図3）。

● その他の関節可動域

体幹，股関節，足関節に関しては日本整形外科学会が提唱する参考可動域と比べて大きな制限は認めない。

▶筋力

● MMT

上述した関節において，MMT4以上有り。また，ミュータス（アニマ株式会社）で測定した体重支持指数（WBI）は股関節伸筋が右0.17，左0.17（健患比100％），股関節外転筋が右0.18，左0.17（健患比106％），股関節内転筋が右0.16，左0.16（健患比100％），膝関節屈筋が右0.23，左0.24（健患比96％），膝関節伸筋が右0.42，左0.45（健患比93％）であった（歩行に必要な膝関節伸展WBI：0.45以上）。

MMT：
manual muscle testing

WBI：
weight bearing index

▶関節不安定性の評価
- Lachman test：左右差あり，健側に比べると軽度の不安定性を認める。
- McMurray test：陰性である。
- 内反ストレステスト：左右差を認めない。
- 外反ストレステスト：左右差を認めない。

▶歩行
●歩行状態
- 屋内，屋外ともに独歩自立している。ステッキなどは使用されていない。
- スピードは1.25(m/s)である。

●歩行評価
VICON（図4）で測定した症例の歩行データを図5〜7に示す。膝関節前方不安定性を示す者の特徴的所見である立脚初期の膝関節屈伸と内外旋の異常運動が確認できる。

図4 VICONによる計測風景

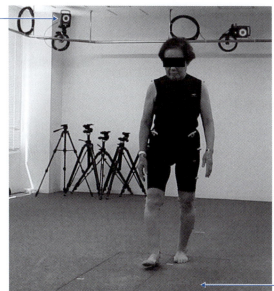

図5 矢状面上の歩行動態

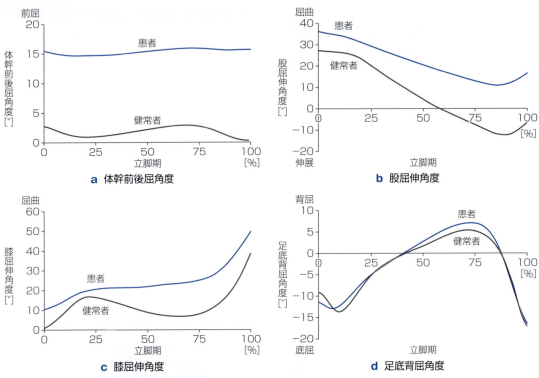

a 体幹前後屈角度
b 股屈伸角度
c 膝屈伸角度
d 足底背屈角度

体幹は常時前屈位である。立脚初期の膝屈曲角度変化が小さく，立脚初期以降に膝伸展運動が生じていない。また，股伸展角度変化も小さい。

図6 前額面上の歩行動態

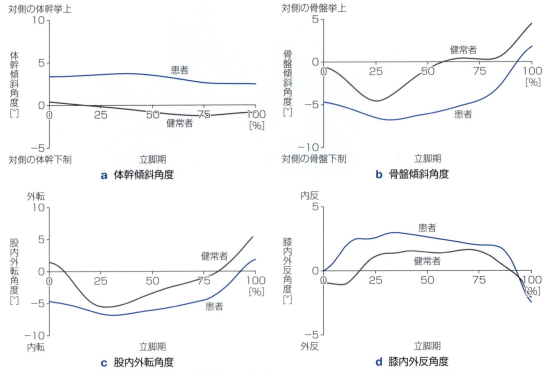

a 体幹傾斜角度
b 骨盤傾斜角度
c 股内外転角度
d 膝内外反角度

対側の骨盤は下制し，股内転位で変化が小さい。lateral thrustは3°程度である。

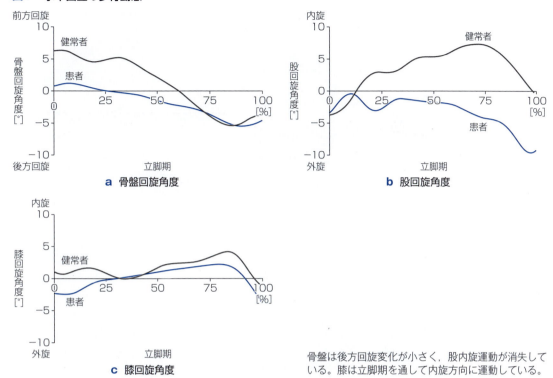

図7 水平面上の歩行動態
a 骨盤回旋角度
b 股回旋角度
c 膝回旋角度

骨盤は後方回旋変化が小さく，股内旋運動が消失している。膝は立脚期を通して内旋方向に運動している。

▶骨盤の前後傾運動の質的評価

骨盤後傾運動では上部体幹の屈曲で代償している（図8b）。骨盤前傾運動では上部体幹の伸展で代償する（図8c）場合と，股関節の伸展で代償する（図8d）場合がある。

▶統合と解釈

症例はACLが残存しているが，MM部分切除術の既往がある。「Ⅲ章-A-3 膝関節不安定性」の項（p80～）で述べたようにMMは膝関節前方方向の二次的制動組織であるため，本症例においてもLachman testで膝関節前方不安定性を認めた。したがって，ACL不全膝の歩行の特徴的所見である立脚期の膝関節屈伸運動と膝関節伸展モーメントの低下が確認された（図9）。また，症例は膝関節の内反ピーク角度までの変化量が3°であり，膝関節最大外反モーメントも高く，これが長時間の歩行における膝関節内側痛に関連する要因の一つと推測される。しかし，本症例では膝関節前方不安定性の観点から，膝関節伸展モーメント低下に起因する膝関節外反モーメントの一峰化をバイオメカニクス的な問題点とした。

関節モーメントは「レバーアーム×力」で表すことができ，膝関節外反モーメントを二峰化にするには床反力鉛直成分を低下させる必要がある。大腿四頭筋，特に広筋群は立脚初期から中期にかけて活動し，床反力鉛直成分を低下させるのに役立つといわれているが，症例では膝関節伸展モーメントが低下していた。

図8 骨盤の前後傾運動

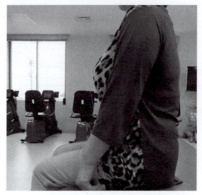
a 通常

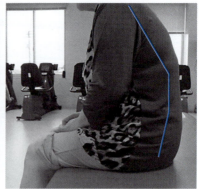
b 骨盤後傾運動

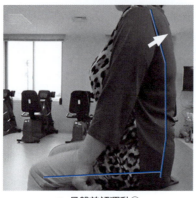
c 骨盤前傾運動①

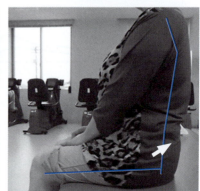
d 骨盤前傾運動②

図9 立脚期の膝関節モーメント

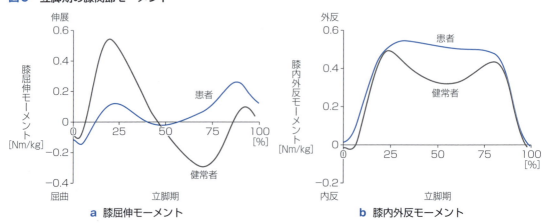

a 膝屈伸モーメント

b 膝内外反モーメント

立脚初期に膝関節伸展モーメントは低下している。膝関節外反モーメントは一峰化を呈している。なお，関節モーメントはすべて内部モーメントで示している。

　立脚期における膝関節伸展モーメントの低下は重心の上方運動を減少させ，負の重心加速度の発生を阻害し，床反力鉛直成分が低下しなかった要因となったと推測した。加えて，膝関節伸展可動域制限は重心の上方運動を減少させることから，床反力鉛直成分が低下しなかったもう一つの要因となったと推測した。
　また，膝関節伸展モーメントが低下した要因を，①立脚初期の膝関節屈伸運

動の低下（股関節，膝関節の内外旋運動の異常）と②体幹前屈による代償（膝関節のレバーアームの減少に作用）と考えた．したがって，まず膝関節伸展可動域の拡大を図ることで歩行時の膝関節伸展運動の量的要因を改善させ，骨盤前傾運動を促通することで歩行時の股関節外旋運動の抑制と膝関節の内外旋運動の改善を行い，そのうえで歩行時の膝関節伸展運動の質的な要因の改善を図る必要があると考えた．さらに，骨盤前傾運動の促通により歩行時に体幹を直立化させることで代償の軽減を図り，膝関節伸展モーメントの増加を図る必要があると考えた．

> **Memo** 床反力鉛直成分と重心加速度の関係
>
> 人は歩行において，床反力鉛直成分（F）と重心の鉛直方向の加速度（g）が作用する．この合力が重心加速度 a を生み出すので，体重 M の被検者において，$F-Mg=Ma$ が成り立つ．この式から F を求めると $F=Mg+Ma$ となり，M と g は不変であることから床反力鉛直成分は重心加速度の影響を受けることがわかる．重心加速度が負になるのは，①重心が下方に加速する場合と②上方に動いている重心が減速する場合であり，重心加速度が正になるのはその逆である．

> **Clinical Hint** 膝関節伸展モーメント低下に関与する因子
>
> 関節モーメントはレバーアームの影響を受ける．体幹前屈や骨盤前傾は上半身の質量中心が前方に移動するため膝関節のレバーアームが短くなり，膝関節伸展モーメントを低下させる要因となる．したがって，膝関節伸展モーメントを増加させるには，体幹前屈を軽減させる必要がある．

理学療法の内容と結果

▶理学療法

●質的な膝関節運動の改善

山田の報告[1]を参考に，大腿骨と脛骨のアライメントを修正しながら伸展可動域の拡大を図った．さらに，半膜様筋，薄筋，縫工筋に対するリリースを行うことで，非荷重位での正常な screw home movement を促通した．

●荷重位の膝関節運動の改善（他関節運動に対する介入）

石井[2]は，荷重時に正常な膝関節運動が生じるには上半身重心が股関節の直上に配列されるように注意する必要があると述べている．症例は体幹が常時前屈位であったため，上述した肢位は困難であった．したがって，端座位において骨盤前傾運動を実施し，体幹前屈位の軽減を図り，正常な膝関節運動を促通した．

さらに，骨盤前傾運動は骨盤後傾に伴う大腿骨外旋運動を抑制し，荷重位での正常な screw home movement を促通するとともに，体幹前屈の軽減によって膝関節伸展モーメントの増加を促通した．

▶理学療法の結果

- 膝関節可動域：−5°／145°（伸展／屈曲）（図10）

- 歩行

　立脚期の体幹前屈は軽減し，膝関節の屈伸運動は特に伸展方向の運動が改善した。また，膝関節伸展モーメントは増加し，膝関節外反モーメントは二峰化に改善した（図11）。

図10　理学療法実施後の膝関節伸展可動域

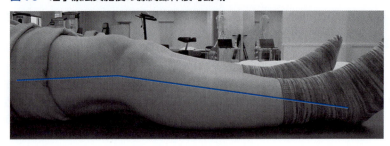

図11　理学療法実施後の歩行データ

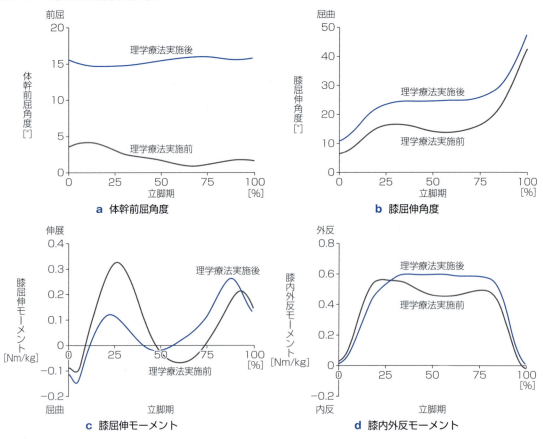

a　体幹前屈角度
b　膝屈伸角度
c　膝屈伸モーメント
d　膝内外反モーメント

まとめ

　膝関節前方不安定性は歩行動態を変化させ，二次的な膝関節損傷の発生や膝関節痛などの機能障害に関与している。症例は軽度の膝関節前方不安性を有するgrade Ⅳの膝OAであり，理学療法で手術を回避することは不可能であると考える。しかし，理学療法を受けにきている以上，われわれは理学療法の専門的知識，技術を駆使し，症例に対してできうる最善の理学療法を提供したいと考える。そのために，本項で述べたバイオメカニクスの観点，特に膝関節運動を質的に確認することや，動作メカニズムから症状との関係を推測する必要があり，そこから改善が期待できるポイントを見出すことが重要である。

文献
1) 山田英司：変形性膝関節症に対する保存的治療戦略. 第1版, p2-40, 三輪書店, 2012.
2) 石井慎一郎：膝のゆるみと回旋：screw home movementを中心に. 膝の動きを診る：正常な動きと異常な動き, Sportsmedicine, 142：6-14, 2012.

Ⅳ 機能障害別ケーススタディ　A 局所を中心とした評価と理学療法

4 膝関節の筋機能不全

Abstract

- 本症例に対する評価のポイントは，得られた情報を統合し，機能診断に基づくトリアージを行った点である．その後，それに関連する運動機能障害に対する評価を行った．特に，疼痛誘発に起因している動作を局所から全身へと仮説を立てて鑑別評価し，それがどのように関連しているのかを検証した．

- 本症例の機能障害は，膝内側痛が主症状であることに対し，歩行動作では膝内側荷重を逃避しようと外側支持機構へ依存し，lateral thrustを制動しようと薄筋・縫工筋，腓腹筋，腓骨筋，膝関節伸筋群の過使用により，運動協調性の低下が生じていると考えられた．これによって，空間上での大腿と下腿の安定性は低下し，偏った筋群のみの過使用によって二次的な筋機能不全を招いていると推測した．

- 本症例に対する理学療法として，術後は即時的な治療効果だけでなく，長期的に膝関節への力学的負荷の軽減を目的とし，筋機能を正常へ導くようにマネジメントしながら適切な動作パターンの再学習を行い，継続的な理学療法を展開していく必要があると考える．

症例紹介

▶基礎情報

年齢：64歳　性別：女性　趣味：犬の散歩

▶医学的情報（図1）

膝OA：
knee osteoarthritis

BMI：
body mass index

診断名：右内側型変形性膝関節症（膝OA），右膝内側半月板損傷
既往歴：Kellgren-Lawrence分類のgradeⅡ
身長：147 cm　体重：54.7 kg　BMI：25.3

▶現病歴

　某年2月頃から，ホームセンターの販売業の仕事が忙しくなり右膝の腫脹が出現し，その後，数カ月で右膝内側痛が増悪し，夜間時痛や跛行を呈するようになった．痛みがあるものの，仕事後に犬の散歩を毎日続けていた．そして，3月下旬に当院外来受診し，右内側型変形性膝関節症（膝OA），右膝内側半月板損傷と診断され，症状が軽減せず6月上旬に関節鏡手術目的で入院となった．

理学療法評価の流れと解釈

VAS：
visual analogue scale

　疼痛は30分以上の立位や歩行動作時，階段昇降時に膝内側痛が生じ，程度はVASで68 mmであった．入院前より仕事は休職しており，安静時痛・夜間時痛は生じていなかった．圧痛は膝関節内側裂隙に認め，McMurray test，膝過伸展テスト，膝蓋跳動は陽性であった．以上のことから，医学的情報も踏まえ膝内側痛の原因として，膝関節構成体の退行変性や半月板損傷などの構造障

図1 画像所見

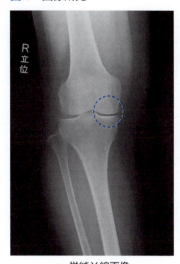

a 単純X線画像
Kellgren-Lawrence分類でgrade Ⅱ，膝内側関節裂隙の減少を認めた。

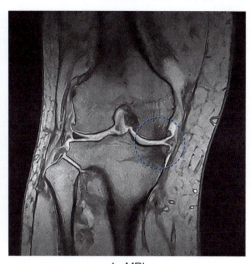

b MRI
内側半月板の中後節に横断裂，meniscal extrusion，関節水腫と大腿骨内側顆および，脛骨内側顆部の荷重面にやや輝度変化を認めた。

害由来によるものが推測された。

次に，上記の原因によって二次的に生じた運動機能障害の評価を行った。動的評価では，スクワット動作と20 cm踏み台の階段昇降動作にて膝内側痛，患側での片脚立位動作では体幹を右側へ側屈させ膝内側荷重を避ける逃避動作が認められた。また，動作中は大腿外旋に伴う膝関節の内反が観察された。

圧痛は鵞足部，腸脛靱帯，外側広筋，大腿直筋，大腿筋膜張筋，縫工筋，薄筋，腓腹筋，腓骨筋に認めた。筋の過緊張は大腿直筋，大腿筋膜張筋，外側広筋，縫工筋，腓腹筋，ハムストリングスで認め，柔軟性・滑走性の低下が認められた。

筋の長さテストでは，Thomas testおよびOber test，縫工筋，薄筋，腓腹筋の鑑別テストで陽性を示し，伸張性の低下が認められた。関節可動域は，股関節伸展・内転・外転・内旋，膝関節屈曲・伸展，足関節背屈に制限を認めた。筋力は股関節伸展，外転筋のわずかな低下（MMT4）を認めた。

歩行動作時の意識として，「膝の内側に体重をかけると痛いからかばってしまう」と訴え，歩行分析にて前額面より初期接地（IC）で体幹は左側屈し，荷重応答期（LR）から立脚中期（MSt）で骨盤の側方移動に伴う股関節内転が減少し，大腿外旋・下腿過外旋によりlateral thrustを認めた。また，矢状面よりICからMStにかけて膝軽度屈曲位で膝関節の角度変化量は減少していた（図2）。さらに歩行動作時の表面筋電図（EMG）波形より，内側広筋と大腿直筋，大腿筋膜張筋はIC時に相対的な筋活動量が高く，一度LRにかけて減少し，MStで再度増加を認めた（図3）。

以上のことより，本症例は構造障害による疼痛が主症状であることに対し，膝内側荷重を逃避した運動パターンにより，LRからMStで股関節内転角度が減少し，股関節屈曲・外転・外旋位，下腿過外旋・軽度外側傾斜からlateral

MMT： manual muscle testing
IC： initial contact
LR： loading response
MSt： mid stance
EMG： surface electromyogram

図2 術前の歩行動作（立脚相）

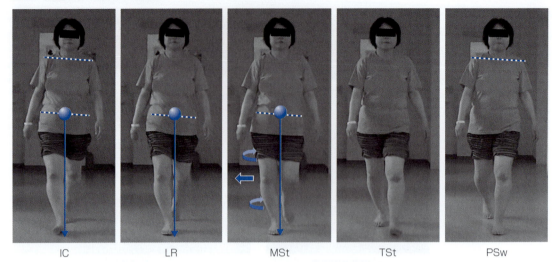

ICで体幹は左側屈，LRからMStで体幹は左側屈したまま骨盤の右側方移動に伴う右股関節内転が減少し，大腿外旋・下腿過外旋によりlateral thrustを認めた．また，TStでの右股関節伸展の減少を認め，PSwから徐々に体幹の左側屈を認めた（青丸は身体重心位置，下向きの青矢印は床面への身体重心線を示す）．

図3 歩行時のEMG波形

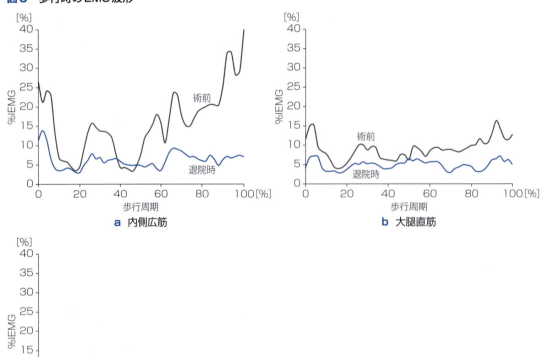

術前の歩行動作では内側広筋，大腿直筋，大腿筋膜張筋はIC時に相対的な筋活動量が高く，一度LRにかけて減少し，MStで再度増加を認めた．術後の歩行動作では術前と比較して，1歩行周期を通して内側広筋と大腿直筋の相対的筋活動量は減少し，ICからLRで最大値を認めた．また，大腿筋膜張筋は1歩行周期を通して一定した波形へと変化した．

thrustが生じていると考えられた。歩行動作時の筋機能として外側支持機構へ依存し，lateral thrustを制動しようと薄筋，縫工筋，腓腹筋，腓骨筋，膝関節伸筋群の過使用により，運動協調性の低下が生じていると考えられた。また，EMG波形からもこの時期での内側広筋と大腿直筋，大腿筋膜張筋の相対的な筋活動量が要求されている。この固定化された運動パターンが繰り返し続いたことで，空間上での大腿と下腿の安定性は低下し，偏った筋群のみの過使用によって筋の長さや筋緊張の適応不全へとつながり，二次的な筋機能不全を招いていると推測した（図4）。手術により，半月板損傷由来による疼痛が改善すると仮定した場合，このままの運動パターンが持続すれば，筋機能不全によって膝OAの進行および重症化が懸念される。そこで，術後は即時的な理学療法の効果だけでなく，長期的に膝関節への力学的負荷の軽減を目的とし，筋機能を正常へ導くようにマネジメントしながら継続的な理学療法を展開していく必要がある。

術後の理学療法

関節鏡手術の結果，大腿骨内側顆および脛骨内側顆部の関節軟骨は荷重面に沿って毛羽立ち摩耗していた。しかし，内側関節面で疑われたphysical risk factorである特発性骨壊死は存在しなかったことから，red flag signは否定された。内側半月板の中後節移行部の横断裂に対してのみ部分切除を行った。したがって，術後翌日より関節内の病態や炎症症状に応じて理学療法を開始した。

▶筋・筋膜に対し柔軟性・滑走性改善，筋緊張改善を目的としたアプローチ

理学療法を開始するにあたり，非収縮性組織に対しては徒手的に関節モビライゼーションや筋膜リリースなどで柔軟性や滑走性の改善を図った。また，収縮性組織に対しては，ダイレクトストレッチなどを用いて筋の過緊張の改善を図った（図5）。

図4 疼痛発現により筋機能不全に至るまでの解釈

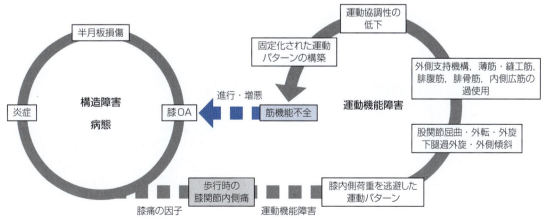

▶筋に対し伸張性改善を目的としたアプローチ

　評価で可動域制限が認められた運動方向へは，収縮性組織に対してストレッチ（図6）や，筋の走向に沿って正しい方向へ自動介助運動を反復的に行い，その後に自動運動へと段階的に導いて，制限の改善を図った（図7）。

図5　筋・筋膜に対し柔軟性・筋緊張改善を目的としたアプローチの一例

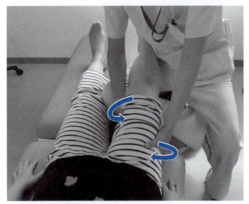
a 大腿周囲の筋・筋膜モビライゼーション

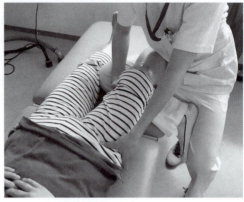
b Ⅰb抑制を利用したダイレクトストレッチ
（図は大腿筋膜張筋を示す）

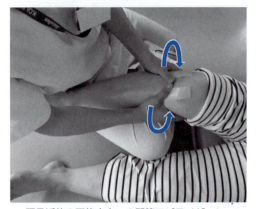
c 脛骨近位の回旋方向への関節モビライゼーション

図6　筋に対する複合的なストレッチの一例

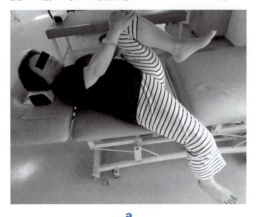
a
Thomas testによる下肢の筋の長さテストにて，股関節屈曲・内転・内旋，下腿内旋方向に牽引され，鵞足筋の長さの低下が確認される。

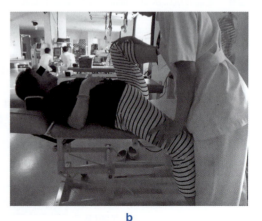
b
Thomas testを応用し，反対側は股関節，膝関節屈曲位で固定して実施する。股関節伸展・外転・外旋方向へ徒手的に伸張する。

図7 選択した筋に対し自動介助運動を用いたストレッチの一例

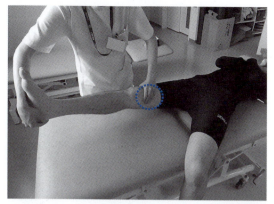
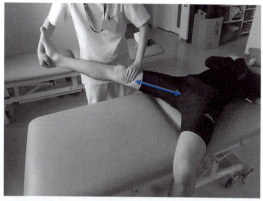

a 薄筋に対するストレッチ

反対側は外転位で固定した背臥位で実施する．自動介助運動にてセラピストが股関節外転方向へ誘導し，反復的に繰り返し徐々に伸張させながら行う．このとき，左手で筋の伸張感を確認する．

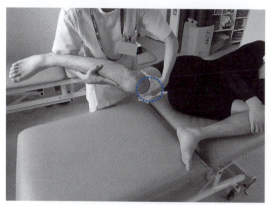
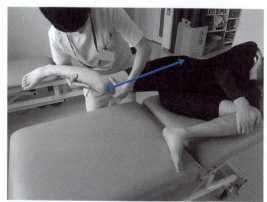

b 縫工筋に対するストレッチ

反対側を股関節，膝関節屈曲位で固定した骨盤後傾位で実施する．自動介助運動にてセラピストは股関節伸展内転方向へ誘導し，aと同様の方法で行う．

▶大腿四頭筋に対する筋の再教育トレーニング

　大腿四頭筋セッティングにて十分な筋収縮が得られたことを確認したうえで，選択的に内側広筋への筋収縮の再教育を行っていく．ICの歩行場面を想定し，足底から疑似的な床反力を踵骨部へ加え，膝関節伸展運動を最終域まで促す（**図8a**）．このとき，足関節背屈・足趾屈曲で行うことで，足趾伸筋を抑制し前脛骨筋と内側広筋の同時収縮を促すと歩行動作へ効果的に反映されやすい．また，上記運動に加えて大腿骨に対する脛骨外側顆部の後方移動を誘導しながら膝関節最終伸展位まで行う（**図8b**）．

▶荷重下での大腿・下腿の機能的連結トレーニング

　膝痛を誘発している場合，患側下肢への荷重を避けることは座圧変化に伴う運動連鎖の観点から座位姿勢にも影響を及ぼす．そこで，座位姿勢にて両上肢を水平内転位で**図9**のように行うことで，体幹の回旋要素の変位は改善される．さらに，患側下肢の後足部でボールを下方へ押すことで座圧は変化し，股関節

伸筋群の筋出力の向上とともに大腿と下腿の機能的連結を図る。患側荷重が十分に可能となることで，立位姿勢，歩行動作の改善へと波及することが期待できる。

図8　内側広筋への筋収縮の再教育トレーニング

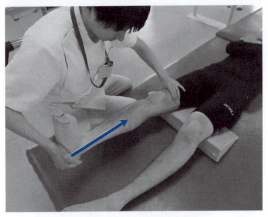
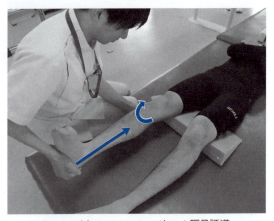

a quadriceps contraction

大腿遠位の下に枕を置き，軽度膝関節屈曲位から膝関節最終伸展位まで自動介助で反復的に内側広筋の収縮を導く。このとき，足関節背屈・足趾屈曲位でセラピストは踵骨部より疑似的な床反力を想定しながら加える（青矢印の方向）と歩行動作へ反映されやすい。

b quadriceps contraction＋脛骨誘導

aの運動に加えて，脛骨外側プラトーの後方移動を誘導しながら膝関節最終伸展位まで行う。

図9　荷重下での大腿・下腿の機能的連結トレーニング

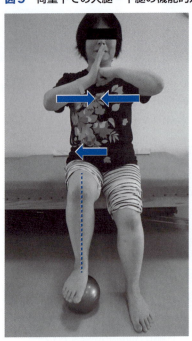
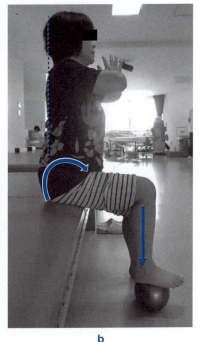

a　　　　　　　　　　**b**

体幹，下肢を正中位で保持したまま患側に置いたボールを下方へ踏みこむ（**b**の下向きの青矢印の方向）。このとき，患側の手指（右上肢）は伸展し，反対側は屈曲して構える。そのまま両上肢を水平内転方向へ互いに押しつけながらボールを下方へ踏むことで，患側へ座圧を変化させるとともに股関節伸筋群の筋出力の増大と大腿・下腿の機能的連結を図る。

膝関節の筋機能不全

▶歩行周期の各時期を想定した歩行練習

　本症例の場合，術前の歩行観察よりLRからMStで異常が認められていたため，「Ⅲ章-A-4 膝関節の筋機能不全」の項の「LRからMStを想定した歩行練習」（p111～112）で紹介した歩行練習を行い，動作が安定して可能となったら図10のように段階的に実施した。

図10　LRからMStを想定した歩行練習

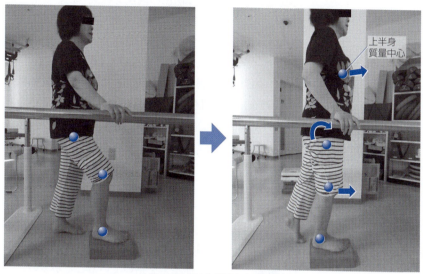

a　LRからMStを想定した荷重対応

5cm程度の踏み台に患側下肢をのせ（**左**），股関節・膝関節伸筋群によって大腿近位を前傾方向へ動かし，上半身質量中心を前上方へ移動（青矢印の方向）させ，相対的に膝関節の伸展運動を促す（**右**）。

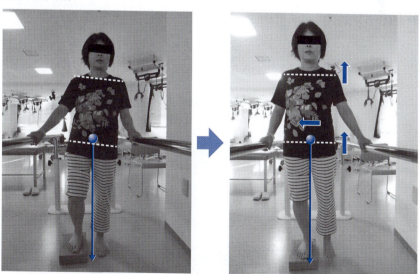

b　MStを想定した荷重対応

5cm程度の踏み台に患側下肢をのせ（**左**），膝関節伸筋群によって膝関節伸展運動を促し，骨盤側方移動に伴う股関節内転運動を股関節外転筋群の遠心性収縮によって制御する（**右**）。このとき，両肩峰と骨盤が床面と平行に保持できているかを確認する（青丸は身体重心位置，下向きの青矢印は床への身体重心線を示す）。

結果

　術後1週間にわたって理学療法を行った結果，退院時の膝内側痛はVASで0mmと消失した。術前に認められていた可動域制限も改善し，個別的な筋の鑑別テストも全て陰性となった。徒手最大抵抗時の筋力は，EMGにて内側広筋と大腿直筋ともに術前と比較し増加した（図11）。動的評価で観察されていた股関節外旋に伴う膝関節の内反も軽減した。術前と退院時での歩行動作の比較では，退院時はICより体幹の左側屈は正中位となり，LRからMStにて骨盤の側方移動に伴う股関節内転が出現し，骨盤と大腿の運動制御が可能となったことでlateral thrustは改善を認めた（図12）。また，歩行動作時のEMG波形では，歩行中の内側広筋と大腿直筋の相対的筋活動量は減少し，ICからLRで最大値を認めた（図4）。これは，少ない筋活動量で巧みに大腿と下腿を空間上で制御（空間的要素）し，筋収縮のタイミング（時間的要素）を図るといった隣接関節との協調性の改善を意味している。

まとめ

　膝関節疾患の筋機能低下は，病態や症状によって間接的に生じ，それが患者を取り巻く多くの因子によって長期化し，パターン化された筋活動しか行われず，結果として筋機能不全を招いていることが多い。膝OAという診断名に対して，単に膝関節伸筋群の筋力増強運動を行っても，実際の臨床現場では目的とする動作に十分に反映されない場合がしばしばある。このことは，患者が筋機能不全を引き起こしている原因を疾患や病態の症状からマネジメントし，患者個々に最善・最良のオーダーメイドな理学療法展開が求められていることを意味する。つまり，実際の臨床現場では，エビデンスに臨床的感性を加味して理学療法の方針を決定するプロセスが重要である。

図11　膝関節伸筋群の術前と退院時の徒手最大筋力の比較

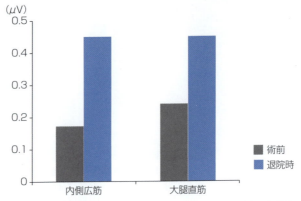

術前と比較し退院時のEMGの値は，内側広筋は2.6倍，大腿直筋は1.8倍へと増加した。

図12 術前と退院時の歩行動作の比較（立脚相）

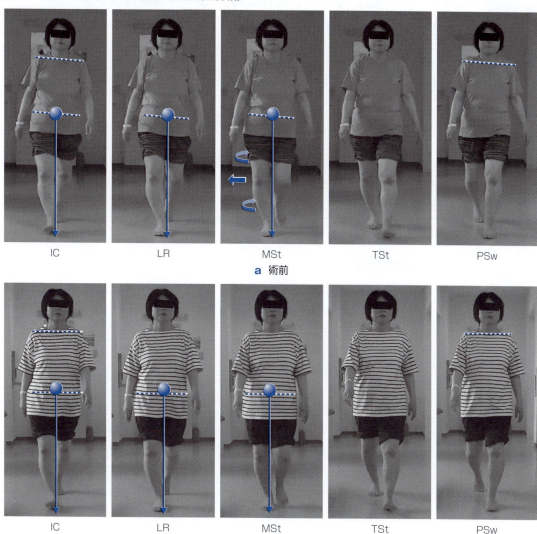

a 術前

b 術後

術前の歩行動作はICで体幹は左側屈，LRからMStで体幹は左側屈したまま骨盤の右側方移動に伴う右股関節内転が減少し，大腿外旋・下腿過外旋によりlateral thrustを認めていた。また，TStでの右股関節伸展の減少を認め，PSwから徐々に体幹の左側屈を認めていた。
退院時の歩行動作では，術前と比較してICの体幹の左側屈は正中位となり，LRからMStにて骨盤の右側方移動に伴う右股関節内転の出現により，下腿の過外旋は軽減し，lateral thrustの改善を認めた。また，TStでは右股関節伸展が出現し，PSwでは体幹は正中位となった（青丸は身体重心位置，下向きの青矢印は床面への身体重心線を示す）。

IV 機能障害別ケーススタディ
B 他部位からの影響の評価と理学療法

1 足部・足関節機能からの影響の評価と理学療法

Abstract
- 鵞足炎，前十字靱帯(ACL)再建術後症例に対して，評価，統合解釈，治療の一連の流れを提示した。
- 膝関節そのものの問題の整理，既往のある足部からの影響を整理し，各々にアプローチしていく必要がある。
- 特に，足部の既往が画一的な膝へのストレスとなってないかを判断し対応すべきである。

ACL：
anterior cruciate ligament

症例紹介

▶基礎情報
年齢：36歳　性別：女性

▶医学的情報
診断名：鵞足炎，左ACL再建術後
既往歴：左側の足部内反捻挫

▶現病歴
　15歳のときにバレーボール中，ジャンプ着地時にACL損傷を受傷。その後，ACL再建術施行される(他院にて施行)。大学に入学後，サークルでアルティメットを開始。カッティング動作やジャンプ時に左膝関節に不安感があるも，疼痛自制内の範囲でプレーを続行していた。30歳頃からアルティメットに加え，フルマラソンを開始。競技後は左膝に疼痛あるも，日常生活には支障がないため，そのまま続行していた。35歳頃から立ち上がり時や歩きはじめに左膝関節に疼痛が出現，さらに誘因なく左膝関節内側・前方に疼痛が増強するようになる。

▶主訴
　患側荷重時の膝の痛み，膝を捻じった際の不安感。

▶その他
　現在妊娠6カ月で第2子出産予定である。

理学療法評価

▶画像情報
内側コンパートメントおよび外側コンパートメントに骨硬化像がみられる（**図1**）。

▶疼痛の検査

●非荷重・荷重条件での膝関節屈曲・伸展時の疼痛
非荷重下における膝関節自動屈曲・伸展では疼痛はなく，荷重下における膝関節屈曲位からの自動伸展最終域で疼痛が生じた。

●再現できる疼痛（疼痛が増強する肢位）①（**図2a**）
荷重下半歩前進位で膝を伸ばす際に，疼痛が出現する。疼痛部位はフィンガーサインで表出することができ，膝蓋下脂肪体およびMCL，膝関節内側裂隙付近に疼痛が生じる。

●再現できる疼痛（疼痛が増強する肢位）②（**図2b**）
荷重時，半歩前進位での下腿の内側傾斜時に疼痛が増強する。疼痛部位はフィンガーサインで表出することができ，内側側副靱帯（MCL），縫工筋，薄筋である。またこの際，膝蓋下脂肪体内側付近にも違和感が生じる。

●再現できる不安定感（**図3**）
半歩前進位での下腿の外側傾斜時（**図3a**）および振り向き動作時（**図3b**）に，患側および健側方向ともに，膝関節全体に不安定感が生じる。

MCL：medial collateral ligament

図1 画像所見（単純X線画像）

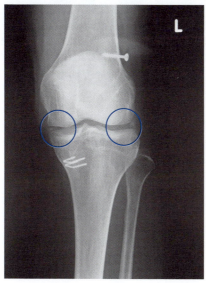
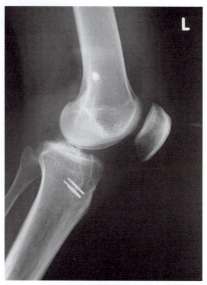

a 正面像　　b 側面像

図2 疼痛の再現性がある動作の確認

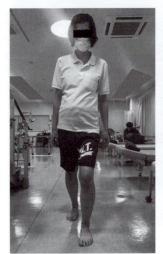
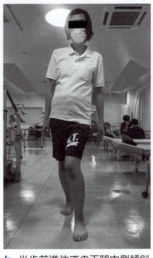
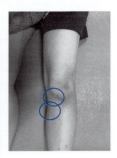

c

a, bの動作時および後述の図4の片脚立位時の疼痛は○部位にあり，NRS 4/10であった。

NRS：numeric rating scale

a 半歩前進位からの膝伸展　　b 半歩前進位での下腿内側傾斜

図3 不安定感の再現性がある動作の確認

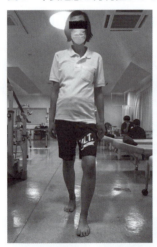
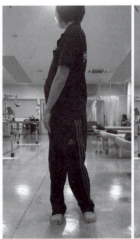

a 半歩前進位・下腿外側傾斜　　b 振り向き動作
患側および健側方向ともに不安定感が生じた。

● 圧痛部位

膝蓋下脂肪体内側，膝関節内側裂隙，縫工筋，薄筋，半腱様筋，腓腹筋内側頭，内転筋結節，内側広筋停止部に圧痛が認められた。

▶膝関節の形態・機能検査

- 膝蓋跳動テスト：−
- 前方引き出しテスト：±　過剰な前方移動はないが，テスト時に不安定感が生じる
- 外反ストレステスト：＋　MCL周辺に疼痛を訴え，不安定感が生じる
- 内反ストレステスト：−
- 回旋ストレステスト：外旋方向への不安定性＋

***不安定性**：ここでは外旋方向への副運動が健側と比べて増加していることを指す。

- 膝蓋骨周径：膝蓋骨直上；左右差なし
  膝蓋骨10 cm；左右差あり，左（患側）が3 cm小さい
- 膝関節可動域：伸展0°/屈曲140°正座は短時間であれば可能（荷重下における膝の伸展は−10°）
- 徒手筋力検査：大腿四頭筋，ハムストリングス，中殿筋，大殿筋ともに左（患側）が4レベルで右（健側）に比して弱化
- 触察：患側の大腿部のボリュームが健側に比して小さく，筋の緊張が弱い印象。鵞足部には若干の熱感あり

▶立位姿勢・動作の観察

立位姿勢および片脚立位の姿勢の特徴を前額面，矢状面に分けて図4に示す。

図4 立位姿勢・片脚立位の観察

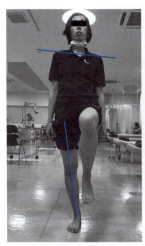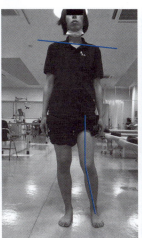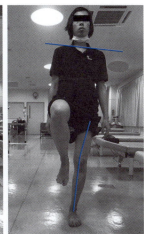

立位姿勢では，身体重心は右側（健側）に変位しており，左膝関節の外反が強く，アーチは下降している。
左側（患側）での片脚立位では，右側（健側）に比べ膝関節の外反が強い。このとき上半身質量中心が過剰に左側へ変位し，左肩関節軽度外転位となる。

a 前額面

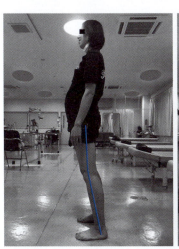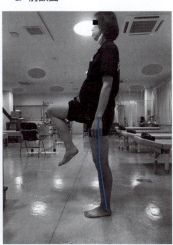

矢状面では，立位・片脚立位ともに下腿の前傾に伴い膝関節が軽度屈曲位となる。膝関節に対して，上半身質量中心が後方にある。

b 矢状面

▶距腿関節の可動域の評価とアセスメント

距腿関節の背屈（距骨下関節中間位での背屈）は健側0°，患側−10°（図5a）で，最大背屈角度は，健側10°，患側10°であった。その際，伸張感は生じないが距腿関節前方でのつまり感および圧痛が長母趾屈筋，腓腹筋内側頭，短腓骨筋であった。

●解釈

距腿関節での背屈が患側で制限されていた。最大背屈角度は差がないことから，健側と比べて距骨下関節での回内での代償が大きいことが推測された。背屈時に前方がつまることに関しては，下腿骨に対して距骨が前方へ変位している可能性がある。また，後方の組織の緊張で，背屈時に距骨が前方に押し込まれ，つまり感が生じている可能性が考えられた。

▶距骨下関節の可動域の評価とアセスメント

回内の可動域に比べ，回外の可動域が制限されていた。特に回外時には足根洞が開大しない（図5b）。その際，伸張感は下腿外側に生じ，圧痛を短腓骨筋に認めた。

●解釈

距骨下関節回外の可動域制限があることから，下腿の外旋が制限されている可能性がある。距骨下関節回外（下腿の外旋）可動域を引き出すことは，下腿の内旋に伴う過度な大腿骨の内旋によって生じている相対的な膝関節外旋位を軽減し，鵞足部やMCLの負担を軽減することにつながる可能性があると考えた。この動きの制限により，半歩前進位での下腿の過剰な内側傾斜時の疼痛や外側傾斜時の不安定感が生じている可能性が考えられた。

▶踵部皮下組織の柔軟性の評価とアセスメント

踵部皮下組織は踵骨に対し外側への移動が大きく，内側への移動が小さい。

図5 距腿関節と距骨下関節の可動域評価

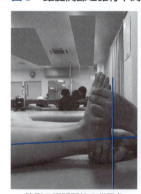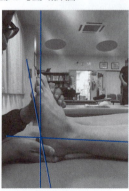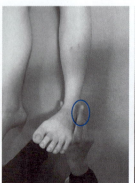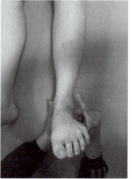

健側の距腿関節の背屈角　　患側の距腿関節の背屈角　　　　回外　　　　　　回内

a 距腿関節の背屈可動域（距骨下関節中間位での背屈角）の評価　　**b** 距骨下関節の可動域の評価
距骨下関節回外時に十分に足根洞が開大しない。

●解釈

踵部内側での持続的な荷重が推察され，それに伴って距骨下関節が回内（下腿内旋）しやすい状況となっていることが推察された．

▶趾屈筋の筋力評価とアセスメント

母趾および第2～5趾の末節骨に対して抵抗をかけたブレイクテストの際，健側と比較して弱いがそれなりに抵抗が可能である．基節骨に対して抵抗をかけた際には，保持することができず趾が伸展してしまう（図6）．

●解釈

持続的にアーチが下降していることによって，下腿から起始する趾屈筋（長母趾屈筋，長趾屈筋）に加え，足底部に存在している短趾屈筋，短母趾屈筋，短小趾屈筋の筋力低下が生じていることが推察される．アーチに関与する筋群の弱化が存在することで，衝撃吸収機能が破綻し膝関節機能にも影響を及ぼす可能性がある．

▶クロスサポートに対する評価とアセスメント

端座位でのヒールレイズに抵抗をかけ，この際に荷重を第5趾中足趾節関節（MP関節）で優位に荷重した状態，第1趾MP関節と第5趾MP関節で均等に荷重した状態，第1趾MP関節にて優位に荷重した状態，各々でブレイクテストを実施した．結果第5趾MP関節で優位に荷重下状態および，第1趾MP関節と第5趾MP関節で均等に荷重した状態にて，筋出力の低下が確認された．

MP関節：
metatarsophalangeal joint

●解釈

持続的にアーチが下降していることで，横アーチを締め付ける後脛骨筋，長腓骨の筋力低下が推察された．

図6 趾屈筋の筋力評価

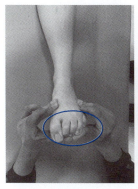 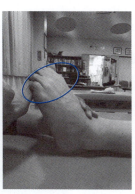 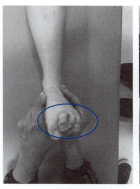 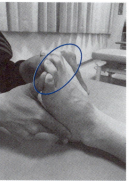

a b c d

a，bのように末節骨に抵抗をかけた場合は，健側に比して弱いものの，それなりに抵抗することが可能である．c，dのように基節骨に伸展させるような抵抗をかけた際に，著明に趾は抗することができない．つまり足底板の筋は機能しておらず，出力を発揮できていない．

▶アーチ形態の測定

navicular drop signでは，非荷重下で47 mm，荷重下で35 mmと陽性であった（図7）。

● 解釈

趾屈筋の筋力評価やクロスサポート機能の評価同様に，アーチを形成するための筋力低下が推察された。それによって，足部が有する衝撃吸収機能や支持機能に影響をきたすことが考えられ，近位の膝関節へのストレスが増大する可能性が考えられた。

症状の統合・解釈

膝関節内の症状は著明ではなく，特に非荷重下では症状が出ない。症状出現に明らかな誘因がなく，足部捻挫の既往があるため，足部・足関節の評価が必要となると考えた。一方で，膝関節の機能検査では，膝関節自体の関節不安定性，膝関節周囲筋の圧痛，および大腿四頭筋[1]や殿筋群の筋力低下が確認された。つまり，膝関節の形態・機能障害は間違いなく存在しているため，まず膝の障害が足部に及ぼす影響を考え，次いで捻挫の既往も踏まえ，症状と足部機能の関連を評価すべきと考えた。

膝関節自体の問題としては，ACL再建後，十分な筋力の改善がなく，膝関節機能が確保されないまま，頻繁なスポーツ動作の繰り返しで，膝関節はメカニカルなストレスを受けていたと推測した。画像所見から若干の関節症変化が確認される。膝関節自体に生じている問題点と，膝関節障害や荷重制限が足部に与える影響の解釈をフローチャートに示す（図8a，b）。

次いで，内反捻挫に起因し，足部・足関節からの膝関節機能に及ぼす影響の解釈をフローチャートに示す（図9）。形態としてアーチは低下しており，足底内側部での荷重が優位となっていることが推察される。それに伴い距骨下関節は回内しており，連動して下腿の内旋が生じ，上行性の運動連鎖によって大腿骨がそれ以上に内旋することで，膝関節は相対的に外旋位となっている。その

図7 端座位と立位での内側縦アーチの観察

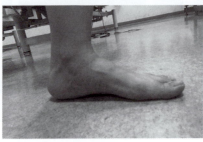
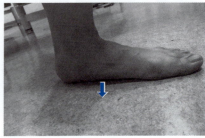

a 端座位　　　　　　　　　　　　　　　b 立位

非荷重下（端座位）から立位となることで，過剰なアーチの低下および距骨下関節の回内が確認できる。これにより，下腿は過剰に内旋した状態となり，大腿骨も連動するようにそれ以上に内旋する。結果として膝関節は相対的に外旋位を強いられる状況となりうる。

ことで，膝関節外反，外旋ストレスが生じ鵞足部・MCLの疼痛が生じていると推察される．一方で，矢状面上では，アーチ下降に伴い下腿が前傾位となり[2]，バランスを保つために上半身は，sway back肢位（体幹は伸展位）をとることで，膝関節が屈曲位を呈すことが推察される．膝関節屈曲位では，MCLの外反制動が増大することが報告されており[3]，それによってもMCLおよび膝関節内

図8 膝そのものの機能障害と足部へ与える影響

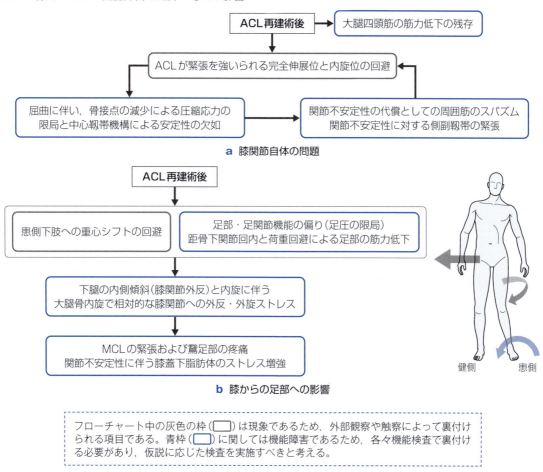

a 膝関節自体の問題

b 膝からの足部への影響

フローチャート中の灰色の枠（□）は現象であるため，外部観察や触察によって裏付けられる項目である．青枠（□）に関しては機能障害であるため，各々機能検査で裏付ける必要があり，仮説に応じた検査を実施すべきと考える．

図9 内反捻挫による膝関節への影響

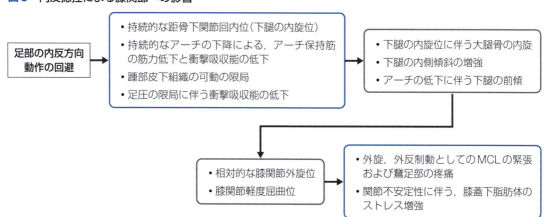

側後方を走行する縫工筋・薄筋の負担は大きくなると考えられた．また足部機能の低下のみならず，妊娠による体形の変化もこの肢位を助長する因子となると考えた．

これらより，膝関節単独の問題や足部から膝関節への影響のみならず，あくまでさまざまな機能障害が絡み合い症状を誘発していると考えた．

また，臨床展開としては，現象をしっかりと観察・触察し，それに関与する機能障害を評価したうえで理学療法を行い，再度現象を観察・触察し変化したかを，検証する作業を常に心がける必要がある．

理学療法アプローチ

足部・足関節へのアプローチを中心に紹介する．

▶可動域制限に対するアプローチ

●距腿関節

症例では，評価結果より，距骨下関節の回内の多用によって，背屈運動をなしている．よって純粋な距腿関節の背屈運動を獲得し，距骨下回内の多用を軽減すべきと考える．これにより，距骨下関節回内に伴う下腿の過剰な内旋の減少や，アーチ下降に伴う下腿の前傾(膝屈曲位)の改善因子となると考える．

背屈制限因子としては，距腿関節底背屈軸の後方を走行する筋はすべて背屈制限因子となる．そのなかでも距骨のすぐ後方を走行する長母趾屈筋，さらにその後方に位置するアキレス腱に付着する腓腹筋・ヒラメ筋，距腿関節の内側尾方を走行する後脛骨筋・長趾屈筋，外側尾方を走行する長・短腓骨筋が制限因子となる．それぞれの筋の圧痛を検査し，圧痛除去後の可動性の変化を確認した．

症例の場合は腓腹筋内側頭，長母趾屈筋，短腓骨筋の圧痛が著明であった．祝ら[4]は筋腱移行部，腱骨移行部を刺激することで，IB抑制の理論に基づき，筋の緊張をコントロールすることを報告しており，臨床的に圧痛の改善や可動域の改善が期待できる．圧痛を除去した後に再度，距腿関節の可動域を確認した．

アプローチ前は距骨下関節中間位での背屈角度が−10°だったのに対し，アプローチ後では−3°であった(図10a)．

●距骨下関節

持続的な距骨下関節の回内(下腿内旋)によりアーチが下降し，回外の可動域の制限が生じている．

他動で，回外(下腿の外旋)の動きを引き出すことは，距骨下関節回内に伴う下腿の過剰な内旋の減少に伴う大腿骨の内旋を制動し，相対的に生じている過剰な膝関節外旋位を改善することが期待できる．加えて，アーチ下降に伴う下腿の前傾(膝屈曲位)の改善因子になると考える．しかし，他動で可動域を確保したとしても，実際にはそれを支える張力や，運動制御・学習が重要となる．

図10 圧痛除去後の距腿関節と距骨下関節の可動域変化

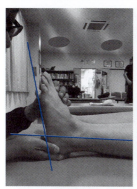
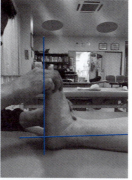
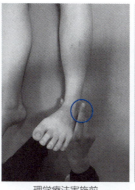
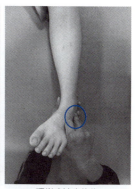

理学療法実施前　　　　理学療法実施後　　　　　　理学療法実施前　　　　理学療法実施後

a 圧痛除去後の距腿関節の背屈可動域（距骨下関節中間位での背屈）の変化
理学療法実施前後で有意に距腿関節の背屈可動域は改善した。

b 圧痛除去後の距骨下関節回外時の足根洞の触察
理学療法実施前に比し，距骨下関節回外時の足根洞の開大が確認できた。可動域としては若干の変化を得た。

　可動域の確保に関しては，回外の制限因子となりうる，長短腓骨筋，長趾伸筋，第3腓骨筋の圧痛を確認する．
　症例の場合は，短腓骨筋の圧痛が著しい状態であった．上記の「距腿関節」の項と同様の方法でアプローチを図り，圧痛の変化を確認し，その後可動域および回外時の足根洞の開大がみられるかを確認した(**図10b**)．

▶クロスサポートおよび足底部，趾屈筋に対してのトレーニング

　クロスサポート機能に対してのトレーニングとしては，第1趾MP関節および第5趾MP関節に，均等に荷重を乗せた状態で端座位にてトレーニングを行った．足底部の筋である短趾屈筋や短母・小趾屈筋には基節骨に抵抗をかけ，足底部に負荷がかかるようにトレーニングを実施した．また趾屈筋に関しては，第3趾〜5趾の屈曲を端座位の状態で行った．

再評価の焦点

　本症例では，アーチ下降に伴う，距骨下関節の回内(下腿の内旋)と大腿骨の内旋によって生じる相対的に膝関節外旋位，および下腿の前傾に伴う膝関節の屈曲位がMCLや鵞足部の疼痛の誘発因子になりうると考えた．また距腿関節背屈制限が存在することも，背屈時の距骨下関節の回内の寄与を増やし，アーチ下降の要因になりうると考えらえる．また，このような足の形態が長期化することで，それを支持する筋群(アーチを保持する筋)の筋機能障害が生じていると考えた．このプロセスを実践する際，足部局所の機能障害が改善したか否かをチェックし，次いで膝に生じている現象が改善したか否かを確認することをルーティンワークとする．実際の理学療法実施後の動作と疼痛の変化を**図11〜13**に示す．

　各々改善した点，しなかった点を整理すると，半歩前進位での下腿内側傾斜

時，片脚立位時の疼痛はNRS 4/10からNRS 1/10へと変化し，振り向き動作時，半歩前進位での下腿外側傾斜時の不安感は消失した．膝蓋下脂肪体内側，膝関節内側裂隙，縫工筋，薄筋，半腱様筋，腓腹筋内側頭の圧痛は，足部・足関節のみのアプローチで消失したが，内転筋結節，内側広筋停止部の圧痛は残存している．膝関節に対しての不安定性は，膝関節外旋方向の不安定性は改善したものの，外反ストレスや前方引き出しテストでは当然ながら膝関節周囲筋筋力の改善はない．加えて荷重下での膝関節伸展可動域には変化がみられたが，完全に伸展が確保できているわけではない．

図11　足部・足関節機能の理学療法実施前後での半歩前進位での動作と疼痛の変化

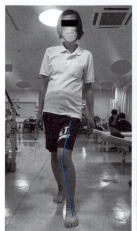
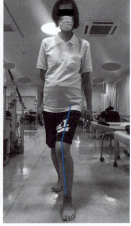
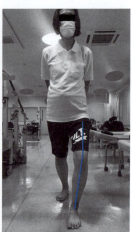

理学療法実施前　　理学療法実施後　　　　　　　理学療法実施前　　理学療法実施後

a　下腿内側傾斜　　　　　　　　　　　　　　　　**b　下腿外側傾斜**

距骨下関節の回内が制動され，アーチが落ち込みすぎないことで，膝関節外反角が減少し，MCL・鵞足部，膝蓋下脂肪体内側の疼痛はNRS 1/10へ減少した．

距骨下関節の回外の可動域の獲得とアーチ保持筋の収縮を促すことで，半歩前進位での下腿外側傾斜の不安が少なくなり，外側傾斜角が増大した．

図12　足部・足関節機能の理学療法実施前後での振り向き動作と疼痛の変化

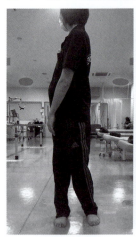
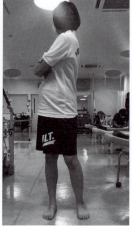
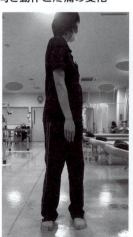
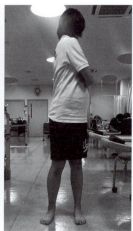

理学療法実施前　　理学療法実施後　　　　　　　理学療法実施前　　理学療法実施後

a　健側方向　　　　　　　　　　　　　　　　**b　患側方向**

過剰な左（患側）膝関節の外反，膝の屈曲は改善を認める．この際の不安定感も改善した．

十分に左側（患側）に重心を移動してからの振り向き動作が可能となっている．不安定感も改善した．

図13 足部・足関節機能の理学療法実施前後での片脚立位と疼痛の変化

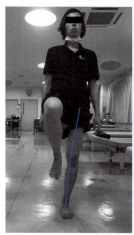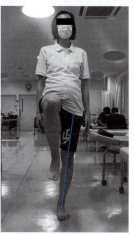

a 前額面

前額面上では，膝関節の外反角に若干の変化を認めた．

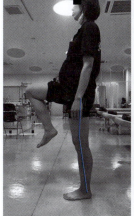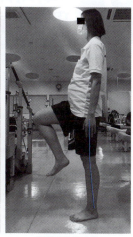

b 矢状面

矢状面上では，膝関節伸展角は改善し，上半身質量中心の後方への変位にも若干改善がみられる．この際の膝の疼痛もNRS 4/10→NRS 1/10と軽減した．

　よって，本症例では足部・足関節機能の膝関節症状に対する寄与は，動作時疼痛がNRS 3点軽減の変化，半歩前進位での下腿内側傾斜の制動と外側傾斜の増大，上記圧痛の変化，荷重下での膝伸展角度の変化である．つまり，残存している膝関節自体に問題があれば，それに応じる問題に対しても並行してアプローチし，結果を内省すべきと考える．また他項でもあるように，当然ながら上位体節となる股関節・骨盤帯，および胸郭などの影響も膝関節の症状に関連していることを念頭に置くべきである．そうすることで，より膝関節の症状の評価の細分化を図ることができ適切な理学療法の提供につながると考える．

おわりに

　臨床では足部・足関節の理学療法のみですべてが改善することは少なく，症例が訴える症状は，膝自体の形態・機能障害を含み，それに加え，膝関節より近位体節やかつ，症例特有の現病歴・既往や競技歴など，さまざまな因子が含まれるととらえるべきである．

文献

1) Konishi Y, et al：Relationship between quadriceps femoris muscle volume and muscle torque after anterior cruciate ligament rupture. Knee Surg Sports Traumatol Arthrosc, 19(4)：641-5, 2011.
2) 壇　順司：運動学(3)足関節の機能解剖と臨床応用. 理学療法ジャーナル, 46(6)：533-540, 2012.
3) Griffith CJ, et al：Force measurements on the posterior oblique ligament and superficial medial collateral ligament proximal and distal divisions to applied loads. Am J sports Med, 37(1)：140-148, 2009.
4) 祝　広孝, ほか：筋腱移行部及び腱骨移行部刺激の臨床における有用性. 日本理学療法学術大会抄録集, 2011(0)：Cb0480-Cb0480, 2012.

IV 機能障害別ケーススタディ
B 他部位からの影響の評価と理学療法

2 股関節機能からの影響の評価と理学療法

Abstract
- 評価のポイントとしては，まず画像所見から構造学的特徴を捉えて関節機能を推測することが重要である．さまざまな情報を整理しながら，症状出現に至るまでの経過を時系列に並べて，それぞれの因果関係についての仮説を検証していくことが重要と考える．
- 股関節の構造学的問題が股関節機能のみならず，膝関節機能にどのような影響を及ぼしているのかを紐解いていく必要がある．
- 人工膝関節全置換術（TKA）後の理学療法として，膝関節へのメカニカルストレスを増大させている要因として考えられた股関節機能低下に着目して，理学療法にて改善できる可能性がある要因に対してアプローチすることが重要である．

TKA：
total knee arthroplasty

膝OA：
knee osteoarthritis

BMI：
body mass index

症例紹介

▶基礎情報
年齢：50歳　性別：女性
職業：介護職員
主訴：立ったり座ったり，歩くことが辛い．
Demand：職場復帰
入院前生活状況：歩行レベルは独歩自立．

▶医学的情報
診断名：左変形性膝関節症（膝OA）
既往歴：子宮筋腫（摘出術），高血圧症（内服治療中），Kellgren-Lawrence 分類 grade Ⅳ
身長：152 cm　体重：70 kg　BMI：30.3

▶現病歴
　2015年7月から特に理由なく左膝痛が出現する．近医受診しMRIを撮像，左膝内側半月板損傷，左OAと診断される．近医にてヒアルロン酸関節注射，鎮痛剤内服し様子をみていた．2017年6月から左膝内側部痛が増強し，階段昇降時や夜間寝返りをうつ際にも疼痛が増強するようになった．手術を希望し7月3日に当クリニックを受診する．2017年8月2日に左TKA目的で当院へ入院となる．

評価の流れと解釈を提示

▶術前評価
　術前から理学療法を実施した．術前は評価だけではなく，改善しておくべき点に対するエクササイズも行った．本症例は股関節から足部までの立位単純X

線画像を撮影していたため，まず膝関節と股関節の形態およびアライメント評価を行った(図1)。特に着目した点は，左Sharp角がやや大きいため左股関節の被覆率の低下と，両側の大腿骨小転子が写っていないため大腿内旋位を呈していることが考えられた。また，両股関節内転位(右＞左)であり，右膝関節は外反位，左膝関節は内反位であることがわかった。また，左側の腓骨頭は右側と比較して後方へ隠れているため左下腿外旋位であり，相対的に左膝関節は外旋位であることが考えられた。疼痛は左膝関節内側部に歩行時痛がNRSで8/10と著明であった。

そこで，歩行観察を行った(図2)。歩行は独歩が可能であったが，歩行周期全般にわたって左膝関節を伸展位で固定し，遊脚相では左下肢をぶん回すように振り出していた。体幹および骨盤の回旋はほとんど見られなかった。左初期接地(IC)から荷重応答期(LR)で股関節は外転・内旋し，足部はtoe inし距骨下関節は回外位で外側接地していた。また，LRから立脚中期(MSt)にかけて軽度lateral thrustが認められた。左MStでは股関節による骨盤の側方移動および身体重心移動が不十分であり，体幹の左側屈がみられた。立脚終期(TSt)から前遊脚期(PSw)にかけて小趾側からの足尖離地し，下腿が外旋しながら遊脚相へと移行していた。

NRS：
numeric rating scale

IC：
initial contact

LR：
loading response

MSt：
mid stance

TSt：
terminal stance

PSw：
pre-swing

図1 画像所見(単純X線画像)

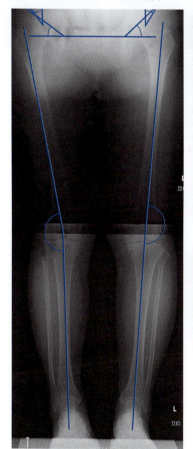

a　正面像

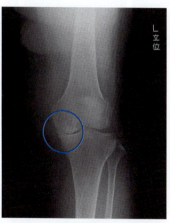

b　正面像

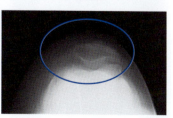

c　軸位像

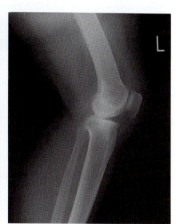

d　側面像

大腿脛骨角(FTA)：左178°
CE角：右41.1°，左35.4°
Sharp角：右38.3°，左45.0°
内側関節裂隙の狭小化
膝蓋大腿(PF)関節の骨棘(＋)
膝蓋骨外側変位(＋)

FTA：femorotibial angle
CE：center edge
PF：patellofemoral

次に姿勢観察を行った．立位姿勢時の骨盤は左傾斜し右側前傾位，左側後傾位で両大腿内旋であった．左膝関節は軽度屈曲・内反位，下腿外旋位であった．上半身重心位置は左側，後方へ変位していた（図3）．

次に，局所的な膝関節機能障害を明らかにするために視診，触診，大腿周径，可動域，MMT，膝関節の回旋運動などの評価を行った．MMTで股関節屈曲右4に対して左3で，股関節外転は左右4であったが，左側は大腿筋膜張筋の活動が優位であった．術前の単純X線画像や立位姿勢および歩行時に観察された大腿内旋傾向から，大腿骨近位部の前捻角の増大が予測されたのでCraig

MMT：
manual muscle testing

MSw：
mid swing

図2　術前の歩行観察

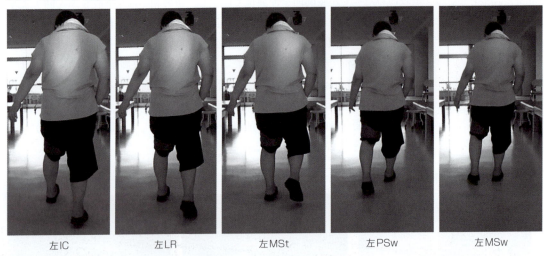

左IC　　左LR　　左MSt　　左PSw　　左MSw

図3　立位姿勢

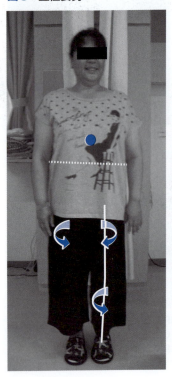
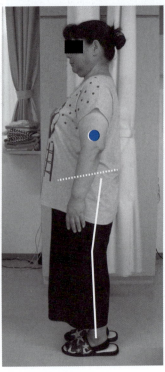

骨盤は左傾斜し右側前傾位，左側後傾位で両大腿内旋位であった．左膝関節は軽度屈曲・内反位，下腿外旋位であった．上半身重心位置は左側，後方へ変位していた．

testを実施した結果，右側が35°で左側が30°と両側ともに過度の前捻であることが明らかとなった。

以上の評価結果から，症状出現に至る臨床推論として，大腿骨前捻の増大により両側の大腿は内旋するが，左側は運動連鎖不全により下腿がより外旋し，膝関節の中心靱帯機構の破綻により安定性が低下した結果，膝関節が内反変形し，内側コンパートメントへの力学的ストレスが増大し，疼痛が生じていると仮説を立てた。そのため，術前の理学療法として膝関節の局所的な機能改善だけでなく，股関節機能の改善として特に腸腰筋と大殿筋の収縮の再学習を中心に施行した。その結果，理学療法介入後の歩行では膝関節伸展位固定およびlateral thrustは改善し，歩行時痛はNRSで3～4/10程度に軽減した（図4）。理学療法のポイントとしては可動域や筋力などの量的側面だけでなく，関節運動の特徴や単関節筋の収縮の再学習などの質的側面に着目することも重要と考える。

図4 術前理学療法介入前後の歩行

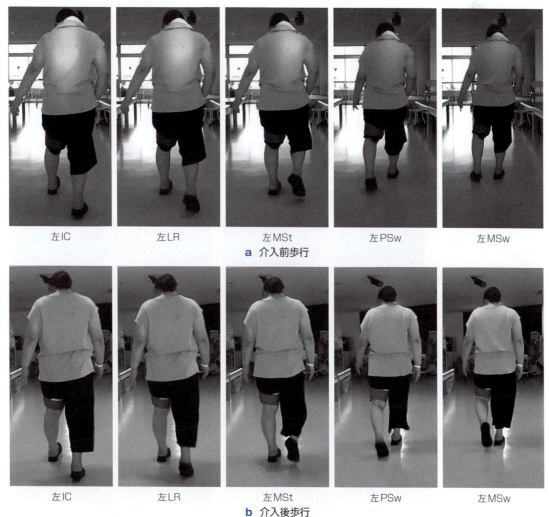

a 介入前歩行

左IC　　左LR　　左MSt　　左PSw　　左MSw

b 介入後歩行

左IC　　左LR　　左MSt　　左PSw　　左MSw

理学療法介入後の歩行では膝関節伸展位固定およびlateral thrustは改善し，左下肢への重心移動が可能となった。しかし，ICからLRにおける股関節の内旋や体幹の左側屈は残存した。

▶術後評価

術式：TKA，進入路：medial parapatellar approach，インプラント：PS型（**図5**）

術後の急性炎症症状が落ち着いてから，歩行や日常生活活動の獲得を目的とした理学療法を積極的に行っていく。術前，術後の評価結果に基づき，本症例のdemandである職場復帰のためには，独歩の獲得が必要と考えられた。術後も術前と同様の歩容を呈していた。術創部の伸張痛を回避するために膝関節を伸展位で固定しており，さらに左下肢立脚時間の短縮，左下肢への身体重心移動の低下が認められた。左ICからLRで股関節は外転位であり，左下肢への身体重心移動が不十分であるため，床反力ベクトルから左膝関節中心までの距離が長くなり，外部膝関節内転モーメント（KAM）の増大が推測された。

歩行時のKAMの増大による膝関節内側コンパートメントへの繰り返されるメカニカルストレスは，TKA術後においては膝関節の不安定性やインプラントの破損の原因となり，人工関節の耐久性の低下あるいは早期の人工関節の緩みにつながることが予測される。そのため，手術により疼痛軽減や内反変形が矯正された後の理学療法として重要なことは，局所的な膝関節機能改善だけではなく，メカニカルストレスの軽減を目的とした理学療法を実施していくことである。本症例において，メカニカルストレス軽減のために着目したポイントは，左大腿骨近位部の前捻角の増大および左Sharp角の増大に伴う左股関節の被覆率の低下による構造的な問題に起因する股関節機能低下と考えた。理学療法により構造的な問題を解決することはできないが，その問題により適切に発揮できていない機能の改善やその問題を補える機能の獲得に対する理学療法を展開した。

PS型：
posterior stabilized type

KAM：
external knee adduction moment

図5 術後単純X線画像

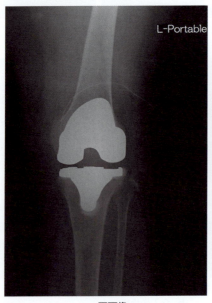
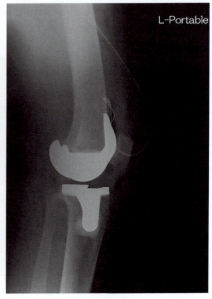

a 正面像　　b 側面像

理学療法

　TKA後の理学療法は，全身状態に応じて可能であれば翌日から開始する。その際に留意すべきことは，手術侵襲の大きな手術であるため術創部周囲の状態を注意深く観察しながら，急性炎症症状を悪化させないようにすることである。さらに，手術により患者の膝関節の構造や膝関節周囲の状態は短時間で劇的に変化しているため，患者自身はその変化に迅速かつ適切に対応することが困難であることが多い。そのため，理学療法介入にあたって，患者がその変化を適切に認識できるような働きかけの下，さまざまな機能改善の再学習を促し少しずつ適応できるようになるための関わり方をしなければならないと考える。以下に，本症例の術後理学療法の具体的な内容について述べる。

▶腸腰筋，股関節外転筋群の筋機能改善に対するアプローチ（図6，7）

　腸腰筋は股関節の前方を覆うように走行するため，股関節前方部の安定化に貢献する。臼蓋と骨頭との適合性が高い肢位を考慮した股関節適合曲面にて，腸腰筋の収縮様式（遠心性収縮→求心性収縮）を考慮したエクササイズを行った。

　本症例は骨盤を左側傾斜させて前額面上における骨頭に対する臼蓋の被覆を高めているため，股関節外転位となり外転筋群の短縮に伴う筋機能低下が生じていると考えた。そのため，スリングを用いて股関節外転筋群の収縮様式（等尺性収縮，求心性収縮，遠心性収縮）を考慮しながら，さまざまな角度で筋出力の低下が著しい範囲でのエクササイズを行った。

▶大腿広筋群の筋機能改善に対するアプローチ（図8）

　膝関節伸展運動時に大腿が内旋し大腿筋膜張筋の過剰収縮に伴い腸脛靱帯が過緊張し，内側広筋の収縮不全が認められた。そのため，股関節外転・外旋位で大腿筋膜張筋や腸脛靱帯を短縮位とした肢位にて膝関節伸展運動することにより内側広筋の収縮を促通した。さらに，膝関節軽度屈曲位にてセラピストは踵から膝関節へと圧迫を加え，それに抗するような力を発揮させることで，歩行時のICを想定した内側広筋の収縮を促した。

▶体幹機能改善に対するアプローチ（図9）

　歩行時に体幹や骨盤の回旋運動が生じず，左MStにかけて骨盤運動による身体重心移動が困難であり，体幹を一塊として左側屈させるような対応がみられたため，体幹の可動性改善および安定性改善を目的としたエクササイズを行った。われわれの研究にて，歩行時の体幹回旋運動の低下はKAMの増大につながる可能性を見出したため，体幹回旋運動の改善も促した。

▶身体重心移動改善に対するアプローチ

本症例においては，特に歩行時のICからLRにかけての身体重心移動改善に着目したエクササイズを行った。方法は「Ⅲ章-B-2 股関節機能からの影響の評価と理学療法」のp159で紹介した立位重心移動改善エクササイズで示した方法で行った。

図6 腸腰筋の筋機能改善に対するアプローチ

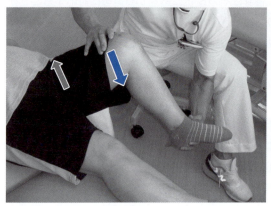 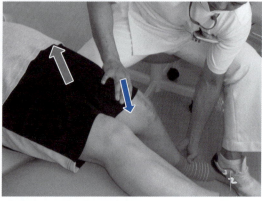

　　　　　a　　　　　　　　　　　　　　　　b

セラピストは股関節屈曲・外転・外旋位から伸展・外転・内旋方向へ動かす（**a**）。患者にはその動きに対して少しずつ制動するよう指示することで腸腰筋の遠心性収縮を促す。最終伸展位域に到達したら，股関節屈曲・外転・外旋方向へと瞬発的に動かしてもらうようにすることで求心性収縮を促す（**b**）。

図7 股関節外転筋群の筋機能改善に対するアプローチ

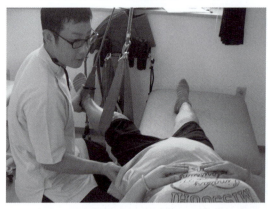 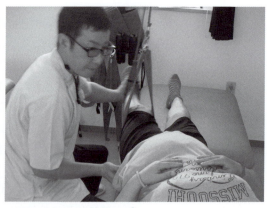

　　　　　a　　　　　　　　　　　　　　　　b

スリングを用いて股関節外転筋群の収縮様式（等尺性収縮，求心性収縮，遠心性収縮）を考慮しながら股関節外転筋群の収縮を促す（**a，b**）。特に，股関節内転位における遠心性収縮を促す。また，大腿筋膜張筋の筋出力が高く，中殿筋や大殿筋の筋出力が低かったため，外転筋群の協調的な収縮を促す。

図8 大腿広筋群の筋機能改善に対するアプローチ

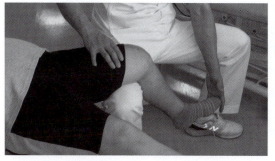
a

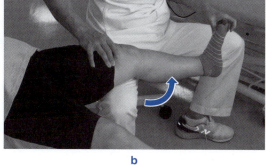
b

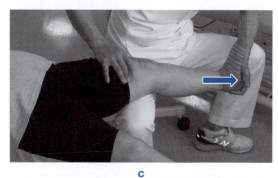
c

股関節外転・外旋位（**a**）で大腿筋膜張筋や腸脛靱帯を短縮位とした肢位にて膝関節伸展運動する（**b**）ことにより内側広筋の収縮を促す。さらに，セラピストは踵から膝関節へと圧迫を加え，それに抗するような力を発揮させる（**c**）ことで，歩行時のICを想定した内側広筋の収縮を促す。

図9 体幹機能改善に対するアプローチ

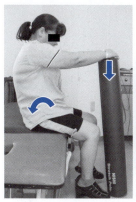 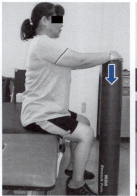 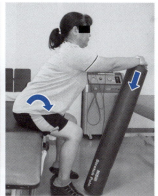

a 骨盤・脊柱の可動性改善運動

ストレッチポールを用いて骨盤中間位から前傾・後傾運動を行う。ストレッチポールを下方に押すようにして，腹横筋などの腹部内在筋の収縮を促しながら骨盤運動を行う。

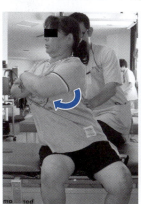 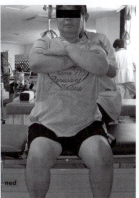 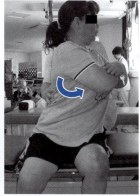

b 体幹回旋運動

骨盤前後傾中間位から回旋側の坐骨へと重心を移動させながら回旋運動を行う。

結果

術後4週程度の理学療法の介入で，安定した独歩が可能となった。疼痛は膝関節屈曲時にNRSで2/10まで軽減し，歩行時痛は0/10と消失した。左膝関節のROMは屈曲120°，伸展0°まで改善した。screw home movementは出現するようになった。左下肢のMMTは膝関節伸展3，股関節屈曲3，股関節外転4+と著明な改善は認められなかった。筋緊張亢進を呈していた大腿筋膜張筋，腸脛靱帯，大腿直筋，大腿二頭筋，腓腹筋，脊柱起立筋群は改善した。歩行時の左ICからLRにおいて，股関節外転位での接地が改善し，骨盤の側方移動に伴う身体重心の移動が可能となった。そのため，体幹の側屈運動も改善した。術前にみられていた過度な大腿の内旋運動は軽減した（**図10**）。術後独歩が可能となった時期に，膝関節へのメカニカルストレスの程度を判断する目的で，3次元動作解析装置を用いて術側のKAMを算出した。健常群，膝OA群，本症例の非術側のKAMと比較すると，明らかに術側のKAMは低下していることがわかった（**図11**）。以上の結果より，術側膝関節の機能改善および歩行時のメカニカルストレスが軽減したことが示唆された。

ROM：range of motion

図10 退院時の歩行

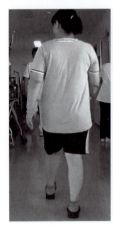 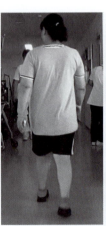 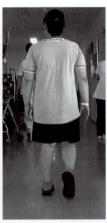 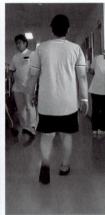 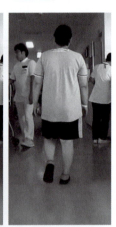

左IC　　　　　左LR　　　　　左MSt　　　　　左PSw　　　　　左MSw

左ICからLRにおいて，股関節外転位での接地が改善し，骨盤の側方移動に伴う身体重心の移動が可能となり体幹の側屈運動も改善した。術前にみられていた過度な大腿の内旋運動も軽減した。

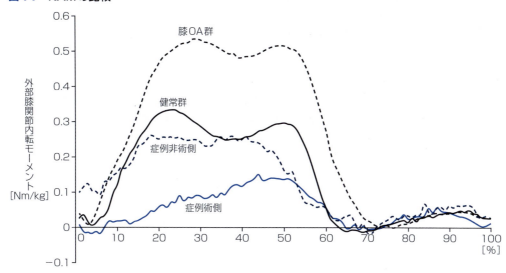

図11 KAMの比較

まとめ

　TKA術後の理学療法として，膝関節の局所的な機能改善だけにとらわれるのではなく，膝関節へのメカニカルストレスを増大させている要因を明らかにし，理学療法にて改善できる可能性がある要因に対してアプローチすることが重要である。

Ⅳ 機能障害別ケーススタディ　B 他部位からの影響の評価と理学療法

3 腰椎・骨盤帯機能からの影響の評価と理学療法

Abstract
- 両膝のこわばりと，立位での体幹伸展動作に伴う腰部の鈍重感・恐怖感を訴えた症例である．頭部前傾位を補正する機構として，膝関節屈曲角度の増大，下位腰椎前弯角の増大が認められたことから，膝関節と腰椎・骨盤帯の関係性について着目して評価を進めた．
- 膝関節伸展可動域制限と下位腰椎前弯を増大させる因子として，各種検査を行い，胸椎伸展可動域制限が主要な機能障害として抽出された．
- 膝関節伸展可動域の改善とともに，胸椎伸展可動域制限の要因となっていた右大胸筋胸肋部線維の過緊張の減弱を図った後に，腰椎伸筋・股関節伸筋の過剰収縮を伴わないように意識しながら，腹臥位での胸椎伸展運動を指導した．

症例紹介

▶基礎情報
年齢：60歳代　性別：女性

▶医学的情報

膝OA：
knee osteoarthritis

診断名：両変形性膝関節症（膝OA），第4腰椎変性すべり症，第5腰椎分離すべり症，腰部脊柱管狭窄症，腰椎椎間板ヘルニア

▶経過

FT：
femorotibial

PF：
patellofemoral

　2013年9月，両膝痛（右＜左）により初診．主訴は「正座，あぐらができない」であった．X線所見では，Kellgren-Lawrence（K-L）分類で右gradeⅡ，左gradeⅢであった．整形外科的テストにおいては，McMurray test（内反）は陽性を示した．また，内側大腿脛骨（FT）関節は両側ともに，膝蓋大腿（PF）関節は左のみ内側部に，また鵞足付着部は両側ともに圧痛を有していた．膝関節可動域は，右が屈曲135°，伸展−5°，左は屈曲130°，伸展−10°であった．11月に症状寛解傾向にあり，通院終了となった．

　2016年5月，左膝折れ出現，膝関節痛が増悪．単純X線画像に変化はなかった．膝関節可動域は屈曲制限が進行し，右は115°，左は125°であった．圧痛所見は，PF関節の上部にも有するようになった．MRIで膝内側半月板断裂，前十字靱帯（ACL）の膨化を認める．荷重時痛は寛解に至り通院終了．

ACL：
anterior cruciate ligament

　2017年1月，誘因なく右殿部痛が出現．約20分の歩行で下肢症状はないが，右殿部痛が出現するようになる．3月より筆者担当開始．両膝関節痛は2016年5月とほぼ変化なく持続．MRIでL1/2，2/3，5/S1に椎間板ヘルニアの所見あり．症状に対して服薬効果はなし．5月に仙骨ブロック実施するが効果なし．徐々に左殿部から下肢痛も出現．6月，体動時に殿部から下肢に放散痛出現．5〜10分立位も困難となる．L5分離部ブロックを施行し症状軽快．その後も外来で2週に1回の理学療法を継続，下肢痛改善傾向となる．

評価の流れと解釈

主訴：腰を伸ばしたときの恐怖感，立位保持時の腰部の鈍重感。両側特に左膝関節のこわばり。

▶立位姿勢（図1）
前方と左側方からみた立位姿勢を図1に示す。

▶動作分析
●体幹前屈（図2a）
- 腰椎：上〜中位胸椎の屈曲に乏しく，下位胸椎での屈曲増大
- 骨盤の後方移動量が大きく，骨盤前傾を伴う股関節屈曲減少

●体幹後屈（図2b）
- 脊椎全般の伸展低下，頸椎での伸展増大
- 骨盤帯の前方移動を伴った股関節伸展低下
- 膝関節屈曲はわずかに増大

図1 立位姿勢

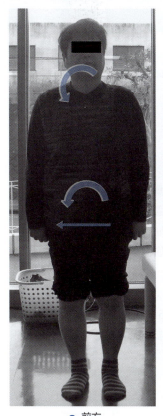 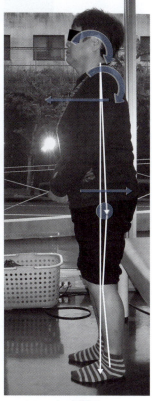

a 前方
骨盤帯の左回旋，右側方移動。両肩関節内旋。

b 左側面
骨盤後傾，両膝屈曲。腰椎前弯が顕著，中〜下位胸椎フラット。頸椎前弯著明。

図2 動作分析

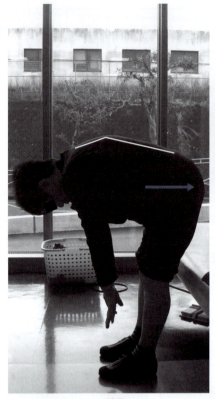
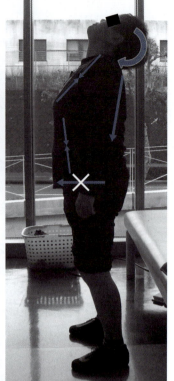

a 前屈
骨盤帯の後方移動量は得られている。下位胸椎部分が頂椎となり，上〜中位胸椎，腰椎の屈曲は認められない。

b 後屈
骨盤帯の前方移動は認められない。

▶画像・理学所見

●膝関節

- 単純X線画像（**図3**）　K-L grade：Ⅱ／Ⅲ，両膝蓋大腿関節：関節面狭小化
- 左膝MRI：左前十字靱帯膨化，内側半月板断裂
- 圧痛　：両内側裂隙，膝蓋骨内側，大腿遠位全般，鵞足付着部
- 可動域：背臥位　膝関節屈曲115°／125°，伸展−15°／−20°
  　　　　腹臥位　膝関節屈曲65°／75°

●腰椎

- 単純X線画像（**図4**）：第5腰椎分離すべり，第4腰椎変性すべり
- 圧痛　：腰椎棘突起には認められない，L4/5/S椎間関節両側，両脊柱起立筋に圧痛あり
- 特異的テスト：
  　　　LELT：恐怖感・神経症状の増悪なし
  　　　PLET：恐怖感・神経症状ともに再現
  　　　PPU：10 cm
  　　　SLR：95°／100°

LELT：
lumbar extension load test

PLET：
passive lumbar extension test

PPU：
prone press-up

SLR：
straight leg raising

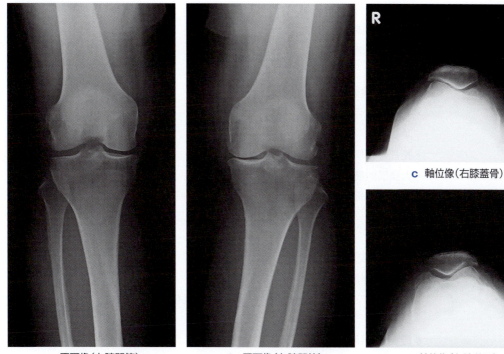

図3　単純X線画像(膝)

a　正面像(右膝関節)　　b　正面像(左膝関節)　　c　軸位像(右膝蓋骨)　　d　軸位像(左膝蓋骨)

K-L grade Ⅱ/Ⅲ。内側裂隙の狭小化を認める。顆間隆起，大腿骨外側顆にOAが認められる。膝蓋大腿関節におけるOA・関節面狭小化を認める。

図4　単純X線画像(腰椎)

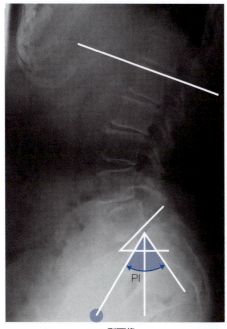
a　側面像

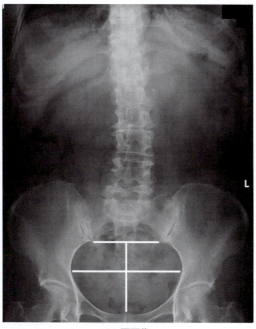
b　正面像

腰椎全体としての前弯増大，仙骨前屈増大。L4変性すべり，L5分離すべりを伴い，下位腰椎の伸展が顕著。pelvic incidence (PI) は65°で日本人の平均より大きい。

仙腸関節下縁を結んだ線からの垂線による骨盤腔縦径/横径の割合を求めたところ，横径が増大し骨盤後傾位であることを確認できた。

- 可動域：股関節　屈曲 135°/135°，伸展 20°/30°，外転 20°/15°
　　　　　背臥位(腹臥位)　外旋 35°/45°(65°/75°)，内旋 15°/20°(内旋 30°で両側とも疼痛あり)
- 筋力　：著明な筋力低下は認められず

● 膝関節検査(背臥位)
- 両側膝蓋骨の可動性は全周性に低く，上下・左右方向への tilting(傾斜)が不足
- 脛骨の腹側への sliding・tilting(滑り・傾斜)ともに不足
- 大腿二頭筋・腸脛靱帯付着部の圧痛を伴い，両脛骨外旋位
- 腰痛・恐怖感の再現：他動での膝関節伸展時に再現性が認められるが，股関節屈曲位では腰痛・恐怖感は認められない(**図6**)

▶股関節検査
● 股関節伸筋群検査
- SLR：95°/100° ハムストリングスの伸張性も保たれている

● 股関節屈筋，膝関節伸筋群検査
- 股関節他動伸展可動域：20°/30°と十分であり，腰痛・恐怖感の再現性は認められない
- Thomas test：両側ともに陰性
- 体側股関節を屈曲させると同時に膝関節伸展が出現
- 腹臥位での膝関節屈曲 65°/75°と制限顕著
- 圧痛：両大腿直筋・大腿筋膜張筋・両大腰筋

● 股関節内転筋群検査
- 開排可動域低下
- 圧痛：両恥骨筋・長内転筋

● 股関節外転筋群検査
- 両側ともに股関節内転にて対側骨盤側面に伸張痛が出現，腰痛・恐怖感の再現は認められない
- 膝関節伸展位での股関節内転でも同様の訴えあり
- 圧痛：両中殿筋前・後部線維，大殿筋上部・下部線維，大腿筋膜張筋〜腸脛靱帯

● 股関節回旋筋群検査
- 腹臥位・背臥位ともに内旋・外旋可動域の低下が顕著
- 殿筋群の全般の圧痛所見が認められたことから，過剰収縮の習慣化に伴う股関節外旋筋群の短縮あり

各種検査の統合

▶画像所見・立位姿勢

両膝関節の変性を有するが，特に左側にて内側裂隙の狭小化が認められていた．特に特徴的であったのが，両側ともにPF関節における関節面の狭小化である．

立位姿勢においては側面にて両膝関節屈曲位を呈し，腰椎過前弯に対し，骨盤は後傾・右回旋，右側方移動を呈し，中〜下位胸椎は右回旋を伴ってフラット化している．頸椎全体は非常に前弯を強めている．

腰椎のX線所見（図4）では仙骨前屈が著明で腰椎前弯角も増大しているが，骨盤はやや後傾位を呈する．spinopelvic parameterの視点から診ると，pelvic incidenceは高値を示しており[1-3]，アライメントは腰椎変性すべり症の傾向として報告されている頭部前方位，下位腰椎前弯増強，骨盤後傾位と一致している[4,5]．

Barrayらは矢状面上での脊柱アライメント保持のために重要な代償機構をthree main mechanisimとして，骨盤後傾，腰椎変性すべり，胸椎後弯減少の3つを挙げている[4]（「Ⅲ章-B-3 腰椎・骨盤帯機能からの影響の評価と理学療法」の図7（p168）参照）．上記機構を最大限に用いた後，最終的に動員される機構が膝関節屈曲角度の増大であるとの報告も散見される[7]．

本症例においては，初期来院時（2013年）から膝OAに伴う膝関節屈曲拘縮を呈しており，改善が得られなかったことから，当初より脊柱の代償機構を過剰に用いる傾向にあったことが推察される．そのなかでも下位腰椎前弯・骨盤後傾を過剰に動員する姿勢戦略によって2017年6月下旬の腰椎変性すべり，分離すべり症に伴う神経症状を引き起こしたと考えた（図5）．

図5 膝関節伸展制限に由来する病態の進行

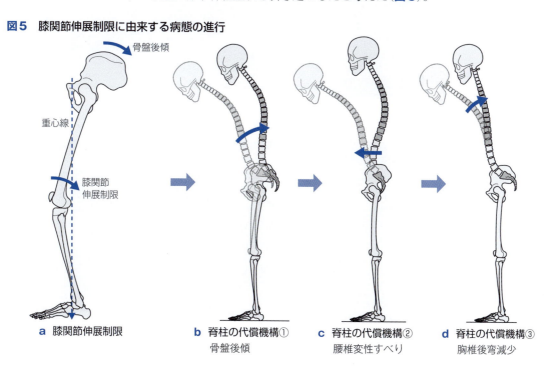

a 膝関節伸展制限　　b 脊柱の代償機構①　　c 脊柱の代償機構②　　d 脊柱の代償機構③
　　　　　　　　　　　骨盤後傾　　　　　　　腰椎変性すべり　　　　胸椎後弯減少

▶理学所見(腰部・膝症状との関連性)
●膝関節伸展可動域制限

背臥位での膝関節他動伸展にて膝蓋骨下縁に疼痛が生じるとともに、体幹伸展時に腰部の不安感を訴えた(図6a)。しかし、股関節屈曲位では腰部の訴えはない(図6b)。股関節肢位による症状の変化は、背臥位における腰椎・股関節伸展角度の増大と関係することが示唆された。

そのため、膝蓋下脂肪体のマッサージ、膝蓋骨の上方へのtilting(傾斜)を用いたモビライゼーションを実施し、再度股関節伸展位にて膝関節他動伸展を行った結果、腰痛・不安感ともに減弱したことから、膝蓋下脂肪体の伸張性低下に由来する膝関節伸展可動域制限が腰部の不安感を引き起こす機能障害の1つであると考えた。

●腰椎不安定性と腰部症状の関連

神経症状・腰部の不安感の訴えは腰椎不安定性に由来する可能性が高いと考え、腹臥位でのLELT、PLETを選択・実施した(図7)[8,9]。

両検査ともに神経症状の訴えはなかったが、PLETで腰部の不安感の再現が得られたことから、第4腰椎変性すべり症、第5腰椎変性すべり症に由来する下位腰椎伸展角度の増大に伴う腰椎不安定性に由来する症状であると推察した。

図6 膝関節他動伸展

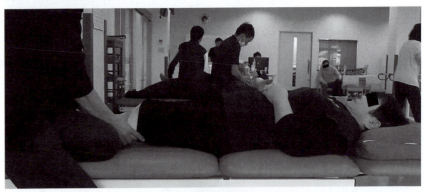

a 股関節伸展位
膝蓋骨下縁に疼痛を訴えたが、腰部の疼痛・違和感が生じる。

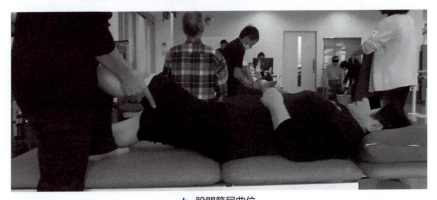

b 股関節屈曲位
膝蓋骨下縁に疼痛を訴えたが、腰部の疼痛・違和感は生じない。

2017年10月現在では患者自身の主観的な下肢神経症状の訴え・上記理学検査における再現はなく，馬尾・神経根の炎症状態は沈静化した状態であると判断した。

● 脊柱起立筋・殿筋群の過剰活動と腰部症状の関連

立位保持，立位での体幹伸展動作を通し，脊柱起立筋，大殿筋・中殿筋の前・後部線維の過剰な筋活動が視診・触診にて確認された。

腰椎不安定性を有する場合，大殿筋・ハムストリングスといった股関節伸筋，脊柱起立筋の過剰活動が用いられると報告[10]されている。患者は，股関節伸筋・脊柱起立筋の活動を要する骨盤後傾（pelvis back tilt mechanism[6]：図8およびp168参照）を呈しており，この状態で立位姿勢を持続することにより，さらなる股関節伸筋群の過剰収縮を招き，症状として腰部の鈍重感が生じていると考えた。また，これらの筋の過剰収縮により，腹臥位・背臥位における股関

図7 passive lumbar extension test (PLET)

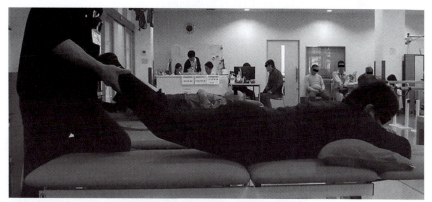

腰部の疼痛・恐怖感の再現性あり

図8 pelvis back tilt mechanism

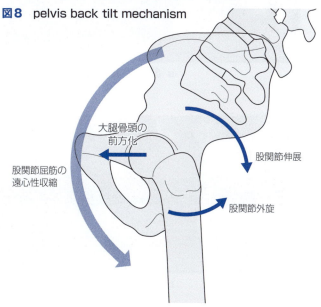

立位での骨盤後傾に伴い，股関節は伸展位を呈する。

回旋可動域の低下が顕著となっていると考察した。なお，股関節内旋可動域が約15°未満の場合，膝OAとの関連性が高いとの報告がある[11, 12]。

● **骨盤後傾と股関節前面筋の過緊張・短縮**

　股関節伸展可動域は十分に有しているものの，腹臥位での膝関節屈曲にて可動域制限が顕著であり，股関節前面筋である大腿直筋・大腿筋膜張筋に圧痛が認められるとともに，Thomas testでも陽性であった。

　一方で，骨盤後傾と同時に股関節外旋に伴う大腿骨頭の前方変位量が増大している可能性が高い（図8）。結果として，大腰筋・大腿直筋・大腿筋膜張筋を遠心性収縮にて過剰動員させることで，前述の股関節伸筋と屈筋群の同時収縮を呈していると推察される。したがって，股関節前面筋の過活動が生じ，主訴の1つである両膝のこわばりにつながった可能性が高く，背臥位・腹臥位での膝関節屈曲可動域の隔たりを説明することができる。

● **股関節内転可動域制限**

　側臥位での右股関節他動内転では右殿部痛，膝関節屈曲位での他動内転（Ober test）では両側ともに腰部の不安感の再現は認められず，大腿外側の疼痛の訴えが認められた（図9）。

　右股関節内転を膝関節伸展位にて加えると右殿部外側痛が出現した。この症

図9　股関節内転可動域検査

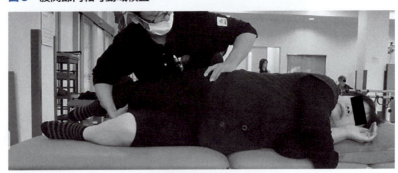

a　股関節内転（膝関節伸展位）
制限＋
右殿部痛＋

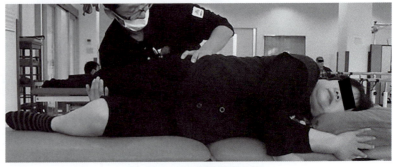

b　Ober test（膝関節屈曲位）
両側ともに制限＋
大腿外側の伸張痛＋

状は現在主訴として挙がってはいないが，2017年3月に受診した際の主訴であった右殿部痛と類似しているとの返答が得られた。圧痛所見にて右中殿筋前部線維，大腿筋膜張筋起始部に確認できたことからも同部位の筋性疼痛が混在していることが示唆された。

Ober testにて生じる両大腿外側の伸張痛は，骨盤後傾に伴う大腿筋膜張筋の過活動[13]・腸脛靱帯の硬度上昇[14]の過活動の影響が混在して生じていることが示唆される。腰部脊柱管狭窄症に関連する因子として，wide based gait（外転歩行）に伴う股関節外転位保持[15]の関与も考えておかねばならない。

● 胸椎伸展可動域の低下と腰部症状の関連

PPU[16]にて腰部症状の再現が得られた（図10）。特に中位胸椎（特に第6・7胸椎）における伸展可動域が乏しかったため，加えて中部胸郭を触診すると左回旋が著明であった。右第6肋骨の前方回旋が顕著であり，右大胸筋胸肋部線維に強い圧痛所見が認められた（図11a）。

そのため右第6肋骨の前方回旋に伴った第6胸部リングの左回旋を徒手的に中間位に修正した状態にて体幹後屈動作[17]を行うと，伸展可動域の拡大とともに，腰痛・伸展時の恐怖感が著減することが確認できた（図11b）。

本結果から右大胸筋胸肋部線維の過緊張が，中位胸椎の伸展可動域の低下を伴い，それを補うために下位腰椎の過剰伸展を引き起こしていると考えた。機能障害の根本的な原因は右大胸筋胸肋部線維であると判断した。

理学療法プログラム・セルフエクササイズ

- 右大胸筋胸肋部線維のマッサージ（図12a）
- PPU（中部胸郭における左回旋，股関節伸筋群の活動を生じないように意識しながら）（図12b）
- 膝蓋下脂肪体のマッサージ・膝蓋骨上方へのtilting（傾斜）を用いたモビライゼーション

図10　prone press-up（PPU）

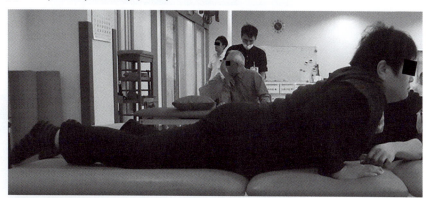

両側上前腸骨棘がベッドから離れないように，両上肢の支持を用いて，伸展運動を行う。
腰部の疼痛・恐怖感の再現性あり。
両側股関節伸筋群の過剰収縮とともに，両側上前腸骨棘がベッドから持ち上がる傾向あり。

図11 胸椎伸展可動域制限因子の抽出

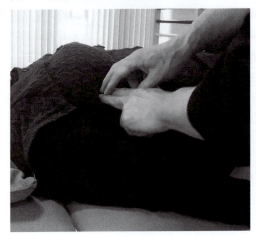

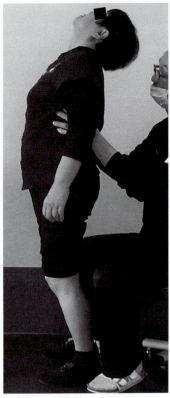

a 圧痛所見

右第6肋骨前面にて，大胸筋胸肋部線維での強い圧痛所見を確認。

右第6肋骨前方回旋を伴う第6胸部リングの左回旋をセラピストが徒手的に中間位へ修正して体幹後屈動作を行う。伸展可動域の増大とともに，腰部の鈍痛・恐怖感の減弱(NRS：2/10)を確認した。

b 胸部リングの修正

NRS：
numeric rating scale

図12 理学療法プログラム・セルフエクササイズ

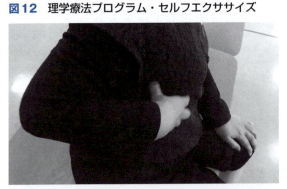

a 右大胸筋胸肋部線維のマッサージ

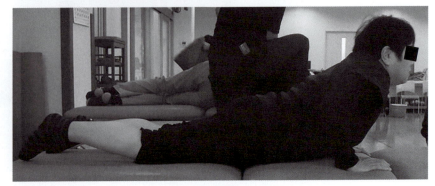

b PPU

中部胸郭における左回旋，股関節伸筋群の活動を生じないように意識しながら行う。

体幹後屈動作は**図13**のように変化が得られ，NRS：2/10と腰痛・伸展時の恐怖感の改善ともに，炊事などの立位時間の延長が得られてきたが，やはり歩行時の両膝のこわばり感に関してはNRS：6/10と残存した状態である。

上記プログラム後に再度背臥位での膝関節他動伸展を行うと，膝蓋骨下部に生じていた疼痛に軽減が得られたことを確認し，セルフエクササイズとして自宅でも継続することを指導した。

まとめ

両膝OAに由来する膝関節伸展可動域制限の改善に難渋したため，矢状面上でのバランス機能を腰椎骨盤帯に大きく求められる姿勢戦略を用いることによって，もともと形態的に有していた腰椎退行変性に伴う症状が顕在化してきた症例である。

各種理学検査の結果の解釈に着目して述べたが，膝に由来する症状が先行していたとしても明確に膝・脊椎疾患の影響を区別することは困難である。

近年，膝OAでは腰痛の合併の有無によってspinopelvic parameterには差が認められないことが報告されており，退行変性疾患の進行における最終的な脊

図13 体幹後屈動作：介入前後

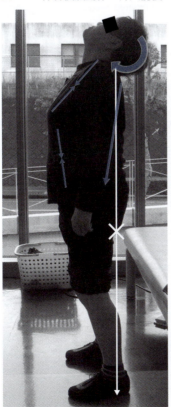
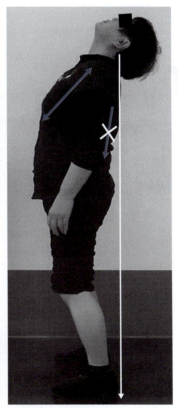

a 介入前
胸郭前面の拡張が得られず，脊柱起立筋・殿筋群の同時収縮に伴う腰痛，不安定性に伴う恐怖感が出現。

b 介入後
胸郭胸郭前面の拡張性が増大し，腰痛・恐怖感ともにNRS：2/10まで寛解。

椎アライメントの変化は同様であることがわかってきている[18]。

膝関節に主訴を有する場合，当然局所的な介入が重要であるが，合わせて加齢に伴った全身的な退行変性変化を意識しつつ，各種代償機構の負荷分担率を考慮するという長期的な視点から予防的に関与することの重要性を再認識した症例であった。

文献

1) Legaye J, et al：Pelvic incidence：a fundamental pelvic parameter for three-dimensional regulation of spinal sagittal curves. Eur Spine J, 7(2)：99-103, 1998.
2) Endo K, et al：Characteristics of sagittal spino-pelvic alignment in Japanese young adults. Asian Spine J, 8(5)：599-604, 2014.
3) Jentzsch T, et al：Increased pelvic incidence may lead to arthritis and sagittal orientation of the facet joints at the lower lumbar spine. BMC Med Imaging, 5；13：34, 2013.
4) Barrey C, et al：Sagittal balance of the pelvis-spine complex and lumbar degenerative diseases. A comparative study about 85 cases. Eur Spine J, 16(9)：1459-67, 2007.
5) Ferrero E, et al：Sagittal spinopelvic alignment in 654 degenerative spondylolisthesis. Eur Spine J, 24(6)：1219-27, 2015.
6) Barrey C, et al：Compensatory mechanisms contributing to keep the sagittal balance of the spine. Eur Spine J, 22(6)：S834-41, 2013.
7) Lafage R, et al：Defining the Role of the Lower Limbs in Compensating for Sagittal Malalignment. Spine(Phila Pa 1976), 42(22)：E1282-E1288, 2017.
8) Kasai Y, et al：A new evaluation method for lumbar spinal instability：passive lumbar extension test. Phys Ther, 86(12)：1661-7, 2006.
9) Alyazedi FM, et al：The interrater reliability of clinical tests that best predict the subclassification of lumbar segmental instability：structural, functional and combined instability. J Man Manip Ther, 3(4)：197-204, 2015.
10) Jung HS, et al：EMG activity and force during prone hip extension in individuals with lumbar segmental instability. Man Ther, 20(3)：440-4, 2015.
11) Holla JF, et al：Diagnostic accuracy of range of motion measurements in early symptomatic hip and/or knee osteoarthritis. Arthritis Care Res(Hoboken), 64(1)：59-65, 2012.
12) Currier LL, et al：Development of a clinical prediction rule to identify patients with knee pain and clinical evidence of knee osteoarthritis who demonstrate a favorable short-term response to hip mobilization. Phys Ther, 87(9)：1106-19, 2007.
13) 中道哲朗, ほか：立位における骨盤後傾角度変化が大腿筋膜張筋、大腿二頭筋および内側広筋の筋電図積分値に及ぼす影響. 関西理学療法, 6：77-83, 2006.
14) Tateuchi H, et al：The effect of angle and moment of the hip and knee joint on iliotibial band hardness. Gait Posture, 41(2)：522-8, 2015.
15) Suri P, et al：Does this older adult with lower extremity pain have the clinical syndrome of lumbar spinal stenosis?. JAMA, 15；304(23)：2628-36, 2010.
16) Bandy WD, et al：Strapped versus unstrapped technique of the prone press-up for measurement of lumbar extension using a tape measure：differences in magnitude and reliability of measurements. Arch Phys Med Rehabil, 85(1)：99-103, 2004.
17) Diane Lee：The Pelvic Girdle. 4th Edition, 367-408, Churchill Livingstone, 2010.
18) Wang WJ, et al：Sagittal alignment of the spine-pelvis-lower extremity axis in patients with severe knee osteoarthritis：A radiographic study. Bone Joint Res, 5(5)：198-205, 2016.

Ⅳ 機能障害別ケーススタディ　B 他部位からの影響の評価と理学療法

4 胸郭からの影響の評価と理学療法

Abstract
- 今回提示した症例は，受傷機転は明確にあったが，その後の経過が長期にわたっていた．この場合，膝関節に生じている病態と二次的に生じた機能障害の双方を把握する必要があるため，問診が重要である．現病歴や現在の症状を患者と共有したうえで理学療法評価を行うべきである．
- 左膝前十字靱帯（ACL）損傷と内側半月板損傷が疑われ，それが原因で膝関節伸展制限と下腿の回旋不安定性が生じている可能性が高かった．膝関節に生じた機能障害を代償するために姿勢や動作に変化が生じ，症状を引き起こしていたと考えられた．
- 手術により膝関節の機能障害は改善したが，術前の特徴的な姿勢や動作は残存し，特に胸郭のアライメントが二次的に膝関節へと影響を与えていると考え，膝関節機能と並行して胸郭の機能改善も図った．

症例紹介

ACL：anterior cruciate ligament

▶現病歴
70歳代の女性で，当院受診の8カ月前に50cmほどの高さから転落し，左膝関節外反を強制され，左膝関節に腫脹と疼痛が出現した．近医受診し，穿刺を行ったところ，膝関節内に血腫が認められ，単純X線画像上では骨折はないと診断された．近医では通院にて経過を観察していたが，左膝関節は伸展制限を有し，左膝関節全体の疼痛と重だるさが残存していた．受傷後は，階段昇降などで左膝関節の動揺や脱力感を感じていたが，giving wayは一度もなかった．受傷半年後にMRIを撮像し，左ACL損傷の診断を受けた．診断後より理学療法を開始され通院していたが，症状があまり変化せず終了となった．その後自宅での運動も行わなくなり，左膝関節をかばいながら生活を行っていたが，徐々に膝関節の伸展制限が悪化し，下肢全体に疼痛や重だるさが増強したことで，歩行持続困難となった．特に立ち仕事や草取りをしていると，症状の悪化がみられていたため，鍼治療を受けて一時的に痛みを緩和させていた．膝関節屈曲は行えており，正座やしゃがみ込みは可能だった．症状の悪化とともに外出することが怖くなり，歩行も嫌になっていた．周囲の知人たちからも歩容の悪化を心配され，知人の紹介で当院を受診し，MRIより左ACL損傷，左内側半月板損傷，左変形性膝関節症（膝OA）と診断された．受診の一週間後に手術目的にて当院入院となり，精査目的も含め左膝関節鏡手術が施行された．

膝OA：knee osteoarthritis

▶画像所見
MRIのプロトン密度強調の脂肪抑制画像にて（図1），矢状面でACLのやや高信号と内側半月板のdouble PCL sign[1,2]が観察された．前額面では内側半月板に高信号がみられ，嵌頓を疑わせる所見も確認された．また関節裂隙の狭小化や関節軟骨の菲薄化，磨耗も観察された．大腿骨内側顆には不整結節影を認めたが，膝OAに伴う変形変化や小さな骨梗塞の可能性と判断された．

PCL：posterior cruciate ligament

図1 MRI（プロトン密度強調の脂肪抑制画像）

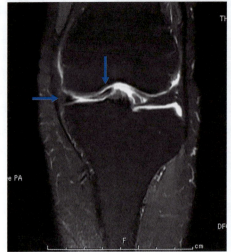

a 冠状断像

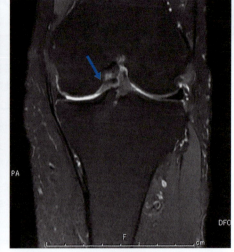

b 冠状断像

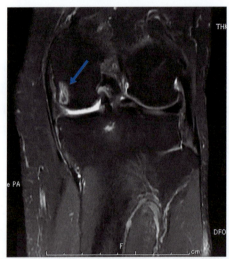

c 冠状断像

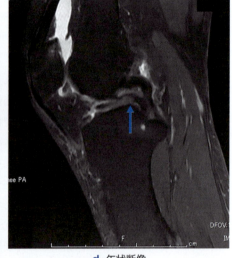

d 矢状断像

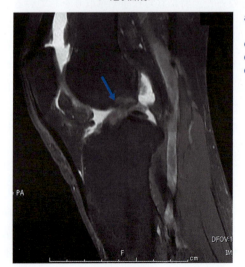

e 矢状断像

a, b：内側半月板の高信号と嵌頓を疑わせる所見
c：大腿骨内顆の不整結節影
d：double PCL sign
e：ACL のやや高信号

単純X線画像では(図2),軽度の関節裂隙の狭小化がみられ,Kellgren-Lawrence分類ではgradeⅡであった。

▶解釈

症例の訴えより,8カ月間左膝関節痛と膝関節伸展制限をもち続けて生活しており,疼痛部位が左膝関節から広範囲へと変化していることからも,持続する膝関節機能の低下とそれに伴う二次的な機能障害も生じている可能性が高いと考えられた。受傷後の血腫や膝関節の動揺,画像所見などから左ACLと内側半月板を損傷していた。内側半月板に関してはMRIよりバケツ状断裂とその嵌頓が疑われ,左膝関節の症状や伸展制限への関与が示唆された。情報収集のなかで症例は,なぜ痛みが取れないのか,なぜ膝が伸びないのか,いつになったら治るのかという不安を訴え,症状悪化に伴う日常生活活動(ADL)への不安感が積み重なっていた。その反面,立ち仕事や草取り,正座やしゃがみ込み作業など症例ができると判断した動作は継続できており,社会復帰には積極的だと判断した。

ADL：
activities of daily living

評価の流れと解釈

▶術前評価

●疼痛検査

疼痛は,安静時や夜間時にはなく,立位持続や歩行持続にて左大腿全体から下腿外側にかけてNRSで4/10であり,活動量が増加するとNRSで8/10の疼痛が出現すると訴えていた(図3)。夕方になるにつれ左下肢全体が腫れたように

NRS：
numeric rating scale

図2 単純X線画像

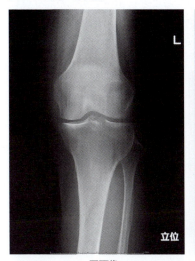
a 正面像

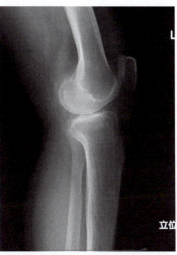
b 側面像

Kellgren-Lawrence分類 gradeⅡ
軽度の関節裂隙狭小化

図3 症例のボディーチャート

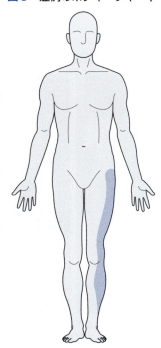

重だるくなり，それに伴い疼痛が増強した．左膝関節屈曲では疼痛はなく，膝関節伸展にて左膝前内側痛が軽度出現し，完全伸展は困難であった．左膝関節の内外側裂隙に圧痛はなく，左膝蓋腱と膝蓋下脂肪体には圧痛がみられたが，普段感じる疼痛とは異なっており，膝伸展時の疼痛は膝蓋下脂肪体の圧痛と類似していた．また，左大腿筋膜張筋や大腿直筋，前脛骨筋，長腓骨筋にも圧痛がみられ，特に大腿筋膜張筋，長腓骨筋では普段感じる疼痛と類似していると訴えられた．

● 姿勢，動作

症例の訴えより最も困っている動作は歩行の持続であった．筆者はLee & Leeが提唱した統合システムモデル[3]を参考にしており，患者にとって意味のある運動課題を明確に把握し，そのなかで最適な機能とパフォーマンスを行えるよう評価，理学療法を進めることを重要視している．そこで，第一に歩行を観察するとその特徴として（図4），左下肢は踵接地が行えず，股関節屈曲・内転・内旋位，膝関節屈曲位，下腿外旋位，距骨下関節回外位で足底全体を接地していた．左の立脚期にはトレンデレンブルグ徴候がみられ，体幹の左側への傾きもみられた．常に左股関節屈曲・内旋位，膝関節屈曲位で，立脚中期（MSt）にその動きが強まること以外では，股関節および膝関節の動きはあまりみられなかった．距骨下関節は常に回外位で，MStから立脚終期（TSt）にかけては中足部での回内がみられ，内側縦アーチが低下しており，蹴り出しも行えていなかった．右上肢の振りはなく，肩甲帯挙上位，肩関節は外転位，上位胸部は左回旋位のままで体幹の右回旋はほとんどみられなかった．時折，左の立脚期に体幹の左側への動揺も観察された．

立位における左下肢アライメントの特徴としては，左膝関節屈曲位，下腿外旋位で足部は外転位にあり，膝関節を伸展させることは困難であった．立位における各関節のアライメントの詳細は次に記すとおりである（図5）．

MSt：
mid stance

TSt：
terminal stance

図4 術前評価時の歩容

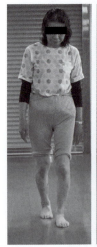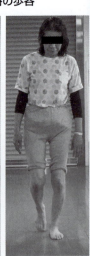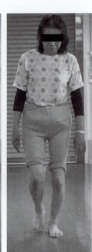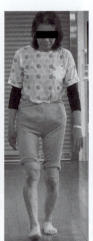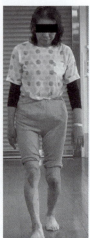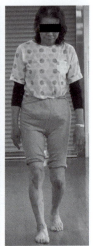

左下肢は股関節屈曲・内転・内旋，膝関節屈曲，下腿外旋，距骨下関節回外位での荷重．
立脚期にはトレンデレンブルグ徴候が観察される．

- 左足部：中足部回内位，距骨下関節回外位
- 左下腿：外旋位
- 左膝関節：屈曲位
- 左股関節：屈曲・内旋位
- 骨盤：前傾・左側屈・右回旋位
- 腰椎：右側屈・右回旋位，下位腰椎伸展位
- 胸椎：左側屈・左回旋位

　各関節のアライメントを徒手的に修正しても，膝関節が伸展することはなく，他部位での代償がみられた。Lee[4]が定義した胸部リングの評価を行うと，両側の第4肋骨の触診において，右の肋骨は外側に変位し前方回旋，左の肋骨は後方回旋しており，第3，4胸椎間では左回旋が確認された。通常胸椎の回旋が生じると，例えば左回旋の場合は右への並進運動を伴う。同時に右の肋骨は前方回旋し，下方の椎体の同側の横突起に対して後外方へ移動する。左の肋骨は後方回旋し，下方の椎体の同側の横突起に対して前内方へ移動する[5]（図6）。本症例も同様の現象が確認され，第3，4胸椎レベルで肋骨の回旋を徒手的に修正すると体幹のアライメントは最も改善したが，膝関節は屈曲位のままであった。

　片脚立位を観察したところ（図7），左下肢が立脚側の場合，左股関節を屈曲・内旋・内転と膝関節屈曲，距骨下関節回外を強め，体幹を前傾させ，足趾を屈曲させていた。骨盤保持が行えず，トレンデレンブルク徴候がみられた。右下肢が立脚側の場合，骨盤の左側を引き上げることで下肢を挙上させていた。左股関節の屈曲には外転が伴い，膝関節の屈曲には下腿外旋が伴っていた。体幹

図5　術前評価時の立位姿勢

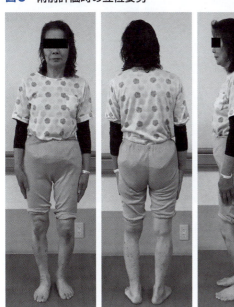

歩行同様，左下肢は股関節屈曲・内転・内旋，膝関節屈曲，下腿外旋，距骨下関節回外位での荷重。
体幹は骨盤左側屈・右回旋，腰椎右側屈・右回旋，胸椎左側屈・左回旋位。

図6　第3，4胸椎と両第4肋骨の左回旋・右変位

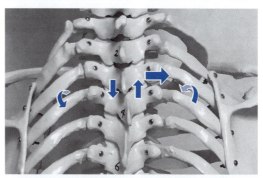

左回旋に伴い右へ並進運動が生じ，同時に右の肋骨は前方へ回転し，下方の椎体の同側の横突起に対して後外方へ移動する。左の肋骨は後方へ回転し，下方の椎体の同側の横突起に対して前内方へ移動する[5]。

は左右の片脚立位ともに第3, 4胸椎と両第4肋骨での左回旋・右変位はみられ, 徒手的に肋骨の回旋を修正すると, 右下肢が立脚側の場合は, 体幹と右下肢のアライメントの改善がみられ, 左下肢が立脚側の場合は, 体幹のアライメントに改善はみられたが, 膝関節のアライメントに変化はみられなかった.

歩行時に体幹の右回旋が観察されなかったため体幹の回旋を観察すると（図8）, 座位でも立位同様, 第3, 4胸椎と第4肋骨が左回旋・右変位しており, 体幹の右回旋では, 第3, 4胸椎レベルでの肋骨の回旋が制限され, 肩甲骨挙上と頸椎右側屈での代償がみられていた. ここでも同様に肋骨の位置を徒手的に修正すると, 体幹の右回旋制限は改善した.

● 理学所見

膝関節の腫脹, 熱感, 発赤はなく, 大腿周径も膝蓋骨直上では左右差がみられなかった. しかし, 膝蓋骨から10 cm上方の部分では右側と比較し, 左側の方が3 cm小さく, 特に大腿内側部の筋萎縮が著明であった.

関節可動域は, 左膝関節屈曲は150°可能であったが, 伸展は自動運動で−25°, 他動運動で−20°であり, 左の下腿が過度に外旋したままで, 膝関節屈伸に伴う回旋運動が生じていない状態だった. また膝蓋骨も外側へ変位したま

図7 術前評価時の片脚立位

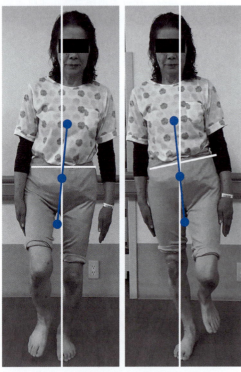

福井らが呈した上半身質量中心と下半身質量中心の中央位置を身体重心仮想点とし, 関節の上部に位置する体節の重心がその関節からどの程度離れているかをみることで, 関節モーメントを推定した[6].
左下肢が立脚側の場合, 股関節には外部屈曲, 内転モーメント, 膝関節には外部屈曲, 内転モーメント, 足関節には外部内転モーメントが加わる.

図8 術前評価時の体幹回旋

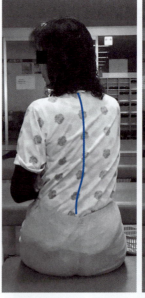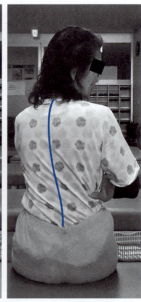

右回旋が制限され, 肩甲骨と頸部での代償がみられる. 上部胸郭での動きが生じていないことも観察される.

ま膝関節屈伸運動に伴う上下方向の可動性が低下していた．脛骨の可動性を確認すると，前方移動が増大しており，下腿は外旋位で，内旋の可動性が低下していた．特に脛骨内側の後方移動が低下していた．そこで，徒手的に下腿外旋を修正して他動運動を行うと，伸展制限がやや軽減し，さらに膝蓋骨を上方へ他動的に誘導するとより伸展可動域が改善した．しかし，膝関節伸展-10°以降は徒手的に膝関節の動きを修正することでの改善は得られなかった．膝関節を修正した状態での膝関節伸展では疼痛の出現はなかった．修正を加え伸展可動域の改善が得られた後，立位や歩行を確認すると，多部位に生じたアライメント異常に軽度改善がみられ，左大腿外側と下腿外側痛の軽減と歩きやすさがみられた．

整形外科的テストのanterior drawer testやLachman testでは，脛骨の前方への移動が増大し，end feelははっきりしないが抵抗感が感じられた．N testでは脛骨外側関節面の前方への移動が感じられたが，症例が自覚する不安感，恐怖感はなかった．膝関節内反テスト，外反テストは陰性で，左右差はなかった．McMurray testでは疼痛，クリック音の出現はなかったが，他動的な下腿内旋の可動性低下が確認された．Thomas test，Ober testは左下肢が陽性で，膝関節の完全伸展は困難であるが，SLR testも左ハムストリングスの伸張性低下が確認された．SLR testによる大腿外側と下腿外側痛の出現はなく，その他神経根症状を疑う所見はみられなかった．

下肢筋力はMMTで測定した．左股関節内転筋，ハムストリングスが4レベルであり，その他は5レベルであった．先にも述べたが，大腿周径は膝蓋骨から10cm上方の部分では右側と比較し，左側の方が3cm小さい状態であり，触診にて左内側広筋の萎縮が著明にみられた．

胸郭の評価を行うと，第3，4胸椎と両第4肋骨が左回旋・右変位しており，第4肋骨に付着する頸腸肋筋（**図9**）の過緊張が確認された．右頸腸肋筋の緊張緩和にて胸郭のアライメントは改善し，体幹の右回旋も改善がみられた．第3，

SLR：
straight leg raising

MMT：
manuel muscle testing

図9 頸腸肋筋

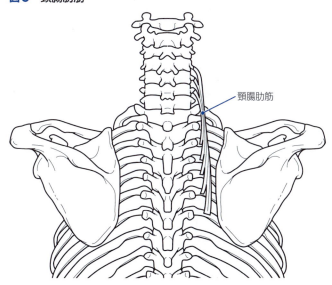

4胸椎椎間関節や両肋横突関節の制限は確認されなかった。また上位胸部においては，呼吸における肋間自体の広がりも低下していた。

ADLは疼痛を抱えながらも行えていたが，活動量は明らかに低下していた。準WOMAC[7]では，右膝痛について100/100点，左膝痛について65/100点，動作について65/100点であった。

▶術前評価の解釈（図10）

術前患者は左膝関節よりも左大腿外側と下腿外側の疼痛を強く訴えていた。ACL損傷と診断はされたが，受傷から8カ月間症状は改善せず，ADLへの不安が積み重なっていると考えられた。準WOMACで動作については65/100点とADLの制限を示していた。「転倒して膝を傷めたが，本当に私は膝が悪いのか，どうしたら良くなるのか」という不安もあり，問診の際も症例が現在感じている症状を熱心に説明された。その反面，立ち仕事や家の草取りも行えており，自分ができることはやらなくてはいけないという気持ちももっていた。また，知人から遠方ではあるが当院を強く勧められたこともあり，この機会に絶対治して帰りたいという期待感も強かった。主治医からはACL損傷と半月板損傷が疑われるため，膝関節の精査を目的に関節鏡で関節内を確認すると説明されており，それに対して理解も得られていた。そのため，疼痛の持続によるADL低下はあるものの心因性の疼痛の関与は低いと予測した。

症例が最も困っている動作は歩行であり，持続的な歩行にて左大腿外側痛と下腿外側痛がNRSで8/10と増強していた。疼痛検査より，左大腿筋膜張筋の圧痛が普段感じている疼痛と類似しており，触診とOber testにて左大腿筋膜張筋の過緊張と筋長の低下が確認された。左下腿外側痛に関しては，長腓骨筋の圧痛が普段感じる疼痛と類似しており，触診にて過緊張が認められたが筋の短縮は確認されなかった。普段膝関節自体には疼痛がなく，左大腿外側と下腿外側に疼痛が生じていたため，第5腰神経症状の可能性も考えたが，疼痛検査や理学所見よりその可能性は低いと判断した。

立位にて骨盤の右回旋と右側移動が生じ，左下肢では股関節屈曲・内旋位，

WOMAC：
Western Ontario McMaster Universities Osteoarthritis Index

準WOMAC：
WOMACに準ずる日本語版膝機能評価表

図10 術前評価の解釈

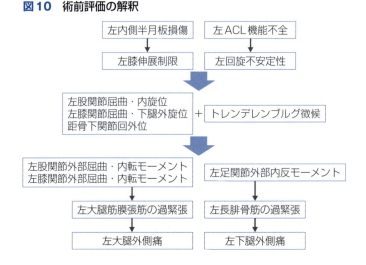

膝関節屈曲位，下腿外旋位，距骨下関節回外位を呈していることで左大腿筋膜張筋と長腓骨筋が姿勢を保持するために遠心性の収縮を行っていると考えられた。さらに片脚立位や歩行の立脚期には，左下肢へ荷重がかかり，股関節屈曲・内旋位，膝関節屈曲位，下腿外旋位，距骨下関節回外位が強まることで，股関節には外部屈曲，内転モーメント，膝関節には外部屈曲，内転モーメント，足関節には外部内反モーメントが加わり，これらの筋へ加わる負担は増大すると考えられた（図11）。左膝関節の伸展制限が生じてから8カ月の間，慢性的に左大腿筋膜張筋と長腓骨筋が過緊張の状態にあることで筋性疼痛が生じたと考える。

　MRI所見より内側半月板損傷が疑われるが，McMurray testは陰性であり，膝関節内側裂隙に圧痛がなかったこと，歩行の持続でのみ疼痛が出現し，重だるい疼痛で症例が膝関節には疼痛を感じていないことなどから半月板が疼痛に関与している可能性は低いと判断した。

　しかし，膝関節伸展制限に関しては，MRI所見や伸展－10°以降は膝関節の動きを修正しても膝周囲の筋緊張を変化させても伸展が困難であったこと，単純X線画像上で関節裂隙の狭小化は軽度であったことからも，伸展制限の要因として内側半月板が関与していると推察した。また，理学所見にてACL機能不全が推察され，通常，脛骨の前方移動と下腿の回旋可動性が増大することが予測されるが，症例では下腿は外旋し，下腿内旋の可動性が低下していた。こ

図11　術前評価時の左下肢MSt

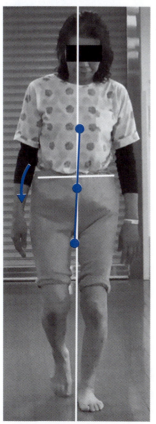

片脚立位同様，股関節には外部屈曲，内転モーメント，膝関節には外部屈曲，内転モーメント，足関節には外部内反モーメントが加わる。

れは，回旋不安定性を回避するために大腿筋膜張筋や大腿二頭筋の緊張を高め，下腿外旋位を持続させることで，周囲組織の柔軟性が低下したのではないかと推察した。ACL損傷にて膝関節の軸は内後方へ移動するとも述べられており[8]，正常な関節運動の欠如が術後も持続することが予測される。また，ACL損傷後に半月板損傷や軟骨損傷，膝OAを呈するという報告[9,10]は多く，術後も膝関節機能の評価と機能改善を継続させる必要性が考えられる。

立位や片脚立位，歩行にて股関節屈曲・内旋位，膝関節屈曲位，下腿外旋位，距骨下関節回外位が共通して観察され，体幹では骨盤左側屈・右回旋位，腰椎右側屈・右回旋位，胸椎左側屈・左回旋位が観察された。これらのアライメントを各関節で修正を行ったが，膝関節アライメントには影響がみられなかったことや，膝関節の可動域を改善することで各関節アライメントの改善がみられ，疼痛軽減と歩きやすさが得られたことより術前の段階では膝関節自体の問題が最も大きいと推察した。体幹のアライメントに関しては，第4肋骨の回旋の修正にてアライメント改善がみられたことより，術後も確認する必要があると判断した。

上記の内容を踏まえ症例の予後としては，症状の原因が明確ではなかったことで歩行への不安感が著明にみられるが，関節鏡により症状の原因が明確になり，膝関節機能の改善を図ることで，ADLも改善していくと予測した。しかし，ACLの機能不全は持続すると推察されるため，その点を考慮しつつ，膝関節機能を改善させる必要があると考えた。ハムストリングスの筋力低下や大腿周径の低下も確認されているため，筋機能の改善も必要であった。また，8カ月間も症状を抱えており，それを改善させるには処理系や出力系の要素[11]も考慮する必要があると考えた。

理学療法の内容と結果

▶手術所見と主治医の方針

ICRS：
International Cartilage Research Society

TKA：
total knee arthroplasty

内側半月板にバケツ柄状断裂を呈し，嵌頓が認められたため，後角から前角の部分切除が施行された。ACLは連続性が確認された。内側の関節軟骨の状態は，国際軟骨修復学会（ICRS）による関節鏡分類でGrade 2（損傷が軟骨表面から50％未満の深度）と診断されていた。半月板切除後の麻酔下では，膝関節完全伸展が可能となった。主治医は半月板の嵌頓による伸展制限と疼痛が考えられ，長期的にこの状態が持続していたため，筋機能の改善で経過観察を行い，症状持続する場合は，人工膝関節全置換術（TKA）も含め検討すると方針を立てた。術後は可動や荷重に対する制限はなく，疼痛に応じた理学療法が指示された。

▶解釈

術前に生じていた左膝関節の伸展制限は内側半月板のバケツ柄状断裂の嵌頓の影響が強かったと判断された。ACLは連続性が確認されているが，術前に脛骨の前方移動量の拡大がみられていたことから，その緊張の程度は術後も確

認する必要があると考えた．内側半月板の後角から前角の部分切除を行っており，さらに内側関節軟骨の損傷も確認されているため，内側への偏った荷重には注意を要すると考えられた．

▶術後の理学療法

　術後翌日より，歩行器歩行を開始した．翌日は左膝関節に腫脹と熱感はみられていたが，左膝関節伸展－10°まで可能となり，術前とは異なりend feelは柔軟性が増し，筋性の制限が示唆された．左大腿外側から下腿外側にかけての疼痛も消失したが，術前に観察された立位，歩行での特徴は残存した．理学療法としては，膝関節の機能改善を図るため，可動域改善や筋機能改善を目的に理学療法を行い，術後2週間で他動での膝関節完全伸展は可能となった．

　この時点で，整形外科的テストのanterior drawer testやLachman testでは，脛骨の前方への移動量増大や下腿外旋の可動性拡大も持続していた．下腿内旋可動性も改善したが，内旋方向への不安定性は感じられなかった．また，Thomas test，Ober testは陽性が持続していたが，可動域の改善はみられた．しかし，荷重下では左膝関節の獲得した伸展可動域を保持することができず，左大腿筋膜張筋と長腓骨筋の緊張は持続していた．立位では，左膝関節屈曲位，左下腿外旋位が残存し，距骨下関節の回外位がみられた．また骨盤左側屈・右回旋と第3，4胸椎と両第4肋骨での左回旋・右変位も術前より軽減はみられたが，残存していた．第4肋骨の回旋を修正すると，体幹のアライメントは改善し，左膝屈曲位と下腿外旋にも改善がみられた．歩行を観察したところ（**図12a**），術前にみられた左股関節の屈曲・内旋は改善し，左膝関節屈曲位も軽減していた．しかし，いまだ左膝関節伸展位は獲得できておらず，下腿も外旋位である．また左の立脚期にはトレンデレンブルク徴候が持続しており，第3，4胸椎と両第4肋骨での回旋も持続していた．

　そこで歩容の修正を行った．まず，左下腿外旋を制動するように膝関節へテーピングを行うと（**図12b**），左膝関節は軽度屈曲し，トレンデレンブルク徴候は軽減した．しかし，体幹の左側屈が強まる傾向にあり，距骨下関節も回外位のままだった．そこで，立位でも修正時に改善がみられた第4肋骨の回旋の修正をテーピングにて行うと（**図12c**），体幹の左側屈，トレンデレンブルク徴候，距骨下関節回外の改善がみられた．しかし，膝関節屈曲と下腿外旋も改善はみられたが，不十分であった．そこで，下腿外旋制動のテーピングを追加すると（**図12d**），症例も歩きやすさを感じ，疼痛や重だるさも改善した．左の距骨下関節が常に回外を呈していたため，距骨下関節の回外を制動するため，一般的に用いられている外側ウェッジの足底板を装着して歩行を行ってもらった（**図12e**）．しかし，左下腿はより外旋し，体幹の左側屈が増悪した．症例もこれは歩きにくいと実感した．この結果を踏まえ，膝周囲筋の筋機能改善を図ることに加えて，第3，4胸椎と両第4肋骨での左回旋の改善を図った．この左回旋は関節性の問題はなく，右頸腸肋筋の緊張が要因と考え，緊張の軽減を図った．回旋の改善に伴い，症例自身にも呼吸やボールを用いて上部胸郭が動く感覚を実感してもらった（**図13**）．

図12 各修正における歩容の変化

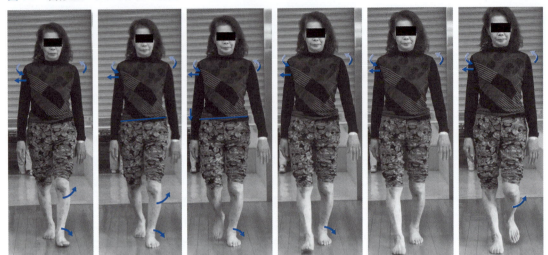

a 術後2週目の歩容

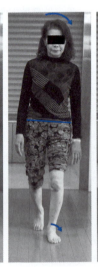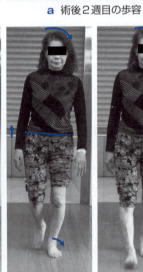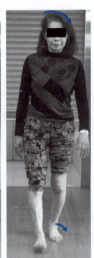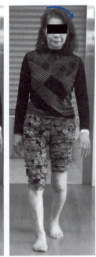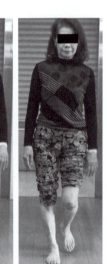

b 下腿外旋制動テーピングでの歩容

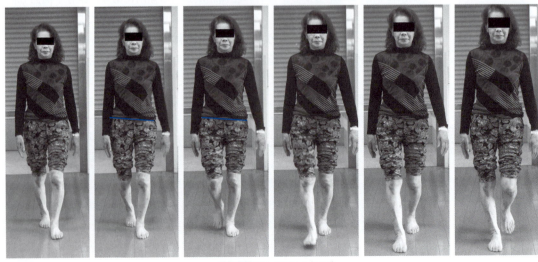

c 第4肋骨へのテーピング

胸郭からの影響の評価と理学療法

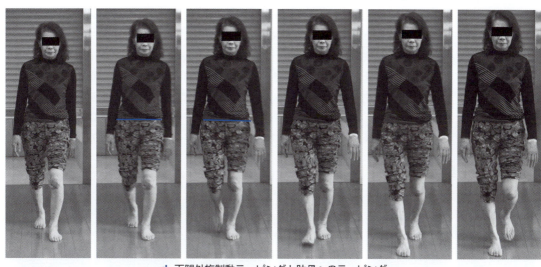

d 下腿外旋制動テーピングと肋骨へのテーピング

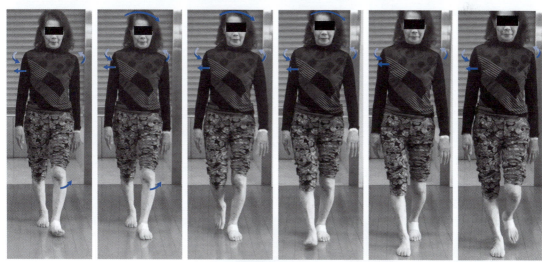

e 足底板装着時の歩容

a：左膝関節屈曲，下腿外旋位が持続。左下肢立脚期でのトレンデレンブルグ徴候持続。第3，4胸椎と両第4肋骨での左回旋・右変位も残存。
b：左膝関節屈曲とトレンデレンブルグ徴候が軽減。体幹の左側屈が強まり，距骨下関節回外位は残存。
c：体幹の左側屈，トレンデレンブルグ徴候，距骨下関節回外が軽減，膝関節屈曲と下腿外旋の改善あるも不十分。
d：各関節のアライメント改善と症例の症状改善あり。
e：左下腿外旋と体幹左側屈の増悪。症例自身の歩きにくさの実感あり。

図13　呼吸やボールでの上部胸郭のストレッチ

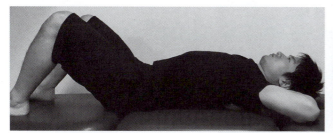

a 肩甲骨内側にボールを置いての肩外旋・内旋運動

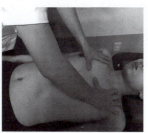

b 肋骨のアライメントを修正した状態での深呼吸

右頸腸肋筋の緊張や上部胸部の動きを症例自身に実感してもらう。

▶結果

　術後3週目の退院時には屋外歩行を20分程度行っても左大腿外側，下腿外側痛は生じなかったが，活動量を向上させるたびに左大腿外側のこわばり感は出現した。膝関節は屈曲150°，伸展0°で，anterior drawer testでの脛骨の前方への移動量増大は持続しており，下腿の外旋可動性の拡大も持続していた。大腿周径は左右差1cmとなった。立位での股関節屈曲，膝関節屈曲位はいまだ軽度残存していたが，下腿外旋位は軽減していた。左距骨下関節の回外と体幹のアライメントにも改善がみられた（図14〜17）。左腸腰筋と大腿筋膜張筋

図14　退院時の歩容（術後3週）

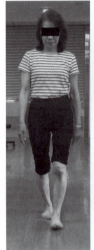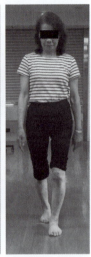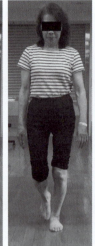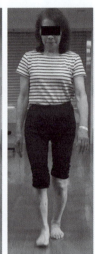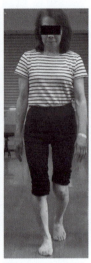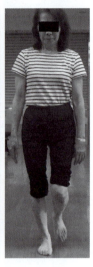

左膝関節屈曲位残存。体幹アライメント，下腿外旋，距骨下関節回外位の軽減。

図15　退院時の立位姿勢

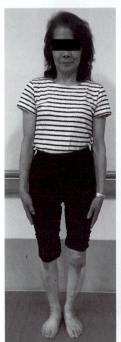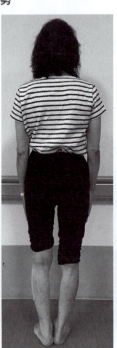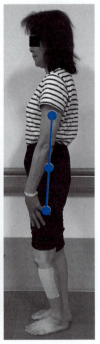

歩行同様，左膝関節屈曲位残存。
体幹アライメント，下腿外旋，距骨下関節回外位の軽減。

図16 退院時の片脚立位

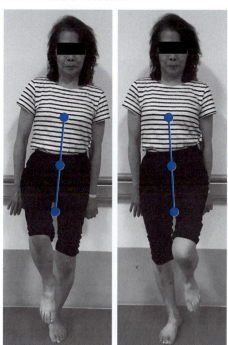

左下肢が立脚側の場合，股関節には外部屈曲・内転モーメント，膝関節には外部屈曲・内転モーメント，足関節には外部内転モーメントの軽減．トレンデレンブルグ徴候は軽減したが，コントロールが不十分で，ふらつきあり．

図17 退院時の体幹回旋

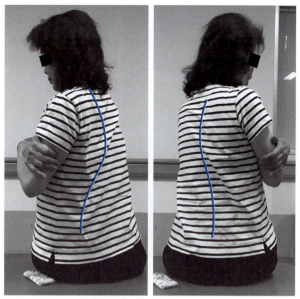

右回旋可動域の改善あり．
上部胸郭での動きもみられる．

の伸張性低下は持続しており，Thomas test，Ober testはいまだ陽性であるが改善はみられていた．しかし，症例は術前とは異なり，筋性の問題を自覚しており，自己でもストレッチを行い，右頸腸肋筋や上部胸郭に関してはボールを用いてリラクゼーションを図れている．準WOMACも右膝痛について100/100点，左膝痛について85/100点，動作にて97/100点と改善がみられた．退院後，仕事にも復帰し，こわばりが生じる際には自己にてコントロールを行えてきている（図18）．

まとめ

本症例は，左ACL損傷と内側半月板のバケツ状断裂を呈しており，断裂した半月板が嵌頓することで膝関節の伸展制限が生じていた．症状の原因がはっきりせず，8カ月間その症状が持続し，徐々に二次的な機能障害を引き起こしたと考えられる．術前の左大腿外側，下腿外側痛は左膝関節機能を補うためにとった姿勢戦略により左大腿筋膜張筋と長腓骨筋が持続的に緊張して生じた筋性疼痛であったと考えた．術前その姿勢や動作の異常を呈した原因としては，膝関節機能の問題が最も強いと考えられたが，術後は膝関節機能低下に加え，二次的に生じたと考えられる胸郭機能の低下が膝関節機能改善に影響を及ぼしていたと推察し，理学療法を行った．その結果，より効率的に膝関節機能向

図18 術後5週目の歩容

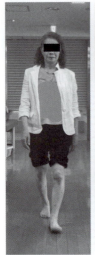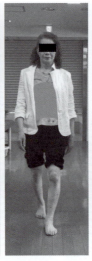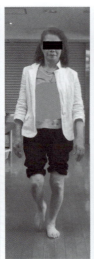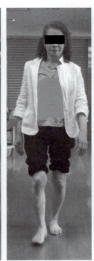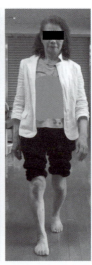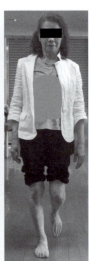

左膝伸展の改善がみられている。

上を図ることができたと考える．しかし，今後も症例のACL機能不全は持続し，内側半月板切除や軟骨損傷も呈しており，膝OAの進行も懸念されるため[12,13]，継続した機能維持と症例の理解が必要となる．

本症例のように，単関節の問題が経過とともに全身的に影響を及ぼし，機能改善を図る過程でその二次的な機能障害が機能回復の妨げになる可能性もあるため，全身的な評価の重要性が示唆される．

文献

1) Ryan RS, et al：Radiology for the surgeon：Musculoskeletal case 35. Bucket-handle tear of medial meniscus-the double PCL sign. Can J Surg, 48(3)：pp241-242, 2005.
2) Dorsay TA, et al：Bucket-handle meniscal tears of the knee：sensitivity and specificity of MRI signs. Skeletal Radiol. 32(5)：pp266-272, 2003.
3) Diane Lee, ほか：臨床の実践－臨床家にとっての本質．骨盤帯 臨床の専門的技能とリサーチの統合 原著第4版（石井美和子監訳），p143-167, 医歯薬出版, 2013.
4) Diane Gail Lee：Biomechanics of the thorax-research evidence and clinical expertise, Journal of Manual and Manipulative Therapy, 23(3,)：128-138, 2015.
5) Diane Lee：Biomechanics of the thorax. The Thorax：An Integrated Approach：p42-57, Diane G. Lee Physiotherapist Corporation, White Rock, 2003.
6) 福井 勉：体幹から全身へ．体幹からみた動きと理学療法の展開．結果の出せる整形外科理学療法－運動連鎖から全身をみる，pp96-99, メジカルビュー社, 2009.
7) 羽生忠正："リハにおけるアウトカム評価尺度" WOMAC, Harris hip score. J Clin Rehabil, 14(9)：p856-860, 2005.
8) Gilles Bousquet, ほか：運動学と実験的靱帯断裂，図解・膝の機能解剖と靱帯損傷．（塩田悦仁, ほか 訳），pp92-102, 協同医書出版社, 1995.
9) Finsterbush A, et al：Secondary damage to the knee after isolated injury of the anterior cruciate ligament. AM J Sports Med, 18(5)：475-479, 1990.
10) 中佐智幸, 出家正隆, 安達伸生・他：ACL損傷から手術までの待機期間と活動性が関節軟骨・半月板に与える影響．膝, 30：pp78-81, 2005.
11) Mark A. Jones, ほか（編著）：徒手療法におけるクリニカルリーズニングの原理．マニュアルセラピーに対するクリニカルリーズニングのすべて（藤縄 理 ほか監訳），pp3-26, 協同医書出版社, 2010.
12) Øiestad BE, et al：Knee osteoarthritis after anterior cruciate ligament injury：a systematic review. Am J Sports Med, 37(7)：1434-1443, 2009.
13) Louboutin H, et al：Osteoarthritis in patients with anterior cruciate ligament rupture：a review of risk factors. Knee, 16(4)：239-244, 2009.

V

患者教育(セルフマネジメント)

Ⅴ 患者教育（セルフマネジメント）

1 ホームエクササイズ指導のポイントと実際

Abstract
- 患者教育に含まれるホームエクササイズは，患者自身での身体機能の把握にもつながり，適切な方法で継続できれば，理学療法の補助的な役割を果たすものとして期待できる。
- ホームエクササイズの導入に際しては，患者の病態や症状の程度，理学療法に対する患者の反応（症状の変化），患者の生活リズムや生活環境に応じて導入を決定することが望ましい。
- 適切なホームエクササイズを提供するうえで最も重要なのはリスク管理である。そのためには，機能解剖の理解を欠かすことはできない。

はじめに

患者の症状に応じた個別的な徒手療法や運動療法とともに，患者教育は，理学療法の効果を発揮するうえで重要な位置付けである。理学療法診療ガイドライン[1]では，変形性膝関節症（膝OA）において患者教育と生活指導は，grade Aとされている。患者教育に含まれるホームエクササイズは，患者自身による身体機能の把握にもつながり，適切な方法で継続できれば，理学療法の補助的な役割を果たすものとして期待できるものである。そのため，患者の状態や症状，さらに生活状況を含めた環境に応じた適切な運動内容を提示する必要がある。ここでは，ホームエクササイズ指導のポイントに焦点を置いて述べる。

膝OA：
knee osteoarthritis

ホームエクササイズの導入

いかなる患者でもホームエクササイズを指導するのではなく，病態や症状の程度，理学療法に対する患者の反応（症状の変化），患者の生活リズムや生活環境に応じて，導入を決定することが望ましい。ホームエクササイズを導入するにあたって，運動の内容はもとより，期待できる効果や実施における注意（症状増悪の場合など）を十分に説明する必要がある。ホームエクササイズは，継続的に実施することが重要である。そのため筆者は，なるべく簡便な方法であること，エクササイズを実施する場所や時間が限局化されないこと，エクササイズの種類が多くならないように3～5種類程度に絞ることを念頭に置いて指導している。患者が可動性向上や筋力発揮を実感しやすい簡便なエクササイズから導入すると継続されやすい。その一方で，エクササイズを実施する肢位によっては場所や時間が限られてしまう。

例えば臥位中心のエクササイズになると，デスクワーク中心の患者には適さない。この場合は，椅子に座ってできる内容を検討する必要がある。患者の生活・職業状況を把握し，それに応じた内容であることが大切である。筆者は，初回の指導において，その方法や内容が適切であったかの評価としても位置付けており，次回来院の際にホームエクササイズの実施状況（患者自身で適切に

エクササイズを実施できたか）と症状の変化について必ず情報収集している。

ホームエクササイズ指導における注意事項

　最近では健康志向の高まりにより，インターネットやテレビ番組，雑誌などメディアから多くの情報が得られるようになってきた。このこと自体は，望ましいことではあるが，情報の内容がすべての人に万能ではなく，特に症状を有している患者にとっては，情報の選択に注意しなければならない。そして，個別的に指導されたエクササイズが，メディアからの情報などによって異なったものに変わり，症状を悪化させてしまうことがある。このような点を踏まえてしっかりと説明を行うことが重要である。また，患者の性格特性によっては，過剰な量を行ってしまうこともあるため上限を決めることや，逆に量が確保されにくいと思われる患者には最低限の量を設定するなどの配慮も必要である。

　適切なエクササイズを提供するために最も重要なことはリスク管理である。そのためには，機能解剖の理解を欠かすことはできない。膝関節疾患における代表的なエクササイズとして大腿四頭筋の筋力強化運動が挙げられるが，場合によっては症状や病態を悪化させることがある。Sharma[2]は，マルアライメントおよび関節弛緩を有した初期膝OA患者において，強力な大腿四頭筋筋力は，変形性関節症の進行リスクになることを述べている。また，スクワットも膝関節周囲筋を中心に下肢筋力強化の代表的なエクササイズの1つであるが，運動力学的特徴を理解して提供することが重要である。膝関節伸展位から屈曲角度が増加するにつれて，接触圧は後方に移動し，特に外側では後方に大きく移動する[3]。このことから，例えば，半月板損傷の患者に対してスクワットを指導する場合は，半月板のどの部位が損傷もしくは理学療法の対象となっているのかを把握したうえで膝関節屈曲角度の設定を行う必要がある。

ホームエクササイズの実際

TKA：
total knee arthroplasty

　当院における人工膝関節全置換術（TKA）後患者に対するホームエクササイズについて述べる。前述のように，患者個々の問題への対応を念頭に置きつつ，手術特性や類似する身体機能の問題を含めて，共通のエクササイズについては資料（図1）を作成し，また，患者の状態によって，個別的なエクササイズやセルフケア方法を必要に応じて指導している（図2）。TKA後の問題としては主に疼痛とTKA側膝関節の可動域制限が挙げられる。疼痛はTKA後の満足度に影響を与える要因となることが報告されている[4]。また，TKA膝の可動域制限は，和式生活に影響を及ぼし，従来から術後成績の重要な位置付けとなっている。また，最近では，ロコモティブシンドロームの概念が提唱され，その予防のために罹患関節のみだけでなく，全身の運動機能に着目することが重要とされている。小山[5]は，TKA前後の膝関節と脊柱の矢状面アライメントを調査し，膝関節だけでなく脊柱へのアプローチの重要性を述べている。これらのことを踏まえて，当院ではTKA後患者のホームエクササイズを考案し，退

院前約1週から指導を行い理解を深めてもらうようにしている。また，岡[6]が作成した運動セルフ・エフィカシーの評価も導入を開始した。

図1 当院におけるTKA後患者に対するホームエクササイズ

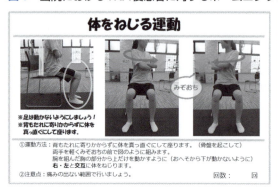

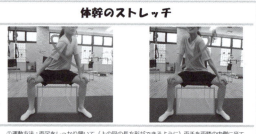

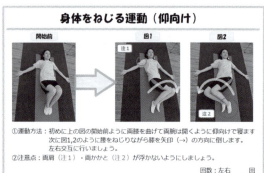

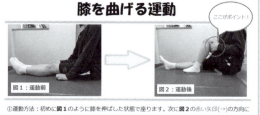

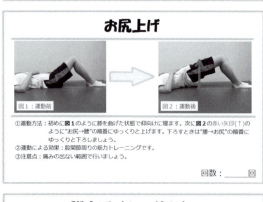

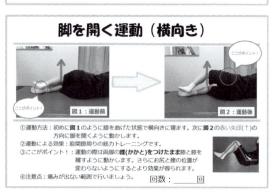

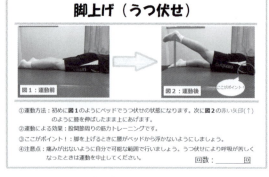

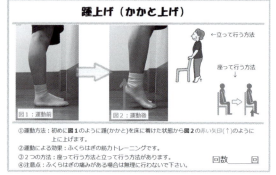

TKA後の症例ほぼ全例に共通のエクササイズとして提供している（患者の状態によってエクササイズの種類を選択する場合もある）。

図2 TKA後患者に対するセルフケアの指導

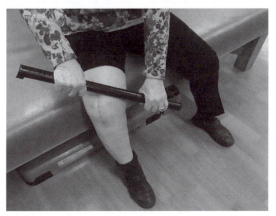
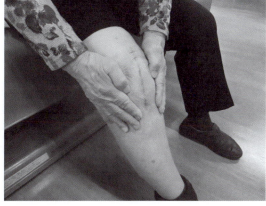

a　　　　　　　　　　　　　　　　　b

患者の状態に応じ，セルフケアやエクササイズを追加指導する。
a：作成したスティックを用いた筋・筋膜へのセルフケア。疼痛対策や筋機能向上，エクササイズの準備として行う。
b：皮膚の可動性を高めるための方法。疼痛対策や可動域向上対策として行う。

おわりに

　　ホームエクササイズの指導においては，症状や病態，身体機能に対するリスク管理を踏まえたうえで，シンプルな内容であること，患者の生活環境なども考慮することが重要である。また，一方向の指導にならないように効果検証を行い，患者とディスカッションしながら継続できるように促していく必要がある。ホームエクササイズは，理学療法の効果を高めるうえで重要な位置付けであることを忘れず，丁寧な指導が求められる。

文献
1) ガイドライン特別委員会 理学療法診療ガイドライン部会編：理学療法診療ガイドライン第1版. 日本理学療法士協会ホームページ, 2011.
2) Sharma L, et al：Quadriceps strength and osteoarthritis progression in malaligned and lax knees. Ann Intern Med, 138：613-619, 2003.
3) Moro-oka TA, et al：Dynamic activity dependence of in vivo normal knee kinematics. J Orthop Res, 26：428-34, 2008.
4) P. N. Baker, J. H. van der Meulen et al：The role of pain and function in determining patient satisfaction after total knee replacement. J Bone Joint Surg, 89-B：893-900, 2007.
5) 小山博史, ほか：膝の人工関節：人工膝関節全置換術前後の膝関節と脊椎・骨盤矢状面アライメント. 人工関節の臨床成績（中～長期含む), 別冊整形外科, 65：173-177, 2014.
6) 岡　浩一郎：中高年者における運動行動の変容段階と運動セルフ・エフィカシーの関係. 日本公衆衛生雑誌, 50(3)：208-215, 2003.

V 患者教育（セルフマネジメント）

2 多角的要因を踏まえて行動変容を促すポイントと実際

- 物事には必ず原因と結果が存在し，なぜそのような結果に至ったのかという原因を追求することで問題点の抽出が可能となる。
- 膝関節と脊柱の密接な関係性から，力学的ストレスの原因には脊柱弯曲障害の可能性があり，D-ダイアグラム（特性要因図）を用いることでその要因を多角的に究明することが可能となる。
- 膝関節障害の問題点を掘り下げていくと睡眠，食事，運動，ストレスといった生活習慣の背景にたどり着くことが多い。その理学療法は身体的アプローチのみならず，慢性疼痛症候群と同様の行動変容をいかに獲得するかがポイントとなる。

はじめに

　膝関節の障害は老若男女を問わず発症し，若年者ではスポーツ障害，中高年になると退行変性疾患として診断されることが多い。器質的変化がなくとも発症し，たとえ器質的な変化があったとしても症状は必ずしも一致するものではなく，その理由を力学的な側面に求められることが多い。セラピストは筋・骨格系のスペシャリストであり，運動学・生体力学を駆使して患者の主訴に対処する。しかし，器質的な変化に目を奪われ，スペシャリストであるがゆえに固執した問題点ばかりに着目してしまい，他の原因を追求出来ないというおそれすら危惧される。物事には必ず「原因」と「結果」が存在し，膝関節の障害を結果ととらえるならば，なぜそのような結果へ至ったのかという原因を追求しなければ結果を変えることはできない。本項では，膝関節障害の問題点を多角的に究明する手法と，その手法によって見出された問題点に対し，患者自らの行動変容の獲得がいかに重要であるかを解説する。

膝関節における力学的ストレス

　地球上の質量ある物体には重力場のルールが存在し，必ず$9.8\,m/s^2$という重力加速度が生じる。重力は，年齢・性別・人種・体格・機能などに影響されないすべての物体に常に生じる荷重ストレス（負荷）であり，重力ストレスに対する身体応答を理解することが原因追及の鍵となる。

▶運動連鎖（運動力学的連鎖）

　ヒトの動作は多関節運動連鎖が基本であり，ある関節で起きた運動は，連鎖して隣接関節にまで波及する。knee-spine syndrome[1]に代表されるように，荷重関節である膝関節は脊柱との関連性が高く，身体重心線に対する脊柱・骨盤の姿勢変化と下肢は密接な関係性を有する（「Ⅲ章-B-2 股関節機能からの影響の評価と理学療法」の図3（p139）参照）。

　この概念を踏まえるならば，臨床における障害形成のとらえ方をこれまでの

限局した局所的視点から，姿勢や動作を含む全身的視点へとシフトしなければならない。

> **Memo　重力と下肢運動連鎖**
> 重力という外力によって生じた垂直方向への力のベクトルが身体重心線であり，身体重心線からの変位量が大きいほど多関節運動連鎖は大きく発生し，脊柱から下肢への運動連鎖の波及は，膝関節への剪断力や捻転力へとつながる。

▶脊柱弯曲

脊柱は頸椎前弯・胸椎後弯・腰椎前弯という3つの生理的な弯曲をもち，重心線と弯曲中心線が一致し，かつ弯曲中心線に沿って脊柱が正弦曲線を描く。身体重心点は脊柱および骨盤に位置し，運動の力源は重心位置から始まり，末梢への力の伝達による運動連鎖が作用（動作）する。重心位置から末梢への運動連鎖によって生じた作用力は，同時に反作用力として重心位置へ集約し吸収される（作用・反作用の法則：ニュートン力学第三の法則）[2]。

ニュートン力学からうかがえることは，脊柱および骨盤が反作用＝吸収する機能を担っており，姿勢制御機構の身体中心であるととらえることができる。脊柱の生理的弯曲は，生じた力を1/10まで吸収・緩衝[3]することができ，弯曲がその機能を高めている（**図1**）。

図1　脊柱弯曲(N)と脊柱機能(R)の関係性

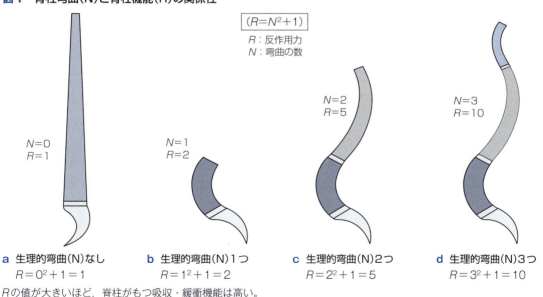

$(R = N^2 + 1)$
R：反作用力
N：弯曲の数

a　生理的弯曲(N)なし　$R = 0^2 + 1 = 1$
b　生理的弯曲(N)1つ　$R = 1^2 + 1 = 2$
c　生理的弯曲(N)2つ　$R = 2^2 + 1 = 5$
d　生理的弯曲(N)3つ　$R = 3^2 + 1 = 10$

Rの値が大きいほど，脊柱がもつ吸収・緩衝機能は高い。

（文献3より作成）

> **Memo　重力と身体応答**
> 重力への応答，つまり姿勢制御機構の破綻は，体幹・四肢への力学的ストレスが生じた結果，膝関節の障害として現れる。

重力と脊柱の力学的関連性
　重力は力の方向が垂直に一方向であるため，その作用点は1つの点に合成できる。この点が物体の重心であり，地球の中心点と重心を結んだものが抗重力線として身体の中心を通る[2]。つまり，身体の中心である脊柱は，どのような姿勢においても物体の重心と重心線が通る位置であり，脊柱と重力の関係性は高い。

▶関節モーメント

　外力(床反力)によって生じた関節運動軸の回転力であり，床反力の大きさと関節中心までの距離の積で規定される。外力によって生じる姿勢変化，つまり床反力による関節変位量に等大逆向きの拮抗する作用が関節モーメントとして働く(図2)。

　脊柱弯曲の障害は末梢への代償性運動連鎖を生じ，四肢末梢に剪断力ならびに捻転力を発生させる。過剰な力学的ストレス増大の繰り返しが膝関節の障害に関与するならば，その原因は脊柱弯曲の障害である可能性が高く，脊柱弯曲がなぜ障害されたのかを究明することが真の原因追及につながる。

原因追及のための考え方と手法

　原因追求を行う場合，各事象にはつながりがあることを理解する必要がある。そこには「上位概念」「下位概念」というとらえ方が理解しやすく，「上位概念＝より視野を広く」「下位概念＝より視野を細かく」とイメージするとよい。"AはBの上位概念である"と表現する場合，Aには抽象的な単語が，BにはAに含まれる具体的な単語が含まれる。身体的な例に置き換えると，「膝は膝蓋骨の上位概念である」「下肢は膝の上位概念である」「体は下肢の上位概念である」とな

図2　床反力と関節モーメント

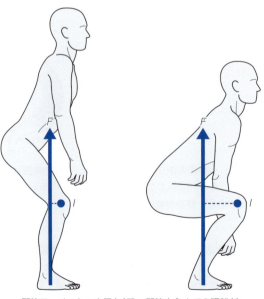

関節モーメント＝床反力(F)×関節中心までの距離(l)

る(図3)。

　上位概念と下位概念は，どちらが上や下であるというものではなくとらえ方とつながりである。患部を診る場合，そこには段階やレベルが存在し，その視点を高次や低次に自由に変化させることで全体像をマクロに把握することが可能となり，その手法の一つに特性要因図がある。

図3　概念のイメージ

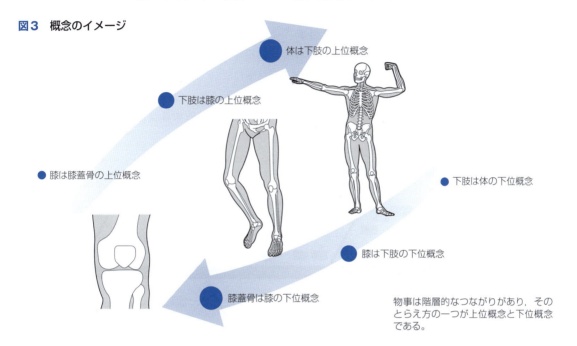

物事は階層的なつながりがあり，そのとらえ方の一つが上位概念と下位概念である。

> **Memo　上位概念・下位概念からみた国際障害分類のとらえ方**
>
> 国際障害分類(ICIDH)は，疾患・変調が原因となって機能・形態障害が起こり，それから能力障害が生じ，それが社会的不利を起こすという3つのレベルに分けてとらえるという「障害の階層性」を示している。階層論で大事なのは，それぞれの階層の間には「相互依存性」と「相対独立性」の両者があるということである。相互依存性とは相互作用とも表現でき，ある階層のものが別の階層のものに影響してそれを規定することである。これは隣接する階層の間だけとは限らず，離れた階層の間でも起こりうる[4]（表1）。

表1　上位概念と下位概念を用いたICIDH

上位概念と下位概念	とらえ方
機能・形態障害は疾患・変調の上位概念である	機能・形態障害はなぜ起こったのか？
疾患・変調は機能・形態障害の下位概念である	疾患・変調を生じると何が起こるのか？
能力障害は機能・形態障害の上位概念である	能力障害はなぜ起こったのか？
機能・形態障害は能力障害の下位概念である	機能・形態障害が生じると何が起こるのか？
社会的不利は能力障害の上位概念である	社会的不利はなぜ起こったのか？
能力障害は社会的不利の下位概念である	能力障害が生じると何が起こるのか？

ICIDH：International Classification of Impairments, Disabilities, and Handicaps

▶特性要因図(D-ダイアグラム)

「特性」とは現在見えている結果(問題点)のことを指し,「要因」とはその結果をもたらすのに影響を与えた要素(原因)である。

特性要因図(石川ダイアグラム)は,1956年に石川馨が考案した特性と要因の関係を系統的に線で結んで樹状にした図で,真の原因を追及する手法であり,今では製造業で起こりうる問題の原因を特定し有効な対策を講じるために世界中で使用されている(図4)。

これをセラピスト版臨床推論に用いたのが「D(Disease)-ダイアグラム」であり,問題解決の方法論がセラピストによって異なるという人間的な曖昧さと先入観を出来るだけ排除することが可能となる。この手法は,問題点(結果)に対しての要因(原因)をマッピングし,還元論的臨床推論と全体論的臨床推論を駆使して真の原因究明と臨床推論が"可視化"できる。

図4 特性要因図

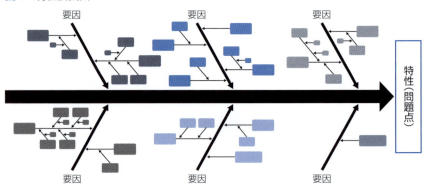

問題点に対しその要因(原因)を結び付け,要因(原因)の要素(原因)を関連付けることで真の原因を究明する手法である。

 Clinical Hint

D-ダイアグラムの有用性

D-ダイアグラムを用いるメリットは,「新人教育」「人財育成」「問題意識の共有化」「安定したサービスの提供」「リハビリテーションの標準化」など,自身の臨床推論を可視化・整理するのみには留まらず,"情報資産"として取り扱うことができる。

Memo　還元論と全体論[2]

- **還元論**:René Descartes(1596-1650)

  全体は個々の成り立ちであり,個々を理解することが全体の理解につながるという考え方である。現代西洋医学(科学)は還元論に属し,個々の要素=患部をよくすることで全体がよくなるという考え方。

- **全体論**:Willard van Orman Quine(1908-2000)

  全体は一つのものであり,個々に分解したときとは異なる性質をもつという考え方である。近年着目される統合医療が全体論に属し,全体は個々の総和以上であり個々だけでは理解することができないという考え方。

▶なぜなぜ分析

RCA：
root cause analysis

なぜなぜ分析（根本原因分析法：RCA）とは，世界的ブランドであるTOYOTA生産方式を構成する代表的な手段の一つであり，大野耐一氏によって提唱された根本原因を究明する手法の一つである。問題を引き起こした原因は「なぜ？」と提示し，さらにその原因を起こした原因は「なぜ？」と繰り返すことにより，その問題の本当の原因を見出し，対策を検証することに用いる（図5）。

D-ダイアグラム実践例（両変形性膝関節症）

- 年齢・性別：64歳　女性
- 身長・体重：154 cm　68 kg
- 主訴：膝の痛みをどうにかしたい（図6）

膝関節の障害が力学的ストレスによって発生し，力学的ストレスが脊柱弯曲障害によって発生したとするならば「なぜ脊柱弯曲が障害されたのか？」という問題点に対して，問診や評価によって得られた情報のみならず，想像できる要因は全てマッピングを行う。ここでは，脊柱弯曲が障害された原因探求の要因の一部として考えられる「筋力低下」を例としてD-ダイアグラムによる臨床論実践例を示す（図7）。

脊柱弯曲障害に対するD-ダイアグラムからうかがえることは，上位概念の原因が下位概念であったり，逆に下位概念の原因が上位概念であったりと，要因と要素が階層性と相互作用をもって複雑に絡み合って問題を形成していることである。その要素が疾患性の問題であるならば理学療法の範疇には含まれないとともに，食生活やストレスといった生活習慣までもが相互に関与を示している。膝関節周囲以外が真の原因である可能性も高く，生活習慣に対する理学療法は身体的アプローチのみでは解決を得ることが難しい。

図5　なぜなぜ分析

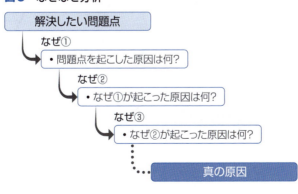

なぜなぜ分析は5回繰り返すこと（5 Why）が1つの手法として定着している。5回にこだわる必要はないが，なぜ？と繰り返して答えが出なくなるまで繰り返すことで真の原因にたどり着くことが多い。

> **Memo**　根本原因分析法（RCA）
> インシデントやアクシデントの報告から，その原因分析と対策立案・実施・評価を行う手法であり，米国の医療機関では標準化されている[5]。

図6 症例情報（姿勢・単純X線画像）

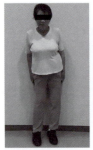
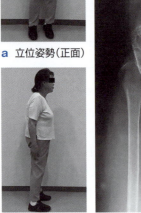

a 立位姿勢（正面）
b 立位姿勢（側面）

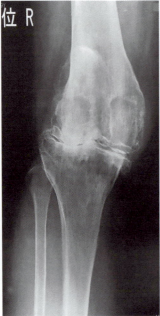
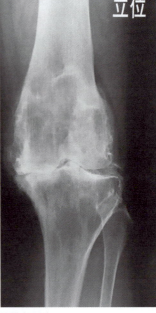

c 単純X線画像（正面）

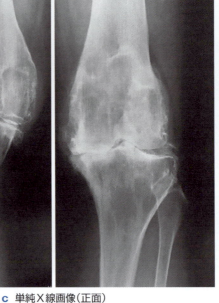

d 単純X線画像（全脊柱側面）

図7 D-ダイアグラム（筋力低下に対する推論）

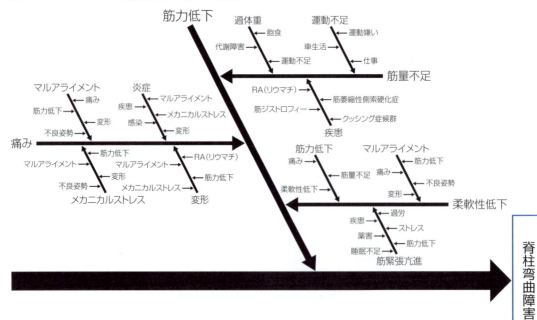

なぜ？なぜ？を繰り返し，小骨，孫骨が上位・下位概念と重複する場合がある．重複すればするほど，真の原因になりうる可能性が高いと同時に，新たなる問題点を見出すことが可能となる．

Clinical Hint

原因追及のポイント
　本症例の原因追及は一部を例示したに過ぎない。脊柱弯曲障害の原因は筋力低下以外にも骨盤後傾や圧迫骨折など，自身が関連性を容易に思いつくもので構わない。そこから「なぜなぜ分析」を行うことで，自身が症例に対応しているときには気付かなかった問題を見出すことが可能となり，真の原因追及やその後の評価や理学療法の展開に役立つ。

脊柱弯曲と生活習慣の関わり

　近年，さまざまな機器の発達やドアtoドアの生活による運動不足，食生活の欧米化や飽食，さらに複雑な人間関係などに起因する心理・社会的ストレスの増大などから，生活習慣病は予備軍を含め飛躍的に増加している。運動不足は筋力の低下・肥満を招き，食生活の乱れは肥満・代謝障害へとつながり，心理・社会的ストレスは社会活動参加の低下・脳の器質的変化を生じさせる可能性を有する。さらに，これらを助長因子とした交感神経活動異常により生体恒常性が保てず，慢性疼痛に代表される痛みの悪循環を形成する。つまり，脊柱弯曲障害は要因と要素が複雑に絡み合った慢性疼痛症候群であり，膝関節障害に対する理学療法は生活習慣の改善と自律神経機能を整えることで解決につながることが多い。

▶生活習慣と自律神経機能

　自律神経は，交感神経と副交感神経によってホメオスターシスを維持するために内部環境を調整・維持している。自律神経機能は，時間生物学として生活習慣と深く関与し，ヒトの特性を踏まえて時刻・時間帯・時季に応じたさまざまなリズムを有している[6]（表2）。
　短い睡眠時間や不規則な食事はウルトラディアンリズムや概潮汐リズムの乱れ，ストレスによる生理不順はインフラディアンリズムや概月リズムの乱れであり，生活リズムの乱れが自律神経機能に多大なる影響を与えることで生体恒常性が維持できない環境へと至る。

表2　時間生物学における自律神経リズム

リズム（rhythm）	時間概念	例
ウルトラディアンリズム（ultradian rhythm）	数秒〜数時間	神経細胞，拍動など
概潮汐リズム（circatidal rhythm）	約12.4時間	干満周期など
概日リズム（circadian rhythm）	約24時間	一日など
インフラディアンリズム（infradian rhythm）	24時間以上	日照時間の変化など
概月リズム（circalunar rhythm）	約1カ月	月経など
概年リズム（circannual rhythm）	約1年	四季など

▶生活習慣に対する行動変容

　生活習慣に対する理学療法は，患者自らの行動変容による自律神経の調整にほかならない．自律神経機能を根本的にコントロールするためには，生活習慣の改善は不可欠である．サーカディアンリズムである睡眠と食事の習慣は，自律神経機能に与える影響が大きい．睡眠や食事の具体的な指導については，専門分野からの方法論が諸説報告されているのでそれらを参考に実践するとよい．睡眠については夜更かしを避け，十分な睡眠時間を確保する．食事は不規則な食事時間や深夜の食事を避けて，消化に易しい食物を選ぶなど，ごく一般的で患者が受け入れやすい方法を取捨選択することが肝要である．

行動変容とは

　1979年に発表された米国の公衆衛生局長官によるHealthy People（健康増進と疾病予防に関する報告書）である．5つの行動・生活習慣（食事，喫煙，飲酒，運動，降圧剤服用の遵守）を改善することにより，10のうち少なくとも7つの死因を減少させる可能性があると報告され，行動変容による生活習慣改善が国家戦略となった．米国で最も広く行き渡っていて理解しやすく，かつ実践的なProchaska[8]の行動変容ステージモデル（Transtheoretical Model）は，当初禁煙プロセスの開発に利用されてきたが，減量，皮膚がんの危険性低減を目的とした太陽光暴露の制限，食物脂肪分の低減，安全なセックス，運動の採択，乳房X線撮影スクリーニングといった他の多くの健康行動を含めて急激に適用が広がり，さまざまな対象に対しての健康行動改善に効果を上げている[7]．

おわりに

　膝関節障害の原因は多岐にわたり，複雑に絡み合って障害形成される．まずは，レビューやガイドラインにて効果が認められている一般的な理学療法をベースにしたうえで展開するとよい．しかし，セラピストの独りよがりな理学療法で一時的な効果は認められても，患者の苦悩を根本的に解決できない場合には，機能的問題以外の要因が関与している可能性がある．その際には運動器以外の要素に目を向けることも一つの方法であり，生活習慣や自律神経はその代表にあたる．行動変容は医療者側に治してもらうという患者の意識が大きいとその効果は期待出来ない．患者自らが治そうと感じてもらうためには，成功体験や会話の中で有効性を説く言語的説明などによる自己効力感の向上が必要であり，手技とは異なった手法が必要とされる．

文献

1) Murata Y, et al : The knee-spine syndrome. Association between lumbar lordosis and extension of the knee. J Bone Joint Surg Br, 85(1)：p95-99, 2003.
2) 嵩下敏文，ほか：Spine Dynamics療法．新人・若手理学療法士のための最近知見の臨床応用ガイダンス（嶋田智明，ほか編集），p93-102, 文光堂, 2013.
3) I.A. Kapandji：カパンディ関節の生理学Ⅲ 体幹・脊柱，第1版（萩島秀男 監訳）：p2-45, 医歯薬出版, 1999.
4) 上田　敏：ICF 国際生活機能分類と21世紀のリハビリテーション. 広大保険学ジャーナル, 2(1)：p6-11, 2002.
5) 石川雅彦，ほか：迅速根本原因分析法（Rapid Root Cause Analysis）によるインシデント・アクシデント報告の活用. 日本医療マネジメント学会雑誌, 2(7)：p352-356, 2006.
6) Halberg F：Chronobiology. Annu Rev Physiol, 31：675-725, 1969.
7) Prochaska JO, et al：The transtheoretical model of health behavior change. Am J Health Promot, 12(1)：p38-48, 1997.

索引

あ

- アーチ……116
  - ――下降のメカニズム……116
  - ――形態の測定……132, 256
  - ――の剛性……118
- アイシング……151
- 圧痛……60

う

- 運動学習……110
- 運動連鎖……138, 191
  - ――と筋機能不全……97

え

- 円板状半月……30
- 円周応力……49
- 炎症性疼痛……54
- エンドフィール……69

お

- 横隔膜のリリース……205

か

- 下位概念……308
- 外旋反張テスト……86
- 回旋不安定性の評価方法……86
- 外側スラスト……11
- 外側側副靱帯……16
- 外反ストレステスト……85
- 外部関節モーメント……8
- 外部膝関節屈曲モーメント（KFM）……12
- 外部膝関節伸展モーメント（KEM）……18
- 外部膝関節内転モーメント（KAM）……12, 140
- 下肢アライメント……143
- 荷重応答期（LR）……101
- 過剰移動半月……30
- 過剰外側圧症候群……31
- 鵞足……61
- 鵞足炎……250
- 下腿外側傾斜の制御……114
- 下腿の回旋アライメント評価……82
- 滑液包……51
- 滑膜の構造……50

か

- 可動性障害……68, 220
- 加齢によるアライメント変化……164
- 関節可動域の制限因子……68
- 関節原性筋抑制……13
- 関節弛緩性……80
- 関節水腫……44
- 関節動揺性……80
- 関節軟骨……49
- 関節半月……16
- 関節不安定性……80, 230
  - ――と制動組織……81
  - ――の評価……81
  - ――の理学療法……93
- 関節包……50
  - ――の癒着・短縮……70
- 関節モーメント……8, 89
- 寒冷療法……151

き

- 機能性疼痛……55
- 機能的ユニット……190
- 機能評価……42
- 急性炎症症状……151
- 急性期の対応……43
- 胸郭……192
  - ――からの影響……189, 285
  - ――からの影響に対する理学療法……203
  - ――からの影響を確認する評価……199
  - ――に付着する主な筋と作用……202
  - ――の動き（呼吸時）……193
  - ――の深層筋のリリース……205
- 鏡視下デブリードマン……36
- 協調性の評価……109
- 胸椎後弯角（TK）……163
- 胸椎椎間関節……192
- 共同収縮……11
- 胸部リング……201
- 胸壁固有の筋……193
- 曲率半径……16
- 距骨下関節……116, 258
  - ――の可動域の評価……129, 254
- 距腿関節……258
  - ――の可動域の評価……126, 254
- 筋・筋膜リリース……153

筋・腱の短縮	70
近位脛骨骨切り術(HTO)	38
筋機能改善エクササイズ	152
筋機能不全	94, 240
——に対する評価	108
——に対する理学療法	109
筋スパズム	70
筋線維タイプの特徴	105
筋膜の癒着	70

く

クロスサポートの評価	131, 255

け

脛骨内旋運動の誘導	224
脛骨内弯の評価	144
脛骨捻転の評価	144
脛腓関節の可動性評価	79

こ

交感神経幹	199
後脛骨筋	116
後十字靱帯(PCL)	16
行動変容	314
後方押し込みテスト	84
後方不安定性の評価方法	84
後方への落ち込みテスト	85
股関節外転筋群の筋機能改善に対するアプローチ	267
股関節外転筋検査	181
股関節機能からの影響	135, 262
股関節周囲筋の筋機能改善	153
股関節伸筋検査	180
股関節伸展可動域の評価	176
股関節内旋可動域の評価	175
股関節の協調運動改善エクササイズ	155
股関節の適合曲面	154
国際障害分類(ICIDH)	307
骨盤からの運動連鎖	139
骨盤形態角(PI)	163
骨盤後傾	168, 279
骨盤後傾角(PT)	163
骨盤底筋群	206
根本原因分析法	311

し

趾屈筋の筋力評価	255
自己効力感	60
姿勢観察のポイント	147
膝蓋下脂肪体	51, 74
——の柔軟性改善アプローチ	223
——の疼痛	223
膝蓋骨脱臼	31, 87
膝蓋骨の滑動性評価	76
膝蓋支帯	74
膝蓋上嚢	74
——の柔軟性改善アプローチ	223
膝蓋靱帯	74
膝蓋靱帯炎	51
膝蓋大腿(PF)関節	74
——の可動性評価	74
膝窩筋機能改善エクササイズ	157
膝窩部痛	222
ジャンパー膝	51
十字靱帯	16
腫脹	71
上位概念	308
踵部皮下組織の柔軟性の評価	130, 254
初期接地(IC)	101
尻上がり現象	72
自律神経リズム	313
侵害受容性疼痛	54
神経因性疼痛	54, 59
人工膝関節全置換術(TKA)	40
——後患者に対するホームエクササイズ	303
——後の筋機能不全	107
人工膝関節単顆片側置換術(UKA)	40
身体重心移動改善に対するアプローチ	268
身体重心仮想点	190

す

スゴン骨折	28

せ

成人脊柱変形	166
脊柱弯曲	307
脊椎の代償機構	167
セグメントトルクパワー	142

仙骨前傾角(SS) ……………………………… 163
前十字靱帯(ACL) …………………………… 16
　　――再建術 ………………………………… 34
　　――再建術での移植腱の種類 ……………… 35
　　――損傷 ……………………………… 28, 34
　　――不全膝の歩行の特徴 …………………… 88
前方引き出しテスト ………………………… 84
前方不安定性の評価方法 …………………… 83

そ

足部・足関節機能からの影響 ………… 114, 250
足部・足関節の衝撃吸収・支持機能 ……… 116
足部・足関節のセンサー機能 ……………… 118
足部外傷の既往 ……………………………… 125
側副靱帯 ……………………………………… 16
足根洞 ………………………………………… 129

た

体幹の安定性改善エクササイズ …………… 159
体幹の可動性改善エクササイズ …………… 158
大腿・下腿の機能的連結トレーニング …… 245
大腿筋膜張筋のダイレクトストレッチ …… 223
大腿筋膜張筋の短縮の評価 ………………… 73
大腿脛骨(FT)関節 ………………………… 15
　　――の可動性評価 ………………………… 76
　　――の可動性評価のポイント …………… 78
　　――の靱帯 ………………………………… 17
大腿広筋群筋機能改善エクササイズ … 157, 267
大腿骨内側顆特発性骨壊死 ………………… 32
大腿骨遠位骨切り術(DFO) ………………… 38
大腿骨顆部の動き …………………………… 4
大腿骨寛骨臼インピンジメント …………… 142
大腿骨後方傾斜角(FI) ……………………… 171
大腿骨の弯曲 ………………………………… 143
大腿四頭筋セッティング …………………… 109
大腿四頭筋に対する筋の再教育トレーニング
　 ……………………………………………… 245
大腿直筋と大腿筋膜張筋の短縮の判別 …… 72
大腿直筋の伸張性評価 ……………………… 72
大腿直筋のダイレクトストレッチ ………… 223
大殿筋 ………………………………………… 138
大内転筋 ……………………………………… 138
ダイレクトストレッチ ……………………… 224
棚障害 ………………………………………… 32

ち

中心靱帯安定化機構 ………………………… 137
中殿筋機能改善エクササイズ ……………… 156
腸脛靱帯 …………………………… 5, 51, 74, 137
　　――の柔軟性改善アプローチ …………… 223
長母趾屈筋の筋力評価 ……………………… 131
腸腰筋の筋機能改善に対するアプローチ … 267

て

底側踵舟靱帯 ………………………………… 116
テーピング …………………………………… 295

と

疼痛 …………………………………… 48, 212
　　――閾値のマッピング …………………… 49
　　――の強度 ………………………………… 58
　　――のスクリーニングテスト …………… 213
　　――の性質 ………………………………… 59
　　――の評価方法 …………………………… 57
　　――のメカニズム ………………………… 6
　　――の理学療法 …………………………… 63
特性要因図 …………………………………… 308

な

内側側副靱帯 ………………………………… 16
内反ストレステスト ………………………… 85
内部関節モーメント ………………………… 8
内腹斜筋の気づきを用いたリリース ……… 204
内部股関節外転モーメント ………………… 21
なぜなぜ分析 ………………………………… 311
軟骨の役割 …………………………………… 26

の

脳内の疼痛関連領域 ………………………… 53
脳の可塑的変化 ……………………………… 55

は

ハムストリングスの筋収縮の評価 ………… 147
ハムストリングスのダイレクトストレッチ … 224
半月板 ………………………………………… 4, 49
　　――の環状ストレス緩和機構 …………… 32
　　――の役割 ………………………………… 29
半月板損傷 ……………………… 29, 87, 220, 240, 285

──の評価方法 ……………………………… 87

ひ

膝関節
 ──の可動性障害 …………………… 68, 220
 ──の機能解剖 ………………………… 4, 15
 ──の筋機能不全 …………………… 94, 240
 ──の静的安定性 ……………………… 136
 ──の疼痛 …………………………… 48, 212
 ──の動的安定性 ……………………… 136
 ──のバイオメカニクス ………………… 18
 ──の不安定性 ……………… 11, 80, 230
膝関節屈曲制限の評価 ……………………… 71
膝関節屈筋検査 …………………………… 181
膝関節周囲骨切り術（AKO） ……………… 37
膝関節周囲筋の筋機能改善エクササイズ … 156
膝関節伸展機構障害 ………………………… 30
膝関節伸展制限の評価 ……………………… 73
膝関節前方不安定性が歩行に及ぼす影響 …… 92
膝関節内側前方部痛 ……………………… 223
病期別マネジメント ………………………… 42
病態評価 ……………………………………… 42
ヒンジ部 ……………………………………… 39

ふ

フォースカップル ………………………… 138
腹横筋 ……………………………………… 206
伏在神経 ……………………………………… 53
浮腫 …………………………………………… 71
分節の動きの修正 ………………………… 217

へ

ベクトル分析 ……………………………… 214
変形性膝関節症 ……… 26, 36, 212, 230, 240, 272, 285
 ──患者におけるlateral thrust ……… 92
 ──患者のKAM ……………………… 140
 ──患者のspinopelvic parameters … 171
 ──患者の足部可動特性 ……………… 130
 ──患者の歩行時のバイオメカニクス的特徴
  ………………………………………… 12
 ──患者の歩行修正戦略 ………………… 13
 ──患者の歩行動作時の筋活動 …… 100
扁平足 ……………………………………… 120

ほ

ホームエクササイズ ……………………… 302
歩行観察のポイント ……………………… 150
歩行時のKAM ……………………………… 18
歩行時のKFM ……………………………… 19
歩行時の膝関節屈曲角度 …………………… 18
歩行動作時の床反力前後成分 …………… 106
歩行練習 …………………………………… 247

ま

マルアライメント ………………………… 137
慢性疼痛への対応 ………………………… 44

め

メカニカルストレス ……………… 7, 10, 12, 109
 ──に起因した膝痛 …………………… 63

ゆ

有痛性分裂膝蓋骨 ………………………… 31
床反力 ……………………………………… 106

よ

腰椎・骨盤帯機能からの影響 ……… 163, 272
腰椎前弯角（LL） ………………………… 163
腰椎椎間板ヘルニア ………………… 170, 272
腰椎不安定性の評価 ……………………… 177
腰椎変性すべり ……………………… 169, 272
腰部脊柱管狭窄症 ………………………… 272

ら

ラスピング ………………………………… 43

り

力積値 ……………………………………… 106
立位重心移動改善エクササイズ ………… 159
立脚中期（MSt） ………………………… 103

ろ

肋横突関節 ………………………………… 192
肋椎関節 …………………………………… 192
肋間神経 …………………………………… 199
肋骨下角 …………………………………… 201

A

- adult spinal deformity（ASD） ……………… 166
- anterior cruciate ligament（ACL） ………… 17
  - ──再建術 ……………………………………… 34
  - ──再建術後の寒冷療法の効果 ……………… 152
  - ──再建術での移植腱の種類 ………………… 35
  - ──損傷 …………………………… 28, 34, 285
  - ──不全膝と膝OAの関係 …………………… 91
  - ──不全膝に伴う半月板損傷 ………………… 90
  - ──不全膝の歩行の特徴 ……………………… 88
- anterior drawer test ……………………………… 84
- Apley test ………………………………………… 87
- apprehension test ………………………………… 87

C

- camタイプ ……………………………………… 143
- compensatory mechanism ……………………… 167
- Craig test ………………………………………… 145

D

- D-ダイアグラム ………………………………… 308
- distal femoral osteotomy（DFO） …………… 38
- double knee action ……………………………… 18

E

- excessive lateral pressure syndrome ………… 31

F

- fear-avoidance model …………………………… 56
- femoral inclination（FI） ……………………… 171
- femoroacetabular impingement（FAI） …… 142
- femorotibial（FT）関節 ………………………… 15
  - ──の可動性評価 ……………………………… 76
  - ──の可動性評価のポイント ………………… 78
  - ──の靱帯 ……………………………………… 17
- FreKAQ …………………………………………… 59

G

- gravity drawer test ……………………………… 85

H

- heel buttock distance（HBD） ……………… 176
- high tibial osteotomy（HTO） ………………… 38
- hip extension capacity ………………………… 168
- hip strategy …………………………………… 170
- hoop stress ………………………………… 33, 49
- hypermobile meniscus ………………………… 30

I

- initial contact（IC） …………………………… 101
  - ──からLRを想定した歩行練習 …………… 110
  - ──の衝撃吸収機構 ………………………… 104
- instability ………………………………………… 80

K

- Kellgren-Lawrence分類 ………………………… 27
- knee adduction moment（KAM） ……… 12, 140
- knee extension moment（KEM） …………… 18
- knee flexion moment（KFM） ………………… 12
- knee strategy ………………………………… 170
- knee-spine syndrome ………………………… 164
  - ──の進行過程 ……………………………… 165

L

- Lachman test …………………………………… 83
- lateral infrapatellar portal …………………… 74
- lateral pivot shift test ………………………… 86
- lateral thrust ……………………… 92, 103, 241
- laxity ……………………………………………… 80
- loading response（LR） ……………………… 101
  - ──からMStを想定した歩行練習 ………… 111
- looseness ………………………………………… 80
- lumber lordosis（LL） ………………………… 163

M

- McMurray test …………………………………… 87
- meaningful taskの絞り込み ………………… 216
- medial infrapatellar portal …………………… 74
- mid stance（MSt） …………………………… 103
- MP関節伸展可動域の評価 …………………… 130

N

- N test …………………………………………… 86
- navicular drop sign …………………………… 132
- numeric rating scale（NRS） ………………… 58

O

Ober test ·· 72, 176
Osgood-Schlatter 病 ·· 31

P

pain matrix ·· 53
passive lumbar extension(PLE) test ············· 177
patellofemoral(PF)関節 ·· 74
　　──の安定性評価 ·· 87
　　──の可動性評価 ·· 74
pelbic incidence(PI) ·································· 163, 167
pelvis back tilt mechanism ···················· 168, 279
pincerタイプ ·· 143
pivot shift avoidance gait ································· 89
posterior cruciate ligament(PCL) ················· 17
posterior drawer test ··· 84

Q

quadriceps avoidance gait ······························· 88
quadriceps contraction ·································· 246

R

ROAD study ·· 2
root cause analysis(RCA) ······························ 311

S

sacral slope(SS) ·· 163
sagittal vertical axis(SVA) ······························ 163
Saupe分類 ·· 31
screw home movement ····································· 82
　　──を阻害する筋 ·· 93
Segond fracture ·· 28
spinopelvic parameters ··································· 163
spontaneous osteonecrosis of the knee ········· 32
stiff-knee gait(SKG) ·· 107
straight leg raising(SLR) test ······················ 177
surface electromyogram(EMG) ·················· 100

T

thoracic kyphosis(TK) ···································· 163
total knee arthroplasty(TKA) ························ 40
　　──後患者に対するホームエクササイズ ······ 303
　　──後の筋機能不全 ···································· 107
　　──後の理学療法 ·· 267

U

unicompartmental knee arthroplasty(UKA) ····· 40

V

valgus stress test ·· 85
varus stress test ·· 85
visual analogue scale(VAS) ···························· 58

膝関節理学療法マネジメント
機能障害の原因を探るための臨床思考を紐解く

2018年2月10日　第1版第1刷発行
2022年7月20日　　　　　第9刷発行

- ■ 監　修　石井慎一郎　いしい　しんいちろう
- ■ 編　集　森口晃一　　もりぐち　こういち
- ■ 発行者　吉田富生
- ■ 発行所　株式会社メジカルビュー社
  〒162-0845 東京都新宿区市谷本村町2-30
  電話　03(5228)2050(代表)
  ホームページ　https://www.medicalview.co.jp

  営業部　FAX　03(5228)2059
  　　　　E-mail　eigyo@medicalview.co.jp

  編集部　FAX　03(5228)2062
  　　　　E-mail　ed@medicalview.co.jp

- ■ 印刷所　シナノ印刷株式会社

ISBN 978-4-7583-1911-9 C3347

©MEDICAL VIEW, 2018. Printed in Japan

・本書に掲載された著作物の複写・複製・転載・翻訳・データベースへの取り込みおよび送信（送信可能化権を含む）・上映・譲渡に関する許諾権は、（株）メジカルビュー社が保有しています．
・JCOPY〈出版者著作権管理機構　委託出版物〉
本書の無断複製は著作権法上での例外を除き禁じられています．複製される場合は，そのつど事前に，出版者著作権管理機構（電話 03-5244-5088，FAX 03-5244-5089，e-mail：info@jcopy.or.jp）の許諾を得てください．
・本書をコピー，スキャン，デジタルデータ化するなどの複製を無許諾で行う行為は，著作権法上での限られた例外（「私的使用のための複製」など）を除き禁じられています．大学，病院，企業などにおいて，研究活動，診察を含み業務上使用する目的で上記の行為を行うことは私的使用には該当せず違法です．また私的使用のためであっても，代行業者等の第三者に依頼して上記の行為を行うことは違法となります．

リハビリテーション

身体運動学
関節の制御機構と筋機能

関節包による運動制御機構から関節運動の仕組みを解説。
エビデンスに基づいた運動学の新テキスト!

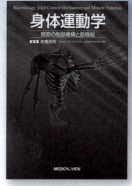

Kinesiology: Joint Control Mechanism and Muscle Function

身体運動学
関節の制御機構と筋機能

理学療法士にとって礎となる「運動学」のテキスト。
イラストでわかりやすく示すとともに,筋や靱帯,関節包がどのように制御しているかを解説。特に筋の機能について新たに裏付けられた運動学的知見を豊富に掲載。運動学を学ぶ…

編著 市橋則明 京都大学大学院 医学研究科 人間健康科学系専攻 教授

定価7,480円
(本体6,800円+税10%)
B5判・464頁・2色刷
イラスト720点
ISBN978-4-7583-1712-2

補充注文カード
月　日
書名
注文数　　冊
メジカルビュー社

書名 **膝関節理学療法マネジメント**
編集 森口晃一

ISBN978-4-7583-1911-9
C3347 ¥5500E
9784758319119

定価(本体5,500円+税)

目次		
第1章　運動学の基礎知識 身体運動の基礎 関節の構造と機能 筋の構造と機能	/機能障害と運動学 **第6章　股関節の運動学** 骨構造/関節構造/受動的制御/能動的制御 /機能障害と運動学	**第10章　立位姿勢と姿勢制御** 立位姿勢の力学的平衡 立位姿勢の制御 姿勢制御における運動器系の役割 姿勢制御における感覚系の役割
第2章　肩関節の運動学 骨構造/関節構造/受動的制御/能動的制御 /機能障害と運動学	**第7章　膝関節の運動学** 骨構造/関節構造/受動的制御/能動的制御 /機能障害と運動学	姿勢制御における中枢神経系の役割 座位姿勢および姿勢の制御 立位姿勢および姿勢制御の障害
第3章　肘関節の運動学 骨構造/関節構造/受動的制御/能動的制御 /機能障害と運動学	**第8章　足関節と足部の運動学** 骨構造/関節構造/受動的制御/能動的制御 /機能障害と運動学	**第11章　歩行** 歩行とは 歩行の障害 歩き始めと歩き終わり
第4章　手関節の運動学 骨構造/関節構造/受動的制御/能動的制御 /機能障害と運動学	**第9章　脊柱の運動学** 骨構造/関節構造/受動的制御/能動的制御 /機能障害と運動学	歩き始めと歩き終わりの障害
第5章　指関節の運動学 骨構造/関節構造/受動的制御/能動的制御		

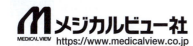

※ご注文,お問い合わせは最寄りの医書取扱店または直接弊社営業部まで。
〒162-0845　東京都新宿区市谷本村町2番30号
TEL.03(5228)2050　FAX.03(5228)2059
E-mail (営業部) eigyo@medicalview.co.jp
https://www.medicalview.co.jp

スマートフォンで
書籍の内容紹介や目次が
ご覧いただけます。

機能障害の原因を探るための臨床思考を紐解く!

理学療法マネジメントシリーズ

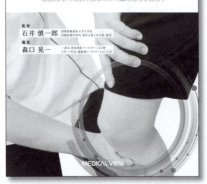

シリーズの特徴

- 理学療法評価とその結果の解釈,そして理学療法プログラムの立案に至る意思決定のプロセスを詳細に解説。

- 多くのエビデンスを提示し,経験則だけではなく科学的根拠に基づいた客観的な記載を重視した内容。

- 各関節で代表的な機能障害を取り上げるとともに,ケーススタディも併せて掲載し,臨床実践するうえでのポイントや判断,実際の理学療法について解説。

- 機能障害を的確に見つめ理解することで,限られた期間でも効果的で計画的なリハビリテーションを実施する「理学療法マネジメント能力」を身に付けられる内容となっている。

■ シリーズ構成

■ 肩関節理学療法マネジメント
- 監修:村木孝行 ●編集:甲斐義浩
- B5判・276頁・定価6,050円(本体5,500円+税10%)

■ 肘関節理学療法マネジメント
- 編集:坂田 淳
- B5判・240頁・定価5,940円(本体5,400円+税10%)

■ 股関節理学療法マネジメント
- 編集:永井 聡,対馬栄輝
- B5判・368頁・定価6,160円(本体5,600円+税10%)

■ 膝関節理学療法マネジメント
- 監修:石井慎一郎 ●編集:森口晃一
- B5判・336頁・定価6,050円(本体5,500円+税10%)

■ 足部・足関節理学療法マネジメント
- 監修:片寄正樹 ●編集:小林 匠,三木貴弘
- B5判・264頁・定価5,940円(本体5,400円+税10%)

■ 脊柱理学療法マネジメント
- 編集:成田崇矢
- B5判・356頁・定価6,160円(本体5,600円+税10%)

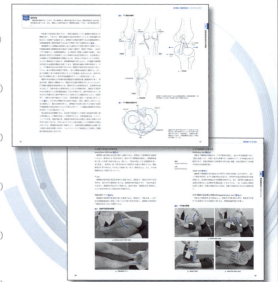

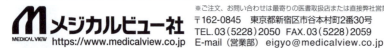

メジカルビュー社
MEDICAL VIEW
https://www.medicalview.co.jp

※ご注文、お問い合わせは最寄りの医書取扱店または直接弊社営業部まで。

〒162-0845 東京都新宿区市谷本村町2番30号
TEL.03(5228)2050 FAX.03(5228)2059
E-mail(営業部) eigyo@medicalview.co.jp

スマートフォンで書籍の内容紹介や目次がご覧いただけます。